U0332551

全国县级医院系列实用手册

五官科护理手册

主　编　赵佛容　陈燕燕

副主编　席淑新　毕小琴　曾继红

人民卫生出版社

图书在版编目（CIP）数据

五官科护理手册/赵佛容,陈燕燕主编.—北京:人民卫生出版社,2016

（全国县级医院系列实用手册）

ISBN 978-7-117-22548-9

Ⅰ.①五… Ⅱ.①赵…②陈… Ⅲ.①五官科学-护理学-手册 Ⅳ.①R473.76-62

中国版本图书馆 CIP 数据核字(2016)第 100555 号

| 人卫社官网 | www.pmph.com | 出版物查询,在线购书 |
| 人卫医学网 | www.ipmph.com | 医学考试辅导,医学数据库服务,医学教育资源,大众健康资讯 |

全国县级医院系列实用手册
五官科护理手册

主　　编:赵佛容　陈燕燕
出版发行:人民卫生出版社(中继线 010-59780011)
地　　址:北京市朝阳区潘家园南里 19 号
邮　　编:100021
E - mail: pmph @ pmph.com
购书热线:010-59787592　010-59787584　010-65264830
印　　刷:北京盛通印刷股份有限公司
经　　销:新华书店
开　　本:850×1168　1/32　印张:18
字　　数:456 千字
版　　次:2016 年 6 月第 1 版　2016 年 6 月第 1 版第 1 次印刷
标准书号:ISBN 978-7-117-22548-9/R · 22549
定　　价:99.00 元

打击盗版举报电话:010-59787491　E-mail:WQ @ pmph.com
(凡属印装质量问题请与本社市场营销中心联系退换)

编　委（以姓氏笔画为序）

王柳如　乌鲁木齐市眼耳鼻喉专科医院
吉晓丽　凉山彝族自治州第二人民医院
毕小琴　四川大学华西口腔医院
吴　婷　剑阁县人民医院
吴沛霞　复旦大学附属眼耳鼻喉科医院
陈燕燕　温州医科大学附属眼视光医院
罗　姜　中南大学口腔医学院湘雅口腔医院
庞　湃　中国医科大学附属第一医院
赵东兰　云南省德宏州人民医院
赵佛容　四川大学华西口腔医院
施颖辉　温州医科大学附属眼视光医院
徐庆鸿　四川大学华西口腔医院
席淑新　复旦大学附属眼耳鼻喉科医院
鲁　喆　四川大学华西口腔医院
曾继红　四川大学华西医院

出版说明

县级医院是我国医疗服务承上启下的重要一环，是实现我国医疗服务总体目标的主要承载体。目前，我国县级医院服务覆盖全国人口9亿多，占全国居民总数70%以上，但其承担的医疗服务与其功能定位仍不匹配。据《2014 中国卫生和计划生育统计提要》数据显示，截至 2013 年，我国有县级医院 1.16 万个，占医院总数的 47%；诊疗人次 9.24 亿人次，占医院总诊疗人次的 34%；入院人数 0.65 亿人，占医院总入院人数的 46%。

为贯彻习近平总书记"推动医疗卫生工作重心下移、医疗卫生资源下沉，推动城乡基本公共服务均等化，为群众提供安全有效方便价廉的公共卫生和基本医疗服务"的指示，落实国务院办公厅《关于全面推开县级公立医院综合改革的实施意见》和《关于推进分级诊疗制度建设的指导意见》等文件精神，推动全国县级医院改革发展与全国分级诊疗制度顺利实施，通过抓住县级医院这一关键环节，实现"郡县治，天下安"的目标，在国家卫生和计划生育委员会的领导下，在中国医师协会、中华医学会、中国医院协会的支持下，人民卫生出版社组织编写了本套《全国县级医院系列实用手册》。

本套图书编写有如下特点：

1. 编写工作是在对全国 31 个省市自治区 100 多家县级医院的充分调研基础上开展的，充分反映了全国县级医院医务工作者迫切需求。

2. 图书品种是严格按照县级医院专业构成和业务能力发展要求设置的，涉及临床、护理、医院管理等 27 个专业。

3. 为了保证图书内容的学术水平，全部主编均来自全国知名大型综合三甲医院；为了增加图书的实用性，还选择部分县级优秀医生代表参与编写工作。

4. 为了保证本套图书内容的权威性和指导性，大部分参考文献来源于国家制定的指南、规范、路径和国家级教材。

5. 整套图书囊括了县级医院常见病、多发病、疑难病的诊治规范、检查技术、医院管理、健康促进等县级医院工作人员必备的知识和技术。

6. 本套图书内容在保持先进性的同时，更侧重于知识点的成熟性和稳定性。

7. 本套图书写作上字斟句酌，字词凝练。内容表达尽量条理化、纲要化、图表化。

8. 本书装帧精良，为方便阅读，参照国际标准制作成易于携带的口袋用书。

本套图书共 27 种，除适合于县级医院临床工作者阅读之外，还兼顾综合性医院年轻的住院医师和临床研究生使用。本套图书将根据临床发展需要，每 3~5 年修订一次。整套图书出版后，将积极进行数字化配套产品的出版。希望本套图书的出版为提升我国县级医院综合能力、着力解决我国"看病难、看病贵"等问题，做出应有贡献。

希望广大读者在使用过程中发现不足，并反馈给我们，以便我们逐步完善本套图书的内容，提高质量。

人民卫生出版社

《全国县级医院系列实用手册》编委会

2016 年 1 月 18 日

前　言

　　根据中央及国家卫生计生委有关文件精神要求，将医疗卫生优质资源下沉，进一步改善与提高基层医院医疗服务水平，切实落实分级医疗转诊的医改制度。人民卫生出版社适时组织了全国各地、各专业医疗专家，撰写《全国县级医院系列实用手册》（共27本）。《五官科护理手册》作为丛书之一，编撰有如下特点：

　　1. 资深的编写队伍　编委均为眼耳鼻咽喉口腔科资深护理专家，她们都来自临床一线，且具有丰富的、扎实的临床护理理论与实践经验，保证了该书的编写质量与该书的科学、严谨和临床可读性。

　　2. 具有较强的实用性　为方便基层护理人员学习与查阅，该书在结构与形式上更简练、清晰、直观，在护理操作上采用表格形式，一目了然，方便读者学习与记忆掌握。

　　3. 具有较强的实践指导性　编撰该书之前，编委们实地到县级医院进行了调研，并向部分县级医院五官科护理人员发放了知识需求调查表，掌握了基层医院五官科护理人员的知识技能需求点。根据基层医院的专科护理需要特点，增加了五官科常见急症的处置方法与流程图、常用药物的护理，各专科的病房、门诊护理管理，以及医院感染管理等内容。全书语句精练、内容丰富、实践指导性强。因此，该书从形式到内容上都满足了基层医院五官科护理人员的需要。

　　在本书的编写过程中，得到了四川大学华西口腔医院、温州医科大学附属眼视光医院、云南德宏州人民医院为该书的编委会和定稿会提供了大力支持，各编委更是通力合作，同时各编委单位也给予了积极的支持，在此一并致谢！

由于编写时间紧，该书虽经反复修改审校，但由于编者水平有限，书中难免有疏漏和不足，恳请读者批评、斧正。

赵佛容

2016 年 2 月

目　录

第一部分　眼科疾病病人护理

第二部分　耳鼻咽喉科疾病病人的护理

第三部分　口腔科疾病病人护理

目 录

第一部分

眼科疾病病人护理

第一章

眼科护理管理

由于眼科疾病的特点和眼科专科护理技术的特殊性，眼科门诊护理管理和病房的护理管理都应该体现出对视力障碍病人的关心，特别是专科护理质量、病人安全管理、心理护理和环境管理等方面，积极营造舒适的就诊环境、良好的住院体验，帮助病人解除或减轻身心痛苦，促进病人早日康复。

第一节　眼科门诊护理管理

眼科门诊护理工作主要是维持病人正常就医秩序，协助医生进行检查、治疗，做好健康教育与护理指导等。眼科门诊布局有分诊台、治疗室、无菌室、急诊处置室、暗室和各专科门诊诊室等。

一、门诊护理管理

1. 环境管理　注意诊室卫生，物品摆放整齐；空气保持流通，每日一次紫外线消毒或根据特殊情况（如按特殊感染处置）消毒。

2. 物品管理

（1）诊室物品准备：开诊前确保医疗电脑处于正常工作状态。准备好诊疗桌上的物品：聚光手电筒、放大镜、近视力表、无菌荧光素钠溶液（条）、表麻药、散瞳及缩瞳剂、抗生素滴眼液、干棉球、棉签、乙醇棉球、快速手消毒剂等，备好文具、病历纸、处方笺、住院证、各种检查单、化验单及治疗单等办公用品。

（2）治疗室内物品准备：确保医疗电脑处于正常工作状态，裂隙灯等仪器处于备用状态，无菌器械以及物品充足且在有效期内，抢救仪器以及物品处于备用状态。

3. 人员管理

（1）预检分诊护士：①询问病史后，按疾病种类和病情程度安排就诊医生，急症病人应随到随诊，年老体残病人应优先就诊；②常规视力检测；③提供咨询服务，保证有序的就诊次序。

（2）治疗室护士日常工作：①视力检查：常规检查近视力及远视力，并准确记录在病历上；②眼科护理操作：眼压测量、散瞳、缩瞳、结膜囊冲洗等眼科操作；指导并协助病人做好各项检查和治疗前的准备。

4. 健康教育 利用电子屏、壁报和纸质资料等开展常见眼部疾病预防、治疗、护理、康复、功能训练等的知识宣传教育；根据病人的病情表现，运用医学护理知识，为病人及家属提供护理指导。

二、暗室护理管理

暗室是眼科的特殊检查环境，眼部许多精细检查要在暗室进行，室内有许多精密检查仪器，因此加强暗室护理管理非常重要。

1. 环境管理 保持暗的环境，暗室内地面应不反光、不打滑，墙壁为深灰色或墨绿色，窗户应设置遮光窗帘，以保证室内暗的状态，利于使用眼科仪器进行细微观察。室内清洁通风，保持室内空气流通及相对干燥，定期空气消毒。

2. 物品管理 合理放置仪器，暗室常设仪器有裂隙灯显微镜、检眼镜、灯光视力表、验光仪、镜片箱等，应合理固定安放，以利于检查操作和病人安全。严格仪器保养：按仪器使用规程做好保养、消毒，镜头、镜片

1

等光学仪器配件，可用擦镜纸或 95% 乙醚轻拭污渍。每天下班前，应把暗室内各种检查仪器从工作位恢复到原位，切断电源，加盖防尘罩，并关好水龙头、门窗等。

3. 安全管理　病人对暗室环境感觉陌生，应给予引导和帮助，以避免发生意外。

三、激光室护理管理

眼科激光器属于贵重的精密仪器，要注意妥善保管；另外，激光能量密度很高，对人体皮肤和眼睛容易造成意外伤害，因此激光室的安全管理很重要。

1. 激光室的环境要求

（1）激光室外应有警告标志，无关人员不得入内。

（2）激光室要安装特殊的玻璃或遮光窗帘，以防激光透出对人体皮肤和眼睛造成伤害；墙壁不宜使用反光强的涂料，工作区内应避免放置具有镜面反射的物品。

（3）激光操作尽量在暗室内进行，应关好门窗，一方面可减少激光的反射；另一方面可保持病人瞳孔散大，便于治疗。

2. 激光器的安全使用

（1）工作时要保证激光器的输出系统正确连接，各种附属设备都处于正常工作状态后，才可开始使用激光。

（2）激光器内部有很多精密的光学元件，使用时应防潮、防尘；激光器应安装锁具，防止非工作人员操作；如使用光纤输出，应注意光纤不要被折断或重压；不要在激光器上放置饮料或其他液体。

（3）手术台上使用时要注意无菌操作；激光器使用的间隔中，应将激光器的输出置于"备用（stand by）"状态。

3. 工作时医护人员的安全防护

（1）加强安全教育，注意自我保护：激光对工作人员造成意外伤害最多的是眼睛和皮肤，对眼睛可致永久性角膜混浊、白内障、视网膜损伤而导致视力严重受损甚至失明；对于皮肤则可造成皮肤的红斑、丘疹、水疱、炭化和气化。

（2）正确使用防护用具：使用激光治疗时，工作人员应佩戴专门针对所使用激光波长的有周边防护的防护眼罩，或在裂隙灯、间接检眼镜、手术显微镜的光路中插入遮挡激光的滤过镜片。对超过安全阈值的激光，要穿上白色工作服，戴手套，不让激光直射皮肤并防止反射、散射光照射皮肤。

4. 消防防火要求　激光室必须放置消防灭火设备。激光治疗过程中，不要将激光对准含乙醇（俗称酒精）的液体、干燥的棉花、敷料等易燃物品照射；手术区不要滴用含乙醇的麻醉药（但可以局部注射）；尽量不要使用易燃的麻醉气体。

第二节　眼科病房护理管理

病房是病人治疗、护理和康复的重要场所。病房工作区域包括护士站、医生办公室、治疗室、检查室、无菌室、换药室、术前准备室、病房和储藏室等。

一、病房护理管理

病房护理管理主要包括环境、物品、日常工作等方面。护士应积极做好病房管理，积极营造安静、整洁、舒适和安静的康复环境。

1. 环境管理　眼科病人均有不同程度的视力障碍，物品摆放要避免设在通道、空中悬挂等，易碎物品和锐利用品要妥善保管，以免碰撞。保持病房环境整洁卫生；医疗区域每日紫外线常规消毒一次，或根据特殊情况（如感染病人处置）消毒。

2. 物品管理

（1）护士站、医生办公室物品管理：办公电脑处于正常工作状态。各种检查单、化验单、治疗单等办公用品齐全，办公文具固定放置，及时补充。

1

（2）医生检查室物品管理：聚光手电筒、无菌荧光素钠溶液（条）、散瞳及缩瞳剂、遮眼板、表麻药、医用棉签、乙醇棉球、快速手消毒剂、抗生素滴眼液等物品充足。

（3）储藏室、盥洗室内物品管理：储藏室、盥洗室内物品摆放整齐，保持地面干燥，定时通风。被服等物品定期清点，脏被服及时送洗；洗涤物品（拖把、毛巾）分类放置，晾干备用。

（4）病房物品管理：病房内物品固定摆放整齐，病人出院后检查物品是否完好。

（5）仪器管理：眼压计、裂隙灯、直接以及间接检眼镜、视网膜视力检测仪等仪器由专人负责管理，定期清洁，如有故障，应及时报修，确保处于备用状态。

3. 病房日常工作 包括：①根据医嘱进行眼压测量、静脉输液、结膜囊滴药、视网膜视力测量等操作；②指导并协助病人做好各项检查以及治疗；③根据医嘱以及手术方式做好病人术前准备（泪道冲洗、结膜囊冲洗、剪睫毛等）；④做好病人入院宣教、围手术期健康宣教、出院指导，利用壁报、板报、电视等形式宣传健康保健知识。

二、日间病房护理管理

日间病房手术，顾名思义就是病人在一天24小时内完成由住院到出院及手术治疗的全过程。眼科日间病房护理除普通病房的日常工作外，特制订眼科日间护理流程和管理。

1. 预住院登记 医保签约、预约检查。检查完毕，5个工作日内可安排手术。医生做好术前谈话签字。护士做好围手术期宣教。

2. 入院准备 病人接到通知到日间病房护士站报到，护士对病人进行入院评估（测量生命体征、冲洗泪道、测量眼压）；核对身份证、医保卡、各项检查结果；介绍病区环境及入院须知。

3. 术前准备 等候医生检查，配合完成术前准备，接到手术室通知，由专人护送前往手术室进行手术。

4. 手术配合 二次冲洗结膜囊、消毒，进行手术。术中注意配合医生，避免头部转动，特殊情况需提前告知。

5. 术后流程 护工护送病人到日间病房，静卧休息2小时后监测病人眼压。医生检查病人眼部情况，检查无异常，办理出院手续。

6. 预约复查 病人携带病历和眼药水在预约时间到指定地点复查。

7. 健康教育 内容同普通住院病房。

第三节 眼科医院感染管理

眼科病人周转快、平均住院时间短，发生医院感染的几率较低，但是由于眼部解剖的特殊性，一旦发生眼内感染，后果严重，甚至可能行眼球摘除术，给病人带来了身体和精神上的巨大痛苦，并且加重其经济负担。因此，重视眼科医院感染控制，确保医疗安全具有重要意义。

一、眼科医院感染的危险因素

眼科医院内感染危险因素很多，主要有以下几方面：

1. 眼部解剖组织结构的特殊性 眼的结构复杂、纤细脆弱，眼球是裸露在外的器官，极易受外伤、异物、细菌、病毒及真菌的侵袭或感染。眼结膜中潜伏着大量的病原微生物，一旦受到感染，迅速蔓延扩大，常规使用抗菌药物很难控制，极易引起医院内感染。

2. 眼科诊疗项目对环境要求的特殊性 眼科大多数诊疗项目需要在暗室内进行，室内得不到阳光照射，易滋生细菌致院内感染的发生。

3. 眼科手术时间短 病人周转快，人员流动大，对术前准备要求高，病人感染的几率增加。

1

4. 手的接触性传播　手是医院感染最常见的传播途径，不同病种的病人在接受治疗和检查时，病原菌通过医护人员的手蔓延传播；另外，病人身体其他部位的感染也可通过自己被污染的手进行揉眼等动作造成眼部感染。

5. 对医院内感染认识不足　由于长期以来眼科发生严重医院内感染的情况很少，致使少数眼科医务人员对控制医院内感染的重要性认识不足而产生麻痹思想。

6. 全身性疾病　糖尿病病人因抵抗力下降，病原菌容易在眼结膜定植，手术后更易引起感染而导致眼内炎。

二、眼科医院感染护理管理

加强培训、提高认识，人人参与、人人把关，是做好医院感染管理工作的基本保证。

1. 加强环境管理　保持诊室、病房内空气流通，保持室内空气新鲜，特别是眼科暗室，每日治疗结束后，诊室和治疗室应用紫外线消毒 1 小时。每日湿式清扫台面、地面，做到一桌一巾。病室、卫生间、过道拖把要严格区分并专用，有明显标记。

2. 严格执行消毒隔离制度　医护人员进行有创操作时，应严格执行无菌操作规程，衣帽整洁，戴口罩。

3. 严格执行手卫生　医护人员的手是医院感染最常见的传播途径，而洗手是一种最基本、最简单易行的有效预防和控制病原体传播的手段。医院应配置齐全手卫生设施，包括非接触式水龙头、一次性擦手纸、快速手消毒剂等。医护人员应在接触病人前、无菌操作前、接触病人后、接触病人血液体液后、接触病人周围环境后，及时洗手或用快速手消毒剂擦手。

4. 做好病人的隔离　传染性眼病的病人住单人间或隔离病房，做好接触隔离；对病人所用器械物品进行消毒，眼药水要专人专用，护士操作时要戴手套并做好手卫生。加强对病人及其家属的健康教育。每位病人出院后做好终末清洗消毒处理。

5. 加强器械消毒灭菌管理　眼科手术操作精细，常用手术器械也多为精密度高、结构复杂、精细尖锐的器械，用后的清洗难度较大，对使用、清洁、灭菌过程中的保护要求极高。

(1) 清洗：手术完毕后，应将器械及时进行清洗，避免因时间过长导致清洗效果变差。先用超声波振荡，再用酶液浸泡，然后用清水彻底冲洗，最后用软水清洗，烘干备用。带有管腔的器械，管腔内应用蒸馏水充分抽吸冲洗，并用气体吹干备用。器械必须清洗干净，否则会影响灭菌效果。

(2) 检查：清洗后的器械应在 5~6 倍带光源放大镜下检查器械有无锈迹、污垢，如有应重新除锈和清洗；并检查器械是否完整，有无弯曲、针头打钩、折断、管腔是否清洁通畅。应用纱布蘸少量液状石蜡（石蜡油）润滑轴节处，在尖端套上保护套，放入专用盒内。

(3) 包装：按照器械盒内的装配卡，将器械尖端套上保护套，平稳地放入配有保护垫的器械盘内，认真检查器械数量、质量，注明物品名称、灭菌日期、有效期、包装者和核对者，并签全名。

(4) 消毒：大部分眼科器械均可以采用预真空高压蒸汽灭菌。对带有管腔及金属导线的器械，如导光纤维、激光头等不能耐受高压灭菌的，可用环氧乙烷灭菌。所有管腔内必须洁净干燥，盘放好后进行消毒，不能打折。

(5) 存放：消毒灭菌后的物品应放在无菌物品存放区，放置在固定位置，设置标识。工作人员应每日检查其有效期。

6. 定期监控与分析　医院应建立有效的医院感染监测与通报制度，及时诊断医院感染病例，分析发生医院感染的危险因素，采取针对性的预防与控制措施，并应将医院感染监测控制质量纳入医疗质量管理考核体系。

（陈燕燕　陈　艳）

第二章

眼科常用护理
技术操作

第一节 眼部用药操作

一、滴眼药水法

操作目的	预防和治疗眼部疾病；眼部检查前准备。
用物准备	治疗盘、眼药水、棉签。
操作步骤	1. 核对病人姓名、眼别、药名、剂量、浓度、有效期、方法。 2. 向病人解释操作目的、方法、注意事项，取得配合。 3. 洗手，戴口罩。 4. 病人取舒适坐位或仰卧位，头后仰并向患侧倾斜，眼向上方注视。 5. 左手持棉签擦去患眼分泌物，换新棉签拉开患眼下睑，暴露下结膜囊。 6. 右手持眼药水瓶，弃去 1 滴药水，距眼 2~3cm 处将药液滴入下穹窿结膜囊

2

续表

操作步骤	内，轻轻提起上睑皮肤，使药液在结膜囊内充分弥散。 7. 用干棉签擦去眼周药液。 8. 请病人轻轻闭眼 1 ~ 2 分钟。 9. 盖好眼药水瓶盖。 10. 必要时用纱布包扎患眼。 11. 观察药物反应及用药后效果。
注意事项	1. 严格三查八对及无菌操作，眼药水一人一瓶，有感染者一眼一瓶，防止交叉感染。 2. 滴药时勿压迫眼球，药水应滴在结膜囊内，不可直接滴在角膜上，尤其是有角膜溃疡和角膜伤口的病人。 3. 滴药时瓶口距离眼睛 2 ~ 3cm，勿触及眼睑及睫毛，以免污染药水。 4. 滴用毒性药物如阿托品等，滴后立即压迫泪囊区 2 ~ 3 分钟，以免药液经泪道进入鼻腔，经鼻腔黏膜吸收引起全身中毒反应。 5. 同时滴数种药物时，每两种药物应间隔 3 ~ 5 分钟。 6. 滴入散瞳药后，病人会出现畏光、视近模糊等现象，应事先向病人作好解释工作。
质量标准	病人感觉舒适；动作准确轻柔；药物无浪费。

二、涂眼药膏法

2

操作目的	治疗眼部疾病，检查前准备。
用物准备	治疗盘、眼药膏、棉签。
操作步骤	1. 核对病人姓名、眼别、药名、剂量、浓度、时间、方法。 2. 向病人解释操作目的、方法、注意事项，取得配合。 3. 洗手，戴口罩。 4. 病人取舒适坐位或仰卧位，头后仰并向患侧倾斜，眼向上方注视。 5. 左手持棉签擦去患眼分泌物，换新棉签拉开患眼下睑。 6. 涂管状眼药膏时，右手先挤去一小段，再将药膏挤入下穹窿结膜囊，轻提上睑，嘱病人闭眼，轻轻按摩眼睑；或嘱病人轻轻转动眼球，使眼膏均匀地分布在结膜囊内。 7. 涂盒状眼药膏时，用玻璃棒取少许眼膏，将玻璃棒连同眼膏平放于穹窿部，轻提上睑，嘱病人闭眼，旋转玻璃棒自颞侧轻轻抽出，轻轻按摩眼睑；或嘱病人轻轻转动眼球，使眼膏均匀地分布在结膜囊内。 8. 用棉签将眼周擦拭干净。 9. 必要时用纱布包扎患眼。
注意事项	1. 涂管状眼药膏时，管口勿触及睫毛及睑缘，以免污染。 2. 如用玻璃棒涂药膏，应先检查玻璃棒是否光滑、有无破损。若发现有破损应停止使用，以免损伤结膜和角膜。

续表

注意事项	3. 使用玻璃棒时不要将睫毛随同玻璃棒卷入结膜囊内，以免刺激角膜引起不适。 4. 做睑球分离时，先将药膏挤入结膜囊内，再用玻璃棒在下穹窿部轻轻分离。 5. 对角膜溃疡或眼球穿通伤病人，操作手法要轻，忌按压眼球，更不要按摩，以免造成角膜穿孔等严重后果。 6. 眼睑闭合不全者，眼药膏应均匀涂满角膜。 7. 眼药水与眼药膏同时使用时，应先滴眼药水后涂药膏。 8. 注意观察用药后的不良反应及用药后的效果。
质量标准	病人感觉舒适；动作准确轻柔；药物无浪费。

三、结膜下注射法

操作目的	提高药物在眼内的浓度，延长药物作用时间，使药物直接作用于眼部，增加药物由巩膜渗透至眼内的功效。常用于治疗眼球前段疾病。
用物准备	表麻药、棉签、1ml 注射器、注射药物（抗生素、皮质类固醇、散瞳合剂、自体血清等）、纱布，必要时准备拉钩。
操作步骤	1. 核对病人姓名、眼别、药名、剂量、浓度、有效期、方法。 2. 向病人解释操作目的、方法、注意事

续表

操作步骤	项,取得配合。 3. 洗手,戴口罩。 4. 根据医嘱抽取药液。 5. 病人取舒适坐位或仰卧位,头向后仰。 6. 表麻药滴眼 2~3 次,每次间隔 2~3 分钟,嘱病人轻闭眼。 7. 妥善固定病人头部,嘱病人勿转动眼球。 8. 再次查对,左手拉开病人下睑,选择注射部位,嘱病人固视,右手执笔式拿取注射器,将针尖斜面朝上、针头与角膜切线平行或呈 10°~15° 的夹角,避开血管刺入结膜下。选上方注射点时,嘱病人眼球向鼻下方固视,在距角膜缘约 4mm 的上方穹窿部结膜进针;选下方注射点时,嘱病人眼球向上方固视,在角膜缘下方穹窿部结膜进针。 9. 缓慢注入药物约 0.3~0.5ml,使结膜呈鱼泡状隆起。 10. 注射完毕,轻轻还纳眼睑,嘱病人轻闭眼休息,勿按压,包扎纱布。 11. 观察病人反应。
注意事项	1. 对不合作病人,可用开睑器或拉钩分开眼睑,以便操作。 2. 固定头部和眼球,以防刺伤角膜及眼球。对不能固视者,可用固定镊固定眼球后,再行注射。 3. 注射部位应选择在球结膜下部或颞上侧,离角膜稍远,避开血管和手术切口、伤口。如有出血,可用干棉签压迫

注意事项	数分钟止血。 4. 如需多次注射，需更换注射部位。 5. 注射时勿将针尖指向角膜，进针时如有阻力，不可强行推进。 6. 注射悬混液或黏稠药物时，选择合适的注射器和针头。 7. 注射氟尿嘧啶等有毒性药物时，注射后应立即用生理盐水冲洗结膜囊，以免外渗的药物损伤角膜。 8. 无药物配伍禁忌时，可将治疗药物与利多卡因液混合后注射，以减少局部疼痛。 9. 注射后，观察病人有无眼痛及全身反应。
质量标准	严格无菌操作，注射部位无出血、无渗漏。

四、球周注射法

操作目的	1. 治疗眼部疾病，提高药物疗效。 2. 用于内眼手术后，预防与治疗术后感染。
用物准备	注射盘、治疗卡、注射器、5.5 号针头、注射药物、复合碘消毒棉签、棉签、污物盒。
操作步骤	1. 核对病人姓名、眼别、药名、剂量、浓度、时间、方法。 2. 向病人解释操作目的、方法、注意事项，取得配合。 3. 洗手，戴口罩。

续表

2

操作步骤	4. 病人取坐位或仰卧位，头略后仰，并妥善固定。 5. 选择注射部位：眶下缘中外 1/3 交界处。 6. 消毒下睑周围皮肤。 7. 消毒左手拇指和示指皮肤。 8. 嘱病人注视鼻上方，勿转动眼球。 9. 左手示指和中指绷紧进针处皮肤，右手持抽有药物的注射器，针头斜面向上，紧贴眶缘垂直进针约 1~2cm。 10. 抽吸无回血后，缓慢注入药液，同时观察病人病情和倾听病人主诉。 11. 缓慢拔针，用干棉签按压进针点，拔针后继续按压 10 分钟。 12. 观察注射后反应。
注意事项	1. 妥善固定病人头部，嘱病人勿转动眼球。 2. 进针、注射、拔针时要注意"三慢"。 3. 掌握正确的进针方向，进针过程中如有明显抵抗感，不得强行进针，可稍稍拔出针头，略微改变方向后再次进针。 4. 密切观察病人情况，如突然出现眼睑肿胀、眼球突出，提示可能为球后出血，应立即拔针，用绷带加压包扎或垫上眼垫用手按压止血。 5. 注射完毕应按压 10 分钟以防出血。如出现皮下淤血，可嘱病人热敷，一般 1~2 天后可吸收。
质量标准	1. 注射部位正确。 2. 及时发现异常，及时处理。

第二节　眼部清洁操作

2

一、结膜囊冲洗法

操作目的	1. 清除结膜囊内异物及脓性分泌物。 2. 清除结膜囊内化学物质。 3. 手术前清洁结膜囊。
用物准备	洗眼壶或吊瓶、受水器、治疗巾、冲洗液（根据病情准备生理盐水、3% 硼酸等）、表麻药、棉签。
操作步骤	1. 核对病人姓名、眼别、药名。 2. 向病人解释操作目的、方法、注意事项，取得配合。 3. 洗手，戴口罩。 4. 病人取舒适坐位或仰卧位，头后仰并向患侧倾斜。 5. 必要时表麻药滴眼 2~3 次。 6. 在患眼同侧颈部铺治疗巾，病人持受水器紧贴面颊部皮肤，以接受流下的液体。取坐位的病人，受水器紧贴患眼侧颊部；取仰卧位的病人，受水器紧贴患眼颞侧。 7. 左手持棉签擦去患眼分泌物，换新棉签拉开患眼下睑，暴露结膜囊。 8. 右手持洗眼壶或吊瓶皮管端，冲洗眼周皮肤使病人适应，再冲洗患眼结膜囊。 9. 嘱病人眼睛上下左右转动，冲洗下结膜囊时向上方注视；冲洗上结膜囊时向下方注视，并翻转眼睑，充分冲洗结膜囊。 10. 冲洗完毕，取下受水器和治疗巾，擦干病人面部皮肤。

续表

2

注意事项	1. 冲洗时，洗眼壶或吊瓶距眼 3~5cm，不可接触眼睑及眼球。 2. 冲洗液温度应适宜，一般为 32~37℃。 3. 动作应轻柔，冲洗力不宜太大，冲洗液不可直接对着角膜冲洗。 4. 冲洗时头应向患侧偏斜，注意不能流入健眼。 5. 用过的受水器消毒后备用，传染性眼病病人使用的用具，一定要严密消毒。 6. 化学伤急救需分秒必争，就地取材，尽早冲洗，充分暴露上下穹窿部，彻底冲洗，至少冲洗 30 分钟。如有固体物质，先用镊子取出后再冲洗，冲洗后检查有无异物残留在结膜囊内。 7. 眼球穿通伤、较深的角膜溃疡病人禁忌行结膜囊冲洗。
质量标准	结膜囊冲洗彻底、干净。

二、泪道冲洗法

操作目的	1. 诊断与治疗泪道疾病。 2. 手术前常规准备，清洁泪道，排除泪囊炎。
用物准备	注射器、冲洗针头、泪小点扩张器、棉签、受水器、表麻药、冲洗液（常用生理盐水，治疗用可选抗菌药物溶液）。
操作步骤	1. 核对病人姓名、眼别。 2. 向病人解释操作目的、方法、注意事项，取得配合。 3. 洗手，戴口罩。

2

操作步骤	4. 病人取舒适坐位或仰卧位，头后仰并向患侧倾斜。 5. 对不能配合者，可用表麻药滴眼 2 次，嘱病人轻闭眼。 6. 左手持棉签将下睑轻轻拉开，嘱病人向上注视。 7. 右手持有冲洗液的注射器，将针尖垂直插入泪小点 1～2mm，再水平向鼻侧沿下泪小管方向推进 5～6mm，或插入至骨壁再稍后退。 8. 将下睑朝颞侧方向拉紧，将冲洗液缓慢注入泪道。 9. 询问病人有无水流入鼻腔或口腔，局部是否有疼痛；观察反流液的流向，有无脓性分泌物，并观察分泌物的量和性质。 10. 记录泪道冲洗结果，并根据冲洗液流向判断泪道通畅情况：①冲洗无阻力，液体顺利进入鼻腔或咽部，表明泪道通畅；②冲洗液完全从注入泪小点反流，为同侧泪小管阻塞；③冲洗液自下泪小点注入，液体由上泪小点反流，提示泪总管阻塞；④冲洗有阻力，冲洗液部分流入鼻腔、部分反流，提示鼻泪管狭窄；⑤冲洗液自上泪小点反流，伴有黏液或脓性分泌物，提示鼻泪管阻塞合并慢性泪囊炎。
注意事项	1. 泪小点狭小者，可用泪小点扩张器扩开后，再行冲洗。 2. 有慢性泪囊炎者，冲洗结膜囊前应先挤压泪囊部，排出分泌物，再冲洗。

2

续表

注意事项	3. 急性泪囊炎、急性泪囊周围炎病人禁止泪道冲洗、挤压泪囊部。 4. 操作中注意倾听病人主诉，动作要轻、稳、准，顺泪小管方向进针，不可强行插入，以免刺破泪小管壁。 5. 注入冲洗液时，观察眼睑是否肿胀，如出现肿胀，为误入皮下而形成假道，应停止冲洗，酌情给予抗感染治疗，以免发生蜂窝织炎。 6. 婴幼儿冲洗时，要妥善固定，以确保安全。
质量标准	操作手法正确，无假道形成，阻塞部位判断正确。

第三节 眼部小操作

一、眼部换药法

操作目的	1. 保护术后创口，清除眼部分泌物，预防感染和上药治疗。 2. 通过换药观察眼部分泌物的质和量，了解创口愈合情况。
用物准备	弯盘、眼垫、棉签、生理盐水、抗菌滴眼液、眼膏、胶布。
操作步骤	1. 核对病人姓名、眼别、药名。 2. 向病人解释操作目的、方法、注意事项，取得配合。 3. 洗手、戴口罩。 4. 轻轻揭去胶布和敷料，如敷料与创口

操作步骤	粘连紧密，先用生理盐水湿润敷料后再取下。 5. 用湿棉签轻轻拭去眼部分泌物和残留在睑缘的眼膏，嘱病人睁开眼睛，检查创口情况。 6. 根据医嘱上药，用棉签拭去多余药液，盖上眼垫，用胶布固定。
注意事项	1. 操作动作要轻柔，如敷料与皮肤、睫毛粘连，可先用生理盐水湿润后揭开，不能强行拉下。 2. 如使用多种眼药时，每两种眼药应间隔 3~5 分钟，以利于药物吸收。
质量标准	1. 符合无菌操作原则。 2. 病人感觉舒适。

二、眼部绷带加压包扎法

操作目的	1. 使敷料包眼牢固，加压效果确定，促进血肿吸收，用于某些眼部手术后和眼睑血肿者。 2. 小儿和不合作又需要包眼的病人。
用物准备	眼垫，绷带，胶布，棉签，眼膏，弯盘。
操作步骤	1. 核对病人姓名、眼别。 2. 评估病人全身一般情况及眼部情况，了解合作程度。 3. 向病人解释操作目的、方法、注意事项，取得配合。 4. 洗手，戴口罩。 5. 病人取仰卧位或坐位。 6. 单眼绷带包扎法

续表

2

操作步骤	（1）患眼涂上眼药膏，用眼垫包封。 （2）在眉心布置一条长约20cm的绷带。 （3）用一卷绷带先由患眼侧耳上开始，经过前额和枕部绕1～2周以固定起端，然后向后绕至枕骨粗隆下方，经患眼侧耳下方向前上方处于面部经患眼至对侧耳上，如此缠绕数次，最后将绷带绕头1～2周以固定。 （4）绷带末端以小块胶布固定。 （5）结扎眉心部的短绷带。 7. 双眼绷带包扎法 （1）双眼涂上眼药膏，用眼垫包封。 （2）按8字形绷带包扎法包扎双眼。其起端为耳上部（左右均可），如以右侧耳上为起端，先绕头两周以固定起端，然后由前额向下过左眼，由左眼下方向后经过枕骨粗隆下方绕至右耳下方，向前出于面部，经右眼绕至左耳上方，由左耳上方经过粗隆下方及右耳上方过左眼，呈8字形状，如此连续数周后再绕头2周固定。如以左侧起端时，其绷带行经路线恰与此相反。 8. 加压绷带包扎法　包封患眼时应多加几层敷料，使其略高于眼眶缘。再按照单眼或双眼绷带包扎法缠绕绷带。
注意事项	1. 包扎前必须涂眼药膏。 2. 加压包扎，缠绕绷带时稍加压力，切记要将绷带拉紧，不能太松，否则达不到加压的目的，但也不能缠绕过紧或压力太大，以免引起头痛、头晕。
质量标准	松紧适宜，美观大方。

三、剪睫毛法

2

操作目的	眼科手术前准备，暴露手术部位，便于手术者操作。
用物准备	眼科剪、眼药膏、棉签。
操作步骤	1. 核对病人姓名、眼别。 2. 向病人解释操作目的、方法、注意事项，取得配合。 3. 洗手，戴口罩。 4. 病人取舒适坐位或仰卧位，头向后仰。 5. 在剪刀一侧涂上金霉素眼膏。 6. 剪上睑睫毛　嘱病人眼睑放松，眼睛向下方固视，左手持棉签压住上睑皮肤，使睑缘稍外翻，右手持剪刀，在睫毛根部紧贴上睑缘皮肤，将睫毛剪除。 7. 剪下睑睫毛　嘱病人放松，眼睛向上方固视，左手持棉签拉开下睑，使睑缘稍外翻，右手持剪刀紧贴下睑皮肤，将睫毛剪除。 8. 检查有无睫毛进入眼内，如有睫毛进入眼内，可用湿棉签拭出。
注意事项	1. 妥善固定病人头部，尤其对儿童、老人、精神紧张的病人，应尽量取得他们的配合。 2. 操作动作要轻、准、稳，防止误伤角膜及皮肤。 3. 应尽量绷紧皮肤，以免损伤眼睑。
质量标准	1. 动作轻柔，无损伤。 2. 睫毛剪除干净。

2

四、倒睫拔除法

操作目的	拔除倒睫毛。
用物准备	裂隙灯、棉签、睫毛镊、抗菌药物眼药水。
操作步骤	1. 核对病人姓名、眼别，查对医嘱倒睫的位置。 2. 向病人解释操作目的、方法、注意事项，取得配合。 3. 洗手，戴口罩。 4. 病人取舒适坐位，将头放在裂隙灯上，并固定。 5. 调节裂隙灯至适宜亮度，尽量减少光线对角膜的刺激，以免引起病人眨眼、闭眼反应。 6. 拔除下睑倒睫时，嘱病人向上注视；拔除上睑倒睫时，嘱病人向下注视。护士左手固定病人睑缘，右手持睫毛镊，对准倒睫根部拔除。 7. 结膜囊内滴入抗菌药物眼药水。 8. 用棉签拭去眼周药液。
注意事项	1. 拔除倒睫时，尽量从根部拔除，延缓睫毛再生时间。 2. 快、稳、准，以减轻病人疼痛。 3. 应顺着睫毛生长的方向拔除。
质量标准	倒睫拔除干净，病人感觉舒适

五、泪道探通法

操作目的	1. 诊断与治疗泪道狭窄或阻塞。 2. 治疗新生儿泪囊炎。
用物准备	生理盐水、表麻药、泪道探通针、棉签、妥布霉素眼膏、弯盘、泪小点扩张器。
操作步骤	1. 核对病人姓名、眼别。 2. 向病人解释操作目的、方法、注意事项，取得配合。 3. 洗手，戴口罩。 4. 病人取舒适坐位或仰卧位，头向后仰。 5. 表麻药滴眼 2 次，嘱病人轻闭眼。 6. 泪道探通针（带冲洗）经下泪点或上泪点垂直进针 2mm，然后水平向鼻侧方向推进 6~8mm，直达泪囊骨壁，注入少量生理盐水，观察有无液体从上泪点反流，确定探通针是否在泪道中。 7. 探针顶到骨壁，旋转 90°角，针头向鼻翼方向向下探通，同时注入生理盐水，观察有无液体进入鼻腔、口腔，确认探通是否成功，如口腔有水，嘱患者可将水咽下或等操作完毕后再吐出，缓慢退出探针。 8. 泪小管有渗血者，可用棉签轻轻擦拭。 9. 协助病人恢复舒适体位，整理用物。
注意事项	1. 婴幼儿做泪道探通时，取仰卧位，妥善固定头部、四肢，以确保安全。 2. 泪小点狭窄者，可用泪小点扩张器扩

2

续表

注意事项	开后，再进行探通。 3. 探针进入泪道后遇到阻力，切不可猛力强行推进，以防假道形成。 4. 如冲洗导致皮下水肿，立即停止探通，酌情给予抗感染治疗。
质量标准	探通成功，无假道和皮下水肿形成。

六、结膜结石剔除法

操作目的	剔除结膜结石。
用物准备	裂隙灯、表麻药、抗菌药物眼药水、7号注射针头、棉签。
操作步骤	1. 核对病人姓名、眼别。 2. 向病人解释操作目的、方法、注意事项，取得配合。 3. 洗手，戴口罩。 4. 病人取舒适坐位。 5. 表麻药滴眼 2～3 次，每次间隔 2～3分钟，嘱病人轻闭眼。 6. 将病人头摆好并位于裂隙灯上，嘱其勿动。 7. 剔除上睑结膜结石时，嘱病人双眼注视下方，并翻转上睑；剔除下睑结膜结石时，嘱病人双眼注视上方。 8. 护士左手按压睑缘皮肤，右手持针头，先用针尖刺破结膜，向外上轻提，使结石破溃而出，再用湿棉签擦除。 9. 局部滴入抗生素眼药水或药膏。
注意事项	1. 剔除结石时，尽量避开结膜血管丰富处，以免出血。

2

注意事项	2. 结石数量较多者，可分次剔除，以免引起病人不适。如结石位置较深，可暂不处理。 3. 应尽量避免眼球转动，以免损伤角膜。
质量标准	1. 动作轻柔，出血少。 2. 无角膜损伤。

七、角膜异物剔除法

操作目的	剔除角膜异物，防止由于异物引起角膜感染或严重的眼内感染。
用物准备	裂隙灯、1ml 注射器针头、表麻药、抗菌药物眼药水（或生理盐水）、抗菌药物眼药膏、棉签、纱布、弯盘、开睑器、胶布。
操作步骤	1. 核对病人姓名、眼别，查对医嘱上的异物部位。 2. 向病人解释操作目的、方法、注意事项，取得配合。 3. 洗手，戴口罩。 4. 病人取舒适坐位。 5. 表麻药滴眼 2~3 次，每次间隔 2~3 分钟，嘱病人轻闭眼。 6. 抗菌药物眼药水或生理盐水冲洗结膜囊。 7. 让病人的头位于裂隙灯的正确位置上，嘱其勿动。 8. 用开睑器撑开上下睑，充分暴露异物处。

2

操作步骤	9. 调整裂隙灯光线，勿直接照射角膜，以减少刺激。 10. 嘱病人双眼直视某一固定点，勿转动眼球。 11. 护士右手持注射器针尖朝外，针尖与角膜约呈 15°角，剔除异物后用湿棉签擦除异物。 12. 异物剔除后，给予抗菌药物眼药膏涂眼，盖上眼垫。
注意事项	1. 操作前向病人说明配合治疗的重要性。告知病人异物剔除后 24～36 小时内会出现眼部异物感，如 48 小时后眼部仍有疼痛或疼痛剧烈需及时复诊。 2. 护士操作应轻、稳、准，防止损害正常角膜。如异物是铁锈，锈斑应剔除干净，腐蚀较深者，可分多次剔除。 3. 操作过程中注意观察病人反应，如发现其脸色苍白、大汗淋漓时，应立即停止操作。让病人休息，待恢复后再操作。 4. 异物剔除过程中可用生理盐水棉签湿润角膜，防止角膜干燥。
质量标准	动作轻、稳、准，异物剔除干净。

八、泪液分泌试验

操作目的	了解泪液分泌情况，为干眼的诊断提供依据。
用物准备	表麻药、棉签、泪液分泌试纸、计时器。

续表

2

操作步骤	1. 核对病人姓名、眼别、药名、方法。 2. 向病人解释操作目的、方法、注意事项，取得配合。 3. 洗手，戴口罩。 4. 病人取坐位。 5. 表麻药滴眼 1 次，嘱其闭眼。 6. 用干棉签擦拭病人眼周药液。 7. 5 分钟后，取出试纸从开口处折成直角，试纸头夹在病人下睑内侧 1/3 处的结膜囊内，另一端垂挂在下睑外部，嘱其轻闭双眼 5 分钟。 8. 判断结果　5 分钟后取出试纸，2 分钟后再观察试纸的湿长。湿长 10～15mm 之间为正常；低于 10mm 为泪液分泌减少；低于 5mm 为干眼；超过 15mm 为泪液分泌过多。老年人低于 10mm 无症状者，可能为正常。 9. 记录在病历上。
注意事项	1. 放置试纸时，动作要轻柔，以免引起反射性泪分泌而影响试验结果，或损伤球结膜等组织。 2. 如不到 5 分钟试纸全被浸湿，应记录下时间，以分钟为单位。 3. 做泪液分泌试验前不要滴用任何眼药，如病人有流泪，要将泪液擦干后再进行试验，以免影响结果。
质量标准	动作轻柔，操作规范，结果正确。

2

第四节　眼部标本采集法

一、眼部分泌物标本采集法

操作目的	采集眼部细菌培养标本，以协助诊断。
用物准备	棉签、生理盐水、载玻片、培养试管（或培养皿）、酒精灯。
操作步骤	1. 核对病人姓名、眼别。 2. 向病人解释操作目的、方法、注意事项，取得配合。 3. 洗手，戴口罩。 4. 病人取坐位或仰卧位。 5. 妥善固定病人头部，嘱病人勿转动眼球。 6. 试管法 （1）点燃酒精灯，护士左手持试管，右手持生理盐水湿棉签。 （2）护士左手轻轻拉开病人的下睑，暴露下穹窿部。在下穹窿部近内眦处，用湿棉签轻轻擦拭，并做360°角旋转。 （3）打开试管在酒精灯火焰上旋转，以消毒试管管口，将沾有分泌物部分的棉签小心置入试管，尽量不碰试管内壁，拧紧瓶塞。 7. 培养皿法 （1）护士右手持湿棉签，左手轻轻拉开病人的下睑，暴露下穹窿部，在下穹窿部近内眦处，用棉签蘸取分泌物。 （2）在离培养皿30cm范围内点燃酒精灯后，打开培养皿盖子一小部分，用蘸取好分泌物的棉签在培养基上划几道线，

操作步骤	立即盖好。 8. 立即将标本送检。
注意事项	1. 采集标本时间以病人晨起或午睡后、洗脸之前为最佳；采取标本量尽可能多些，以提高培养阳性率。 2. 操作动作要轻，对于角膜溃疡病人，切勿加压眼球，以免造成角膜穿孔。 3. 注意无菌操作，消毒棉签和已灭菌的试管口不可被碰触，以免污染。 4. 采集标本后应立即送检。
质量标准	采集部位正确，标本未被污染。

二、角膜刮片法

操作目的	采集角膜标本，检测感染的致病菌种类，为角膜炎的诊断和治疗提供依据。
用物准备	生理盐水、抗菌药物眼药水、表麻药、开睑器、无菌棉签、载玻片（或培养皿）、小圆刀片。
操作步骤	1. 核对病人姓名、眼别，查对医嘱上角膜刮片位置。 2. 向病人解释操作目的、方法、注意事项，取得配合。 3. 洗手、戴口罩。 4. 病人取舒适坐位。 5. 表麻药滴眼 2~3 次，每次间隔 2~3 分钟。 6. 若病变处分泌物多时，先用灭菌生理盐水湿棉签将分泌物拭去。

续表

操作步骤	7. 用开睑器撑开眼睑，嘱病人注视前方。 8. 在角膜溃疡的边缘或基底部用圆刀片的背面沿着角膜的弧度轻轻刮取标本。 9. 将刮取的组织均匀地涂在载玻片中央。 10. 细菌培养的方法同眼部分泌物培养法。 11. 眼部滴抗菌药物眼药水。
注意事项	1. 动作轻、稳、准，不要在病变组织的同一部位反复刮取，切勿用力过度，以防角膜穿孔。严重角膜溃疡有穿孔倾向者忌做。 2. 尽量在未使用抗菌药物之前刮取标本，以提高阳性检查率。 3. 采集标本时，严格无菌操作。 4. 采集标本后应立即送检。标本送检时，避免污染。
质量标准	1. 刮取标本动作轻柔准确，标本无污染。 2. 无并发症发生。

第五节　眼部物理治疗操作

一、眼球按摩法

操作目的	1. 促进房水排出，降低眼压。 2. 抗青光眼术后，促进滤泡形成。
操作步骤	1. 核对病人姓名、眼别。 2. 向病人解释操作目的、方法、注意事

续表

2

操作步骤	项，取得配合。 3. 洗手，戴口罩。 4. 病人取坐位或仰卧位。 5. 嘱病人轻闭双眼，向下方注视。 6. 检查者以双手示指尖置于病人上睑皮肤，交替轻压眼球，或由外向内，以水平方向轻轻按摩。 7. 测量眼压。
注意事项	动作轻柔。
质量标准	1. 手法正确，动作轻柔，滤泡形成。 2. 病人无不适主诉。

二、眼部热敷法

操作目的	1. 使局部血管扩张，促进局部血液循环，使炎症消退。 2. 促进药物吸收，增强药效。
用物准备	1. 湿热敷法　纱布、手帕、毛巾等易吸收水分的布类，凡士林软膏，45～50℃热水。 2. 干热敷法　热水袋或空塑料输液袋。 3. 熏热敷法　热水瓶、广口瓶或茶杯。
操作步骤	1. 核对病人姓名、眼别。 2. 向病人解释操作目的、方法、注意事项，取得配合。 3. 湿热敷法 （1）眼睑表面垫一层干净纱布。 （2）将小块毛巾在45～50℃热水中浸湿，取出轻轻拧干。 （3）将小毛巾放在纱布上，直接热敷。

续表

2

操作步骤	为防止烫伤眼睑，可先在眼部涂上凡士林软膏。 （4）小毛巾可重复加热，每天可热敷2~3次，每次5~10分钟。 4. 干热敷法 （1）眼睑表面垫一层清洁纱布。 （2）在热水袋或塑料输液袋中装热水约至2/3处即可，外裹多层纱布，将它直接放在眼部。 （3）温度一般约为40℃，每天可热敷3~4次，每次15~20分钟。为保持足够温度，要经常调换热水。 5. 熏热敷法 （1）将热水倒入热水瓶、广口瓶或茶杯内，温度为38~42℃。 （2）在热水瓶口覆盖一层消毒纱布，嘱病人将患眼靠近瓶口处，使热气熏到眼睛，并不停地睁眼、闭眼。 （3）每天可热熏3~4次，每次15~20分钟。 （4）热水内放入桑叶、菊花、金银花等清热消炎的中药，不仅可以热熏，还有清热明目的作用。
注意事项	1. 湿热敷法中，敷料温度要适当。温度过高容易造成烫伤；过低达不到热敷的效果。 2. 熏热敷法中，水温以手浸感觉稍烫又能耐受为宜。
质量标准	炎症消退，疼痛减轻，病人感觉舒适。

三、睑板腺按摩法

2

操作目的	1. 通睑板腺开口,清除睑板腺异常分泌物,改善睑板腺功能。 2. 用于治疗睑板腺功能障碍引起的干眼。
用物准备	表麻药、弯盘、棉签、生理盐水、抗菌眼药水、睑板腺按摩器。
操作步骤	1. 核对病人姓名、年龄、眼别。 2. 向病人解释操作目的、方法、注意事项,取得配合。 3. 洗手,戴口罩。 4. 取仰卧位,头向后仰。 5. 表麻药滴眼 2~3 次,每次间隔 2~3 分钟,嘱病人轻闭眼。 6. 左手持棉签轻轻拉开下眼睑,嘱病人向上注视,右手持按摩器从睑缘下方向睑缘开口处挤压,将潴留在睑板腺管内的分泌物挤出,以同样的方法挤压上眼睑。 7. 将睑板腺分泌物挤压干净,观察挤出分泌物的量和性质。 8. 用湿棉签擦拭眼睑及睑缘分泌物。 9. 询问病人舒适度。 10. 使用抗菌药物眼药水、眼膏。
注意事项	1. 妥善固定头部,避免眼球转动,防止损伤角膜及结膜。 2. 按压力度以能挤出分泌物为宜。 3. 睑板腺开口阻塞严重或形成脂肪栓者,可用针头剔除。 4. 根据病人症状轻重及分泌物情况,调

续表

2

注意事项	整具体按压次数，至分泌物为正常蛋清样，且睑板腺开口恢复正常。 5. 睑板腺按摩操作之前可先进行眼部热敷，使睑板腺管口开放，增强治疗效果。
质量标准	1. 操作方法正确，动作轻柔、稳、准，无损伤。 2. 分泌物去除干净，病人无不适。

第六节 视力检查操作

一、远视力检查法

操作目的	检查双眼视力情况。
用物准备	标准视力表、遮眼板、灯箱、指示杆。
操作步骤	1. 视力表检查法 （1）将视力表挂于距被检查者5m处；若置平面反光镜，则视力表距镜面为2.5m，视力表的"1.0"一行与被检眼平行，室内灯光采用自然光或人工照明，但要避免眩光。 （2）检查时双眼分别进行，一般为先右后左，先健眼后患眼。非检查眼用遮眼板或手掌遮盖，但不要压迫眼球。如受检者戴镜应先查裸眼视力，再查戴镜视力。 （3）嘱被检者辨认"E"字符缺口方向，用手势表示出该视标的方向，从最大视标开始，自上而下逐行检查，找出

操作步骤	被检者的最佳辨认行，将能辨出的最小的视标记录为该眼的远视力。如至第 7 行不能辨认，则其视力为 0.6。如辨认至第 7 行其中 2 个，则记为 0.6^{+2}。 （4）低于 0.1 的视力检查：病人向前走近视力表，直至看清第 1 行为止。每前进 1m，从 0.1 减去 0.02。向前走进 3m，才能看清 0.1 的第 1 个大字，其视力为 $0.1-(3 \times 0.02)=0.04$，以此类推。 （5）向前走到视力表前 1m 仍辨认不出 0.1 大字符的开口方向，及视力小于 0.01 者，检查指数。 2. 指数（CF）检查法　适用于在 1m 处不能辨认最大视标者。 病人背光而坐，检查者伸出手指，嘱病人说出手指数目，检查距离从 1m 处开始，逐渐移近，直到能正确辨认为止，并记该距离。如相距 50cm 能正确数出，视力记为"指数/50cm"。 3. 手动（HM）检查法　适用于在眼前 5cm 处不能辨认手指数目者。 病人背光而坐，检查者的手在病人眼前晃动，记录能辨认手动的最远距离。如相距 20cm 处能正确分辨手的摆动，则记录视力为"手动/20cm"。 4. 光感（LP）、光定位（光投射）检查法　适用于只能辨认手指或手动的病人，应在暗室内进一步检查光感及光定位。 检查在暗室进行，护士将手电筒或烛光放在 5m 处，让病人用一只眼辨认光源，

续表

操作步骤	另一眼完全遮盖，记录能看见光源的最远距离。如在 4m 处能辨认出有亮光，视力记为光感/4m；放在眼前也不能辨认者，则为无光感。 对于有光感的病人还需要检查视网膜的视敏度，即检查光定位（光投射）。嘱病人向正前方注视，保持头部和双眼不动，护士在距眼 1m 处分别将灯光移向左上、左中、左下、中上、正中、中下、右上、右中、右下 9 个方向，并不断询问是否看见灯光，将能辨认亮光处记为 " + "，不能辨认处记为 " – "。记录方法如下：<table><tr><td>+</td><td>+</td><td>+</td></tr><tr><td>–</td><td>+</td><td>+</td></tr><tr><td>–</td><td>–</td><td>+</td></tr></table>
注意事项	1. 对配合度较差的病人，应先教会其如何辨认，再进行视力检查。 2. 婴幼儿及学龄前儿童可采用简单的图形、玩具或手指检查，结果只供参考。 3. 检查时每个字母辨认时间为 2～3 秒钟。 4. 测视力时，遮眼板应确实可靠地遮盖而不压迫非检查眼，检查次序为先右后左。 5. 若为戴矫正眼镜者，应先查裸眼视力，再查戴镜视力。 6. 遮眼板应严格消毒，避免交叉感染。 7. 室内灯光采用自然光或人工照明，但要避免眩光。
质量标准	检查结果与病情符合。

二、视网膜视力检查法

操作目的	1. 客观判断黄斑的功能状态。 2. 为白内障等手术病人的术后视力判断提供参考。
用物准备	散瞳药、视网膜视力仪。
操作步骤	1. 核对病人姓名、眼别。 2. 耐心向病人讲解检查目的、方法、注意事项，取得配合。 3. 充分散大瞳孔，在暗室环境下进行。 4. 被检者取坐位，固定头部，嘱其向前平视。 5. 向各个方向轻微转动视网膜视力仪手柄，直至看见角膜上红色反光点。 6. 嘱被检者说出或用手势表示出红灯内线条的方向，即"横、竖、左斜、右斜"。 7. 从刻度盘上的 0.06 开始转动，并逐步增加刻度，不断改变条纹的方向，病人所能辨认的最细条纹所对应的视力即为视网膜视力。如在 0.50 刻度上不能辨认线条，其视网膜视力记为 0.32；如 0.50 刻度上能辨认 2 种线条，其视网膜视力记为 0.32^{+2}。 8. 记录在病历上，并注明是否散瞳。
注意事项	1. 要充分散瞳，瞳孔的大小可影响结果的准确性。 2. 检查前，病人的眼睛不能接受强光刺激，如检眼镜、裂隙灯等，也不能在术后过早进行测量，以免影响测量结果。 3. 检查时病人注意力要集中，先查视力

续表

2

注意事项	相对好的眼，使病人熟悉检查要领后，再测量视力相对较差的眼，检查持续时间不能太长，以免病人产生疲劳感，影响检查结果。 4. 每次检查前认真检查仪器电量是否充足，如果光源亮度不够会增大假阴性率。
质量标准	检查结果与病情相符。

第七节　眼压测量法

一、指压测量法

操作目的	粗略估计病人眼压高低，协助诊断。
操作步骤	1. 核对病人姓名、眼别。 2. 向病人解释操作目的、方法、注意事项，取得配合。 3. 洗手，戴口罩。 4. 病人与检查者相对而坐，嘱受检者眼睑放松，双眼尽量向下注视。 5. 检查者以双手示指尖放在病人的一眼上睑皮肤上，其余手指置于病人前额部作为支撑。 6. 双示指交替轻压眼球，借指尖感觉眼球的软硬程度，估计眼压高低。 7. 判断并记录病人眼压　$T^{+1} \sim T^{+3}$ 表示眼压升高；$T^{-1} \sim T^{-3}$ 表示眼压降低，共分以下 7 挡： T^{+3}：眼球硬如石头，眼压约 60mmHg 以上；

续表

2

操作步骤	T^{+2}：眼球中等硬度； T^{+1}：眼球稍硬于正常； Tn：眼球软硬适中，眼压正常； T^{-1}：眼球稍软于正常； T^{-2}：眼球中等软度； T^{-3}：眼球软如豆腐，眼压约 5mmHg 以下。
注意事项	1. 指测法测量眼压为经验依赖性检测方法，将指测的结果和眼压计测量的结果做比较，以积累经验。 2. 嘱被测量者放松，以免眼睑紧张影响眼压检测。 3. 按压时要轻触、轻压，不要过分按压眼球。 4. 测量次数一般不超过 3 次，以免产生按摩效应。 5. 同一被检者可进行左右眼比较，必要时可与正常人相比较。
质量标准	1. 按压动作轻巧，部位正确。 2. 检查结果与病情相符。

二、非接触式眼压测量法

操作目的	了解病人眼压情况，协助诊断。
用物准备	非接触式眼压机、75% 乙醇棉球、棉签。
操作步骤	1. 核对病人姓名、眼别。 2. 向病人解释操作目的、方法、注意事项，取得配合。 3. 消毒额托和颌托。

续表

操作步骤	4. 受检者坐于非接触眼压机之前，根据病人身高调节升降台。 5. 用棉签拭去眼部分泌物或眼泪。 6. 嘱病人将下颌放在颌托上，前额抵住额托。 7. 根据病人脸型长短使用"CHIN REST"键调节颌托，使病人外眦角对齐眼压计的尺度。 8. 调节调焦手柄，将眼压计测压头对准待测眼，眼压计监视屏上自动显示待测眼眼别。 9. 嘱病人睁大被检眼，注视测压头内的绿色注视灯。 10. 调节眼压计使角膜反光点落在测量范围内。 11. 在控制板上选择"AUTO"，系统自动测压，监视屏上显示出 3 次眼压值和平均值。 12. 如选择"MANUAL"，则需手动对焦，使角膜反光点与两个圆圈重叠，按"START"键进行测量。 13. 选择"R/L"键，换另外一只眼进行测量。 14. 将测量结果输入电脑保存并打印。
注意事项	1. 眼睛睁不大者，可用棉签轻轻拉开眼睑，注意不能压迫眼球，以免眼压增高。 2. 角膜异常者应谨慎测量眼压。
质量标准	1. 动作轻巧，部位正确。 2. 检查结果与病情相符。

三、压陷式眼压测量法

操作目的	了解病人眼压情况，协助诊断。
用物准备	压陷式眼压计、75%乙醇棉球、棉签、表麻药、砝码、抗菌药物眼药水。
基本原理	根据一定重量的压针对角膜的压陷深度进行测量，而间接确定眼内压力，眼压计刻度标尺上每一格刻度相当于0.05mm的角膜压陷深度，由压陷深度值查眼压换算表，获得眼压值。
操作步骤	1. 核对病人姓名、眼别。 2. 向病人解释操作目的、方法、注意事项，取得配合。 3. 洗手，戴口罩。 4. 病人仰卧低枕位，双眼注视天花板，使角膜处于水平正中位。 5. 表麻药滴眼2~3次，每次间隔2~3分钟，嘱病人轻闭眼。 6. 将眼压计置于校验台上，检查指针是否在"0"位刻度线上，若不在"0"位必须进行校正后使用；75%乙醇消毒眼压计足板后备用。 7. 检查者右手持眼压计，左手拇指及示指分开上下睑、并固定于眼眶缘上，不可使眼球受压，将眼压计足板垂直放在角膜中央，开始测量时先以5.5g固定砝码测量，若刻度值小于"3"时，改用7.5g砝码；若刻度值仍小于"3"时再改用10g砝码，以此类推。 8. 将所测结果用分数记录法，即砝码重量/指针刻度，以 mmHg 为单位。查附

2

续表

操作步骤	录眼压换算表，得到眼压数值。例如5.5g砝码重量，测得刻度为5时，记录为5.5/5＝17.3mmHg。 9. 测毕，结膜囊内滴抗菌药物眼药水，并嘱被检查者不要揉擦眼球，以免角膜上皮脱落。
注意事项	1. 眼压计足板要认真清洗与消毒。 2. 测量过程中不要对眼球施加任何压力或被检查者用力闭眼。眼压计不要触及睫毛，以免眨眼。 3. 在眼球壁硬度显著异常时，如高度近视应用两个砝码测量后查校正眼压。所以测出的数值受到眼球壁硬度的影响。角膜的曲率半径亦影响眼压值。 4. 角膜、结膜有病变时不可用此法测量。
质量标准	测量结果准确，与病情相符。

四、暗室试验法

操作目的	协助早期诊断原发性青光眼，并为观察临床治疗效果提供依据。
用物准备	绝对暗室（或纱布包盖双眼）。
操作步骤	1. 核对病人姓名、眼别。 2. 评估病人全身一般情况及眼部情况，了解合作程度。 3. 向病人解释试验的目的、方法、注意事项，取得配合。特别告知被检查者，若试验期间出现头痛、眼痛等不适症状，应立即报告医护人员，并出暗室。 4. 嘱病人排空大小便，完全放松。

续表

操作步骤	5. 在自然光线下，清醒状态下静待 0.5 小时后，测量眼压，并记录。 6. 病人进入绝对暗室内（或包盖双眼），清醒状态下静待 1~2 小时后，在暗光（或红光）下迅速测量眼压，并记录。 7. 判断结果：比较病人试验前后的 2 次眼压，如果眼压≥8mmHg 或绝对值大于 30mmHg 为阳性。
注意事项	1. 嘱被检查者试验期间必须保持清醒状态，因为睡眠可导致瞳孔缩小，影响试验结果。 2. 清醒状态下静待时间：年轻人的瞳孔反应比较灵活，一般 1 小时即可；老年人的瞳孔较小，而且多处于强直状态，瞳孔不易散大，一般以 2 小时为宜；对于高度可疑为青光眼的年轻人也可做 2 小时试验，以助诊断。 3. 为避免误差，试验前后的两次眼压必须在同一台仪器上同一护士测量。 4. 试验前病人须停用各种抗青光眼药物 48 小时。
质量标准	操作正确，测量结果与病情相符。

第八节　睑腺炎（麦粒肿）切开法

操作目的	切开脓肿，引流脓液。
用物准备	碘伏、棉签、11 号刀片、引流条、眼垫、抗菌药物眼药膏、表麻药。

操作步骤	1. 核对病人姓名、眼别、查对医嘱。 2. 向病人解释操作目的、方法、注意事项，取得配合。 3. 洗手，戴口罩。 4. 病人取仰卧位。 5. 外睑腺炎（外麦粒肿）切开方法 （1）通常不需要麻醉，必要时可用2%利多卡因做局部麻醉。 （2）用碘伏消毒操作区域皮肤。 （3）护士左手固定病灶两侧的眼睑皮肤，右手持11号刀片，在脓肿波动感的低位处切开，排出脓液，用棉签拭净。注意切口在皮肤面，与睑缘平行。若脓肿较大且脓液较多时，切口内可放置引流条。 6. 内睑腺炎（内麦粒肿）切开方法 （1）滴表麻药2~3次，每次间隔2~3分钟，嘱病人轻闭眼。 （2）左手持棉签暴露内睑脓肿部，并固定睑缘。 （3）右手持11号刀片，切开脓点，排出脓液，用棉签拭净。注意切口在睑结膜面，与睑缘垂直。 7. 术毕涂抗生素眼药膏，盖眼垫，压迫数分钟至无活动性出血。 8. 换清洁纱布包盖患眼。
注意事项	1. 睑腺炎脓肿未成熟时，禁忌切开。 2. 切开后不可挤压，防止感染扩散，引起眼睑蜂窝织炎。 3. 术后第2日换药。如脓性渗出物较多，换药时应更换引流条。

续表

注意事项	4. 避免在睫毛根部做切口，以防术后发生倒睫。 5. 如有全身症状或伴有其他部位的感染，应全身使用抗生素。
质量标准	1. 病人配合好，疼痛降到最低程度。 2. 切口正确，出血少，脓液引流通畅。

附录：眼压换算表 Calibration Scale for Tonometer（1995 Scale）

标尺刻度	5.5g		7.5g		10.0g		15.0g	
	mmHg	kPa	mmHg	kPa	mmHg	kPa	mmHg	kPa
0	41.38	5.52	59.14	7.88	81.65	10.89	127.45	16.99
0.5	37.78	5.04	54.21	7.23	75.11	10.01	117.87	15.71
1.0	34.52	4.60	49.76	6.63	69.27	9.24	109.28	14.57
1.5	31.61	4.21	45.76	6.10	63.96	8.53	101.44	13.52
2.0	28.97	3.86	42.12	5.62	59.10	7.88	94.32	12.57
2.5	26.56	3.54	38.80	5.17	54.66	7.29	87.99	11.73
3.0	24.34	3.25	35.76	4.77	50.62	6.75	81.78	10.90
3.5	22.38	2.98	32.97	4.40	46.86	6.25	76.20	10.16
4.0	20.55	2.47	30.39	4.05	43.38	5.78	71.03	9.47
4.5	18.86	2.51	28.01	3.75	40.18	5.36	66.23	8.83
5.0	17.30	2.31	25.81	3.44	37.19	4.96	61.75	8.23
5.5	15.88	2.12	23.78	3.17	34.40	4.59	58.02	7.74
6.0	14.57	1.94	21.89	2.92	31.82	4.24	53.61	7.15
6.5	13.35	1.78	20.05	2.67	29.40	3.92	49.94	6.66
7.0	12.23	1.63	18.52	2.47	27.16	3.62	46.46	6.19

续表

标尺刻度	5.5g		7.5g		10.0g		15.0g	
	mmHg	kPa	mmHg	kPa	mmHg	kPa	mmHg	kPa
7.5	11.20	1.49	17.01	2.27	25.06	3.34	43.22	5.76
8.0	10.24	1.37	15.61	2.08	23.09	3.08	40.17	5.36
8.5	9.36	1.25	14.31	1.91	21.26	2.83	38.13	5.08
9.0	8.54	1.14	13.10	1.75	19.51	2.60	34.56	4.61
9.5	7.79	1.04	11.97	1.60	17.96	2.39	32.02	4.27
10.0	7.10	0.95	10.94	1.46	16.48	2.20	29.61	3.95
10.5	6.46	0.86	9.98	1.33	15.10	2.01	27.37	3.65
11.0	5.87	0.78	9.09	1.21	13.81	1.84	25.26	3.37
11.5	5.34	0.71	8.28	1.10	12.62	1.68	23.27	3.10
12.0	4.85	0.65	7.51	1.00	11.50	1.53	21.42	2.86
12.5	4.39	0.59	6.82	0.91	10.48	1.40	19.69	2.63
13.0	3.96	0.53	6.18	0.82	9.53	1.27	18.05	2.41
13.5			5.59	0.75	8.64	1.15	16.53	2.20
14.0			5.04	0.67	7.83	1.04	15.12	2.02
14.5			4.54	0.61	7.08	0.94	13.70	1.83
15.0			4.09	0.55	6.40	0.85	12.57	1.68
15.5					5.76	0.77	11.43	1.52
16.0					5.19	0.69	10.38	1.38
16.5					4.66	0.62	9.41	1.25
17.0					4.17	0.56	8.50	1.13
17.5							7.65	1.02
18.0							6.92	0.92

续表

标尺刻度	5.5g		7.5g		10.0g		15.0g	
	mmHg	kPa	mmHg	kPa	mmHg	kPa	mmHg	kPa
18.5							6.21	0.83
19.0							5.57	0.74
19.5							4.87	0.65
20.0							4.45	0.59

（陈燕燕　郭媛媛）

第三章

眼科急症病人的护理

眼科急症病人常因突然视力下降而就诊，并且常伴有眼部疼痛、外观改变如红肿等，可导致病人脾气急躁，出现怀疑、愤怒等情绪。所以，护士应及时做好急症病人的急救处理，同时做好心理护理。

第一节 高眼压症

人的正常眼压约 10~20mmHg，眼压高于统计学正常上限，但无可检测出的视盘和视野损害，房角开放，临床上称为高眼压症。

【护理评估】

了解高眼压症病人的全身情况及既往史。病人主要表现为眼部胀痛、视力下降，或伴恶心、呕吐，眼压升高。通常 40 岁以上的人群中，约有 7% 的个体眼压超过 21mmHg，大多数高眼压症经长期随访观察，并不出现视野和视盘的损害，仅有大约 10% 的个体可能发展为青光眼。

【辅助检查】

通过中央角膜厚度测量及眼压测量，以获得较为真实的眼压值。

【治疗要点】

1. 降眼压治疗　药物治疗或行前房穿刺放液术。

2. 长期随访观察。

【护理措施】

1. 立即通知医生，并协助医生处理。

2. 心理护理　高眼压症对病人的学习、工作、生活造成影响，通过与病人交流缓解其紧张、焦虑的心理，并通过家人及朋友的支持，帮助病人消除不良情绪。

3. 遵医嘱使用降眼压药物，如滴用毛果芸香碱、口服碳酸酐酶抑制剂、静脉快速滴注 20% 甘露醇等，并做好药物护理。

4. 做好前房穿刺放液操作准备，消毒检查室，准备 1ml 一次性注射器、棉签等物品，配合医生进行前房放液操作。

5. 需做眼球按摩者，嘱病人取仰卧位，轻闭双眼并向下方注视，操作者将双手示指放在病人上眼睑穹窿处，交替按压。

6. 继续观察病人病情变化，特别是视力、眼压的变化，做好护理记录。

7. 健康指导

（1）指导病人消除升高眼压的因素，避免情绪激动、便秘、剧烈咳嗽等。

（2）指导病人在处理后要充分休息，2 小时后复测眼压。

（3）指导病人定期随访，如有高眼压症的不适症状，及时就诊。

3

【应急程序】

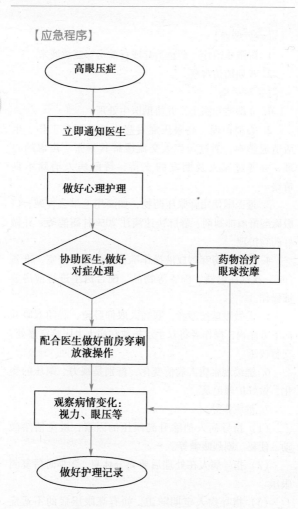

第二节 视网膜动脉阻塞

视网膜动脉阻塞是指视网膜中央动脉或分支动脉阻塞。视网膜中央血管为终末血管，当动脉阻塞后，该血管供应的视网膜营养中断，引起视网膜的功能障碍，如果处理不及时，终将失明。

【护理评估】

了解病人有无高血压、心脏病、动脉硬化病史及血液黏度、血脂、血流动力学指标等。了解病人有无视力一过性丧失，但自行恢复的病史。了解病人出现视力障碍的时间、诱因，有无采取治疗措施等。病人的主要表现见表1-3-1。

表1-3-1　视网膜中央动脉主干阻塞与视网膜分支动脉阻塞的主要表现

疾病名称	临床表现	眼底表现	FFA检查显示
视网膜中央动脉主干阻塞（图1-3-1）	突然发生一眼无痛性完全失明，患眼瞳孔直接光反射消失，间接光反射存在	视网膜灰白水肿，黄斑区可透见其深面的脉络红色背景，与周围灰白水肿的视网膜形成鲜明的对比，呈"樱桃红"点	阻塞动脉和相应静脉充盈迟缓，严重者无灌注。受累的动静脉血流变细，视网膜循环时间延长
视网膜分支动脉阻塞（图1-3-2）	表现为不同程度的视力下降，视野相应区域突然出现阴影	眼底可见部分视网膜灰白水肿	早期动静脉充盈时间延长。阻塞远端静脉渗漏荧光素，管壁及周围组织着染

3

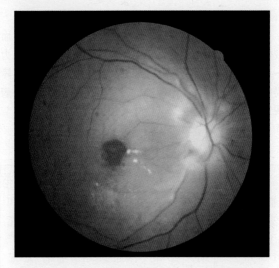

图 1-3-1　视网膜中央动脉主干阻塞

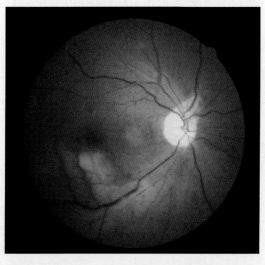

图 1-3-2　视网膜分支动脉阻塞

【辅助检查】

1. 眼底荧光血管造影　显示视网膜阻塞支动脉充盈

时间明显延迟或可见视网膜动脉充盈前锋，视网膜循环时间延长，动、静脉血流变细。

2. 视野检查　提示病变范围及程度。

【治疗要点】

急诊处理，迅速降低眼压、吸氧、扩张血管、溶解栓子，尽量使视力恢复到最大限度，同时积极治疗原发病。

1. 降眼压治疗　前房穿刺、眼球按摩等。

2. 药物治疗

（1）血管扩张剂：如乙酰胆碱、妥拉唑林等。

（2）纤溶制剂：如尿激酶。

（3）改善微循环药物：如普罗林、丹参注射液等。

（4）玻璃体腔内注射抗 VEGF 药物治疗。

（5）其他：口服阿司匹林或活血化瘀药。

【护理措施】

1. 血管扩张剂　一经确诊，立即吸入亚硝酸异戊酯或舌下含化硝酸甘油片；睫状神经节封闭或球后注射乙酰胆碱、妥拉唑林等药物，可使血管扩张。经急诊处理，视功能有所恢复时，可继续内服血管扩张剂，如烟酸 0.1g，每日 3 次，丹参片 3 片，每日 3 次等。亦可用丹参注射液 20~40ml 加入低分子右旋糖酐或 5% 葡萄糖水 500ml 内作静脉滴注，每日 1 次，15 次为一个疗程。用药过程中应注意观察药物的副作用，监测血压情况，嘱病人卧床休息，避免低头、突然起立等动作，防止直立性低血压。

2. 降眼压

（1）配合医生行前房穿刺术：解释前方穿刺的目的是突然降低眼内压，使视网膜动脉扩张，促使栓子被冲到周边小血管中，减少视功能受损范围。

（2）按摩眼球：协助或指导病人按摩眼球，立即降低眼压，改善灌注。先嘱病人闭眼，用手掌鱼际肌放在眼睑上压迫眼球 5~10 秒钟，然后立即松开数秒钟，重复 5~10 次。

3

（3）药物降压：可口服乙酰唑胺或滴噻吗洛尔等降眼压眼药水。

3. 吸氧 吸入 95% 氧和 5% 二氧化碳混合气体，白天每小时吸氧 1 次，每次 10 分钟，晚上每 4 小时 1 次，可增加脉络膜毛细血管血液的氧含量，从而缓解视网膜缺氧状态，而二氧化碳可扩张血管，增加血流量。

4. 纤溶剂 对疑有血栓形成或纤维蛋白原增高的病人可应用纤溶制剂。静脉滴注或缓慢推注尿激酶。治疗时应查纤维蛋白原，如降至 200mg/ml 以下者应停止使用。

5. 观察病人的视力恢复状况，并做好记录。急救期（12 小时内）应每 1~2 小时检查 1 次，急救期后每天检查 2 次。视力改变时要及时报告医生做好相应检查和处理。

6. 寻找病因 指导病人进行全身检查，特别注意颈动脉及心血管系统的异常体征，以寻找病因，积极治疗全身疾病，预防另一只眼发病。

7. 病人视力未恢复期间，要协助病人进行生活护理。

8. 视力完全失明或视野某一区域出现遮挡，病人在短时间内很难接受这一现实，护士应主动安慰病人，帮助病人树立战胜疾病的自信心，密切配合治疗。

9. 健康指导

（1）指导病人积极治疗动脉硬化、高血压、糖尿病等危害身体健康的慢性疾病，避免情绪紧张、劳累、精神压力过大等。

（2）讲解本病的特点，教会病人预防和自救的方法。告诉病人视网膜动脉阻塞发病后，1 小时内阻塞得到缓解，视力可以恢复，超过 4 小时则很难恢复。因此，一旦出现相关症状，应立即就诊。

【应急程序】

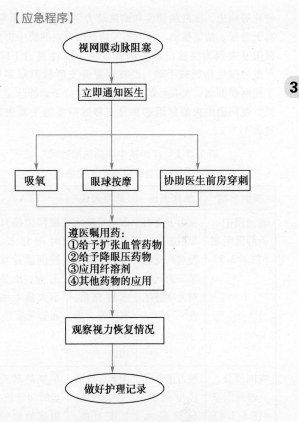

第三节 视网膜静脉阻塞

　　视网膜静脉阻塞是比较常见的眼底血管病，临床上根据阻塞部位可分为视网膜中央静脉阻塞和分支静脉阻塞。本病比视网膜动脉阻塞更多见，常为单眼发病，左右眼发病率无差别。本病发病原因主要是血管内皮受损，血栓形成；可能与动脉硬化、血液黏度增加或眼压升高等因素有关；高血压、动脉粥样硬化和糖尿病也是视网膜静脉阻塞的危险因素。

【护理评估】

　　了解病人的年龄，有无高血压、高血脂、动脉粥样硬化等病史,血液黏稠度和血流动力学检查是否异常,有无劳累、情绪激动、嗜酒等发病诱因。视网膜中央静脉阻塞表现为突然出现不同程度的无痛性视力下降,严重者仅见指数或手动。而视网膜分支静脉阻塞多见于视网膜颞侧,尤其是颞上支,阻塞常位于动静脉交叉处。视网膜中央静脉阻塞和分支静脉阻塞的主要表现见表 1-3-2。

表 1-3-2 视网膜中央静脉阻塞和视网膜分支静脉阻塞的主要表现

疾病名称	临床表现	眼底表现	FFA
视网膜中央静脉阻塞(图 1-3-3)	视力下降明显,瞳孔直接对光反射消失而间接对光反射存在	视网膜静脉显著扩张、迂曲,视盘及黄斑高度水肿充血,视网膜火焰状或片状出血	视网膜循环时间延长,视网膜片状出血,并显示大量毛细血管无灌注区
视网膜分支静脉阻塞(图 1-3-4)	视力正常或轻度减退,与黄斑水肿、出血有关	阻塞点远端视网膜静脉扩张、迂曲,视网膜水肿、出血、渗出等;阻塞严重者,可见棉绒斑	早期静脉充盈时间延长,阻塞处血管静脉呈笔尖状或完全压断而无荧光素通过;晚期可见毛细血管无灌注区、微血管瘤、新生血管与侧支循环形成

3

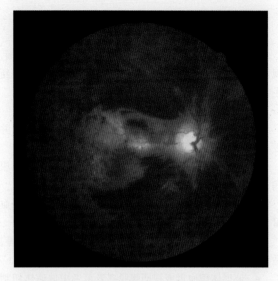

图1-3-3　视网膜中央静脉阻塞

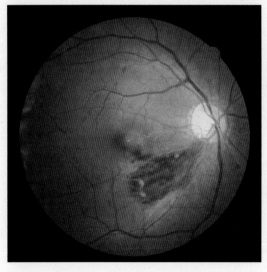

图1-3-4　视网膜分支静脉阻塞

3

【辅助检查】

1. OCT　了解黄斑水肿的程度。

2. FFA　了解血管阻塞的程度，黄斑区是否有渗漏，视网膜毛细血管无灌注区的范围及有无视盘和视网膜新生血管等情况。

【治疗要点】

目前尚无有效的药物治疗，重要的是预防和治疗并发症。

1. 积极寻找病因，治疗原发病，如高血压、糖尿病、动脉粥样硬化等。

2. 激光全视网膜光凝治疗，适用于对大面积毛细血管无灌注区或已产生新生血管者。

3. 早期慎用溶栓抗凝治疗，如尿激酶、链激酶等，适用于血液黏度增高的病人。

4. 玻璃体积血者或视网膜脱离者可考虑玻璃体切割术，术中在病变区或全视网膜光凝。

5. 玻璃体腔内注射抗 VEGF 药物治疗。

【护理措施】

1. 药物护理　用药期间注意观察药物的副作用，应用抗凝血药物时，应检查纤维蛋白原及凝血酶原时间，如果检验指标低于正常时，及时通知医生停药。

2. 密切观察病情变化，注意视力的恢复情况。病人视力未恢复期间协助病人生活护理。

3. 评估病人的焦虑程度，积极做好心理护理，增强病人恢复的自信心。

4. 积极预防并发症；指导病人严格按医嘱用药，定期复查，如有异常及时来医院就诊。

5. 健康指导

（1）嘱病人严格按医嘱用药，定期复查，及早发现视网膜缺血和新生血管，以便早期治疗。

（2）积极治疗高血压、糖尿病、动脉粥样硬化等全身性疾病。

（3）注意选择低脂肪、低胆固醇、清淡易消化的饮食，保持大便通畅。

【应急程序】

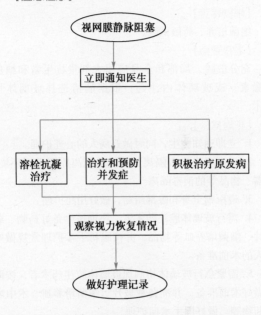

```
          视网膜静脉阻塞
               │
          立即通知医生
               │
     ┌─────────┼─────────┐
  溶栓抗凝    治疗和预防   积极治疗原发病
   治疗       并发症
     └─────────┼─────────┘
          观察视力恢复情况
               │
          做好护理记录
```

第四节 眼内炎

病人眼部外伤或手术后，细菌从伤口或手术切口侵入眼内并繁殖，导致眼内出现感染，常见细菌为葡萄球菌、铜绿假单胞菌（旧称绿脓杆菌）等，是眼球穿通伤常见的并发症。

3

【护理评估】

了解病人的外伤史及全身情况，病程发展快，病人表现为眼痛、头痛剧烈，刺激症状明显，视力严重下降，甚至无光感。眼睑肿胀，球结膜高度水肿、充血，角膜混浊，眼部伴或不伴分泌物。

【辅助检查】

细菌培养、药敏试验。

【治疗要点】

充分散瞳，局部和全身应用大剂量抗生素和糖皮质激素；或玻璃体内注药；根据病情选择玻璃体切割术。

【护理措施】

1. 立即通知医生，同时做好病人的心理护理。

2. 遵医嘱将病人隔离，按接触隔离原则做好环境、仪器、物品等的消毒隔离。

3. 遵医嘱全身和眼部给药，做好用药护理。

4. 需行玻璃体腔注药术者，协助医生备好药物、载玻片、细菌培养皿等物品，并按眼科手术护理常规做好病人的术前准备。

5. 需紧急行玻璃体切割加玻璃体腔注药术者，按医嘱做好术前准备，并准备载玻片、细菌培养皿、术中所用药物等。做好围手术期护理。

6. 密切观察病人病情变化：眼部胀痛，视力下降，眼睑肿胀，结膜水肿、充血、分泌物增加，严重者眼前房积脓、玻璃体混浊，应做好护理记录。

7. 若此次感染为医院内感染，应做好院内感染监测卡的申报工作。

【应急程序】

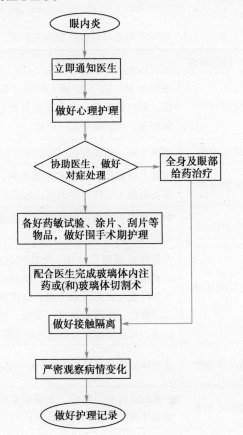

第五节 眼球钝挫伤

眼球钝挫伤是指眼部受机械性钝力引起的外伤，可造成眼球及眼附属器损伤，导致眼内组织和结构的改变。由于挫伤部位不同，表现的症状和体征也不同。

【护理评估】

了解外伤史，常见的原因为砖石、拳头、球类、跌撞、车祸等钝力直接作用于眼球，除直接损伤接触部位外，还产生间接损伤。根据挫伤部位不同，有不同表现（表1-3-3）。

表1-3-3　眼球不同部位钝挫伤的临床表现

损伤部位	临床表现
眼睑挫伤	眼睑水肿、皮下淤血、眼睑皮肤裂伤、泪小管断裂，若有眶壁骨折与鼻窦相通，可致眼睑皮下气肿
结膜挫伤	结膜水肿、结膜裂伤、球结膜下淤血
角膜挫伤	角膜上皮擦伤，角膜基质层水肿、增厚及混浊，后弹力层皱褶，角膜裂伤
巩膜挫伤	巩膜最薄弱的角巩膜缘或眼球赤道部出现巩膜破裂
虹膜睫状体挫伤	外伤性虹膜睫状体炎，外伤性散瞳，虹膜根部离断及前房积血，睫状肌的环形纤维与纵形纤维分离，虹膜根部向后移位，前房角加宽、变深，房角后退，甚至导致房角后退性青光眼
晶状体挫伤	晶状体脱位或半脱位及外伤性白内障
玻璃体积血	少量出血可有飞蚊症，大量积血可使玻璃体高度浑浊，视力下降
脉络膜、视网膜及视神经挫伤	脉络膜破裂及出血，视网膜震荡和脱离，以及视神经损伤

【辅助检查】

1. B超检查　可以帮助诊断眼内出血的部位，玻璃体有无积血、视网膜有无脱离、晶状体有无脱位等。

2. X线、CT检查　可以明确有无眶骨骨折。

【治疗要点】

根据挫伤部位、症状，进行对症治疗。

1. 非手术治疗　有淤血、水肿者，给予早期冷敷，并根据病情遵医嘱选择药物治疗，如抗生素眼药水、散瞳剂、糖皮质激素眼药等；如果出血症状明显应卧床休息，适当应用止血药。

2. 手术治疗

（1）眼睑皮肤裂伤、严重结膜撕裂伤、角巩膜裂伤，应及时手术缝合。

（2）泪小管断裂应行泪小管吻合术。

（3）严重虹膜根部离断伴复视者，可行虹膜根部缝合术。

（4）前房积血多，尤其有暗黑色血块，伴眼压升高，经药物治疗眼压仍不能控制，应做前房穿刺术放出积血；有较大血凝块时，可手术切开取出血块。

（5）晶状体混浊可行白内障摘除术，晶状体脱位导致的继发性青光眼，可行抗青光眼手术。

（6）玻璃体积血者，于伤后3个月以上还未吸收，可行玻璃体切割手术；若伴有视网膜脱离，应及早行视网膜复位手术。

【护理措施】

1. 心理护理　眼外伤多为意外损伤，直接影响视功能和眼部外形，病人一时难以接受，多有焦虑及悲观心理，应多给予心理疏导，使病人情绪稳定，同时要提供安静舒适的休息环境。

2. 非手术护理

（1）眼睑水肿及皮下淤血的早期应指导病人冷敷，促进吸收，一般2周内会逐渐吸收。

（2）如果单纯的结膜水肿、球结膜下淤血及结膜裂伤者，选用抗生素眼药水，预防感染。

（3）如果角膜上皮擦伤，选用抗生素眼膏，通常24小时可愈合；角膜基质层水肿者选用糖皮质激素治疗。

（4）外伤性虹膜睫状体炎者应用散瞳剂、糖皮质激

3

素眼药。

（5）前房积血者：①出血期间病人要卧床休息，限制眼球转动，告诉病人取半卧位的意义，有利于降低静脉压，同时，利于出血沉积于前房而吸收，避免在瞳孔区机化或形成虹膜后粘连；②注意眼压变化，告诉病人眼压升高的影响因素，鼓励病人多食富含纤维素、易消化的软食，保持大便通畅，避免用力排便，避免咳嗽及打喷嚏。如果眼压升高，应用降眼压药物；③按医嘱选用镇静剂和止血剂，如氨基己酸、氨甲苯酸（止血芳酸）、氨甲环酸（止血环酸）、卡巴克络（安络血）等，不主张使用散瞳药和缩瞳药。

（6）视网膜出血应卧床休息，双眼绷带包扎，限制眼球运动，并应用止血药物。视网膜震荡与挫伤，遵医嘱使用皮质类固醇、血管扩张剂及维生素类药物。

（7）脉络膜破裂应早期卧床休息，注意观察，无特殊处理。

3. **手术护理**　按眼科手术护理常规，做好手术病人的护理。

4. **观察病情变化**

（1）监测生命体征、视力和眼局部伤口变化。

（2）监测眼压，前房积血可引起眼压升高；眼球穿通伤或眼球有开放伤口可使眼内容物外流而引起眼压降低。

（3）注意前房积血情况，如有异常应及时通知医生处理。

5. **眼痛护理**　仔细观察病人对疼痛的反应，耐心听取病人疼痛的主诉，解释疼痛的原因，给予支持与安慰，指导放松技巧，必要时遵医嘱给予止痛药物。

6. **健康指导**

（1）指导病人养成良好的卫生习惯，不用脏手或不洁手帕揉眼。

（2）指导病人加强营养摄入，多进食富含纤维素、易消化的软食。

（3）指导病人做好安全生产，注意自我防护。

【应急程序】

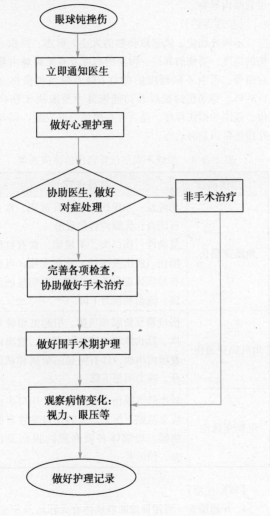

第六节　眼球穿通伤

眼球穿通伤是指锐器的刺入、切割造成眼球壁全层裂开，是致盲的主要原因。按其损伤部位可分为角膜穿通伤、角巩膜穿通伤和巩膜穿通伤。异物碎片击穿眼球可致眼内异物。

【护理评估】

了解外伤史，依据致伤物的大小、形态、性质、刺伤的速度、受伤的部位、污染的程度及有无眼球内异物存留等，可有不同程度的视力下降及眼组织损伤（表1-3-4）。穿通伤的预后和功能恢复主要取决于伤口部位、范围和损伤程度，是否存在感染等并发症，以及治疗措施是否及时适当。

表 1-3-4　眼球不同部位穿通伤的临床表现

损伤部位	临床表现
角膜穿通伤	单纯性：角膜伤口较小且规则，常自行闭合，无眼内容物脱出 复杂性：伤口大，不规则，常有虹膜损伤、脱出及嵌顿，前房变浅，可伴有晶状体破裂及白内障。有明显的眼痛、流泪和视力下降
角巩膜穿通伤	伤口累及角膜和巩膜，引起虹膜睫状体、晶状体和玻璃体的损伤、脱出以及眼内出血，伴有明显的眼痛和刺激征，视力明显下降
巩膜穿通伤	较小的巩膜伤口容易忽略，伤口表面仅见结膜下出血。大的伤口常伴有脉络膜、玻璃体和视网膜的损伤及出血，预后差

【辅助检查】

1. B超检查　可帮助诊断玻璃体有无积血及积血程度，视网膜有无脱离，有无眼球壁破裂及球内异物等。

2. X线、CT检查　可以明确有无眶骨骨折，眼内及眼眶内有无异物以及异物的位置。

【治疗要点】

伤后立即包扎和伤口缝合,恢复眼球完整性,防治感染等并发症,必要时行二期手术。

1. 伤口处理　小于 2～3mm 的伤口,前房存在,无虹膜组织嵌顿或脱出可不缝合;大于 3mm 的伤口,应在显微镜下手术缝合。对于复杂病例采用二步手术,即初期缝合伤口,恢复前房,控制感染;在 1～2 周内,再行内眼或玻璃体手术。

2. 预防感染　常规注射抗破伤风血清,全身应用抗生素和糖皮质激素,抗生素滴眼剂频繁点眼,并用散瞳药。

【护理措施】

1. 心理护理　眼球穿通伤发病突然,病人一时很难接受视力下降,甚至眼球丧失的事实,护士给予安慰与鼓励,积极面对现实,密切配合治疗。对伤后视功能及眼球外形恢复无望,行眼球摘除术者,应详细向病人和家属介绍手术的重要性及手术方式、术后安装义眼等事项。

2. 手术护理　参照眼科手术前后护理常规;外伤眼手术前禁忌剪睫毛和结膜囊冲洗,防止对眼球增加压力和增加感染几率。

3. 疼痛护理　仔细观察病人对疼痛的反应,耐心听取病人疼痛的主诉,解释疼痛的原因,给予支持与安慰,指导放松技巧,必要时遵医嘱给予止痛药物。

4. 严密观察病情

(1) 监测生命体征、瞳孔及全身受伤情况,尤其是多发伤的发展进程。

(2) 眼部外伤情况:眼压及视力、眼局部伤口的变化情况,眼内炎是最严重的并发症。

(3) 注意交感性眼炎发生,注意外伤眼和健眼视力的变化,一旦健眼发生不明原因的眼部充血、视力下降及眼痛,要警惕交感性眼炎发生。如果发生感染性眼内炎,应充分散瞳,局部和全身应用大剂量抗生素或皮质类固醇;玻璃体内注药可以提供有效药物浓度,并抽取房水及玻璃体液做细菌培养和药敏试验；同时做好玻璃体切割手术准备。

5. 健康指导

（1）向病人讲解交感性眼炎的临床特点，嘱病人一旦发现未受伤眼出现不明原因的眼部充血、视力下降、疼痛等，应及时就诊，早期治疗。

（2）做好安全防护措施的宣教，嘱病人必要时戴防护面罩和眼镜。

（3）嘱病人保持良好情绪，积极配合治疗。

【应急程序】

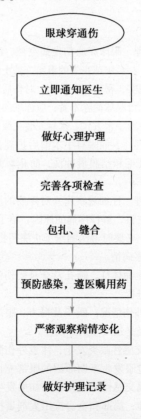

第七节 眼内异物伤

眼内异物伤是异物进入眼内引起机械性损伤和异物存留引起的刺激反应以及感染而导致并发症和后遗症。常见异物包括金属性（如铜、铁）和非金属性（如灰尘、玻璃、木刺、竹签等）。

【护理评估】

不同性质、不同部位的异物所引起的损伤及其临床表现也有所不同（表1-3-5）。

表1-3-5 眼球不同部位异物伤的临床表现

损伤部位	临床表现
角膜及结膜异物	异物黏附于角膜和结膜表层，摩擦会引起角膜刺激征，表现为疼痛、畏光、流泪、异物感等。角膜异物以铁屑、煤屑多见，有明显刺激征。铁质异物可形成锈斑。若异物位于角膜深层或处理不当，容易继发感染，并发角膜溃疡、虹膜睫状体炎或角膜遗留瘢痕等，最终影响视力
眼内异物	依据眼球损伤程度、异物性质和存留部位，不同部位外伤有不同临床表现：①眼球穿通伤表现，即角结膜伤口、眼压减低、晶状体混浊、眼内容物脱出和视力下降等；②眼内异物可存留于前房、晶状体、玻璃体视网膜等。较大异物可引起眼部刺激性反应，尤其是铜和铁，产生眼球铁、铜质沉着症、虹膜睫状体炎、白内障、视网膜脱离等

【辅助检查】

通过裂隙灯显微镜、前房角镜、三面镜以及眼部B

3

超、X 线、CT 和 MRI 等检查帮助了解异物位置及大小。

【治疗要点】

1. 浅层异物可在表面麻醉下用盐水湿棉签拭出；深层异物可用无菌注射针头剔除；穿透角膜进入前房的异物应行显微手术摘除。

2. 一旦发生眼内异物伤，应立即手术取出异物，减少并发症发生。结合全身及眼局部应用抗生素和糖皮质激素，防治眼内炎。

【护理措施】

1. 观察外伤眼及健眼视力情况；视力损伤严重者应卧床休息。

2. 围手术期护理按眼部护理常规做好术前准备，协助清洗面部血迹或污物，禁忌剪睫毛和冲洗结膜囊。

3. 根据医嘱剔除角膜和结膜异物。操作方法为：先滴 3 次表面麻醉剂。在裂隙灯下，找到异物位置。浅表异物可用盐水湿棉签拭出；较深异物可用无菌注射针头呈 15° 角轻轻插入异物边缘，将异物向角膜缘方向剔除。铁屑异物，若铁锈范围大而深，不能一次剔净，可分次进行。操作完毕，滴抗生素眼药水，包扎患眼，以防感染。嘱咐病人第 2 日复查。

4. 密切观察病情变化　包括：①密切观察结膜和角膜有无异物遗留，注意角膜伤口的愈合情况，注意视力的变化及有无角膜感染等发生；②术后观察视力和眼局部伤口的变化，有前房积血者应注意眼压变化和积血的吸收情况，指导病人半卧位；③观察并发症的发生及非受伤眼的情况，预防交感性眼炎的发生。

5. 心理护理　指导病人采取积极的应对方式，正确对待眼外伤，密切配合治疗。

6. 健康指导

(1) 介绍角膜、结膜异物伤产生的原因，注意劳动时戴防护眼镜，预防眼外伤的发生。

(2) 告知病人，若异物溅入，勿用手揉眼和自行剔除异物，应及时到医院治疗。

（3）指导按医嘱及时用药。

（4）告知定期复查。

【应急程序】

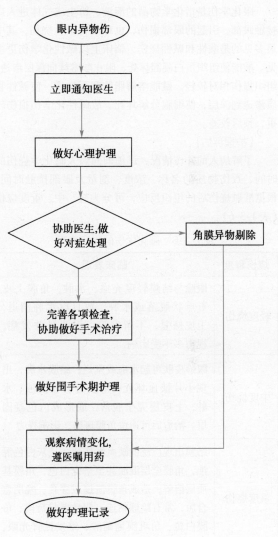

3

73

第八节 眼化学伤

眼化学伤是指化学物品的溶液、粉尘或气体进入或接触眼部，引起的眼部损伤，也称眼化学性烧伤，其中最多见的是酸性和碱性烧伤，临床上以碱性化学伤更多见。酸能使组织蛋白凝固坏死，阻止酸继续向深层渗透，组织损伤相对较轻。碱能溶解脂肪和蛋白质，使碱性物质渗透到深层，使细胞分解坏死。故碱性化学伤损伤较重，预后较差。

【护理评估】

了解病人的外伤情况，详细询问病人眼化学烧伤的时间、致伤物质的名称、浓度、剂量及眼部接触时间。根据酸碱烧伤后的组织反应，可分为轻、中、重度烧伤（表1-3-6）。

表1-3-6　眼化学伤的临床表现

烧伤程度	临床表现
轻度烧伤	眼睑与结膜轻度充血、水肿，角膜上皮有点状脱落或水肿。数日后水肿消退，上皮修复，不留瘢痕，无明显并发症，视力多不受影响
中度烧伤	眼睑皮肤可起水疱或糜烂；结膜水肿，出现小片缺血坏死；角膜有明显混浊、水肿，上皮层完全脱落，或形成白色凝固层。治愈后可遗留角膜斑翳，影响视力
重度烧伤	结膜出现广泛的缺血性坏死，呈灰白色混浊，角膜全层混浊甚至呈瓷白色，角膜基质层溶解，造成角膜溃疡或穿孔。晚期愈合后，常有睑球粘连、假性翼状胬肉、角膜白斑、角巩膜葡萄肿、继发性青光眼、白内障，甚至眼球萎缩等并发症的发生

【辅助检查】

不明致伤物的性质和名称者，可做 pH 测定，明确致伤物的酸碱性。

【治疗要点】

1. 现场急救 一旦发生眼化学伤，应争分夺秒，就地取材，彻底冲洗，用大量清水反复冲洗眼部至少 30 分钟以上。

2. 继续治疗

（1）早期全身和眼部应用抗生素控制感染；阿托品散瞳，防止虹膜后粘连；全身和眼部糖皮质激素抑制炎症反应和新生血管的形成；酸性眼化学伤者球结膜下注射 5% 磺胺嘧啶钠溶液；碱性眼化学伤者早期全身和眼部应用维生素 C；石灰烧伤的病人选用 0.5% 依地酸二钠（EDTA）局部点眼，可促进钙质排出。

（2）如果组织损伤后结膜或角膜上留有大量坏死组织，要早期切除，预防睑球粘连。

（3）局部滴用胶原酶抑制剂，如用自身血清、纤维连接蛋白等点眼，防治角膜穿孔，改善组织营养。

（4）晚期积极治疗并发症，如睑球粘连、角膜白斑、继发性青光眼等。

【护理措施】

1. 紧急处理伤口 及时进行彻底的眼部冲洗，使烧伤造成的损伤降低到最小的程度。

（1）争分夺秒，就地取材，彻底冲洗是处理眼部酸烧伤最重要的一步。应立即利用现有的冷开水、自来水或井水等，大量反复持续冲洗，冲洗时翻转上下眼睑，嘱病人转动眼球，充分暴露穹窿部，将结膜囊内的化学物质彻底洗出，冲洗时间不少于 30 分钟。

（2）如为石灰烧伤，则应先夹取石灰块，再行彻底冲洗。

（3）送病人至医院后，根据病人主诉或 pH 试纸测定结果，确定是碱烧伤或酸烧伤，立即再次冲洗。酸性眼化学伤者立即用 3% 碳酸氢钠溶液；碱性眼化学伤者立即用3%硼酸溶液。检查结膜囊内是否还有异物存留，冲洗时患眼低卧位，以免冲洗出的液体再次损伤健眼。详细询问病人眼化学烧伤的时间、致伤物质的名称、浓度、量及眼部接触时间。根据医嘱早期可进行前房穿刺，清除房水中的碱性物质。

2. 遵医嘱给予药物治疗　酸性眼化学伤者球结膜下注射5%磺胺嘧啶钠溶液1~2ml；碱性眼化学伤者早期可球结膜下注射维生素C 1~2ml，注射前要充分麻醉，以免病人疼痛。

3. 疼痛护理　做好心理安抚，分散病人注意力，遵医嘱应用止痛剂，并观察和记录止痛效果。

4. 预防并发症

（1）密切观察眼部情况，注意继发性青光眼的发生。了解眼睑皮肤、结膜、角膜等损伤进展情况，观察眼压和视力变化并记录。

（2）指导病人做眼球运动，拉下眼睑使眼球向左上、右上运动；拉上眼睑使眼球向左下、右下运动。每天3次，每次10分钟。

（3）每次换药时用玻璃棒分离睑球粘连或安放隔膜，并在结膜囊内涂大量抗生素眼膏，预防睑球粘连。

5. 围手术期护理　如角膜损伤严重需做角膜移植手术者，护理措施参照角膜移植手术常规。

6. 健康指导

（1）职业安全防护指导；接触化学物品要配备防护眼镜、衣服；进行安全生产教育，严格操作规程；并指导如何进行化学伤的急救等。

（2）指导病人注意休息以及正确地滴用抗生素眼药水或涂用眼膏的方法。

（3）介绍眼化学伤的急救知识。

【应急程序】

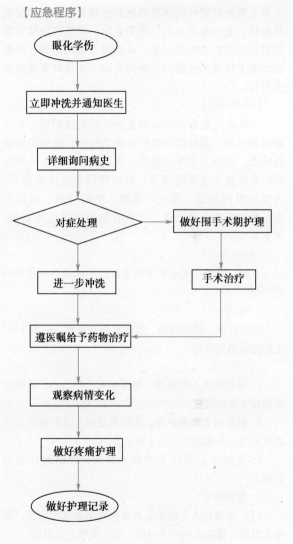

第九节 辐射性眼外伤

辐射性损伤是指由电磁波谱中各种辐射线造成的损害，如微波、红外线、紫外线、X 线、可见光等。

3

本节主要介绍紫外线引起的电光性眼炎。电光性眼炎是机械工业中最常见的一种职业病，任何接触紫外线辐射而无防护者均可发生。在高原、冰川雪地、海面或沙漠上作业和旅游因反光而发病，又称日光性眼炎或雪盲。

【护理评估】

了解病人是否有明确的紫外线辐射接触史，并了解接触时间。紫外线对组织有光学作用，使蛋白质凝固变形、角膜上皮坏死脱离。在照射后 3 ~ 12 小时发作，常在晚上或夜间发生，且双眼同时发生者多见。表现为眼部剧痛、畏光、流泪，眼睑痉挛，结膜充血，角膜上皮点状脱落，严重者角膜上皮大片剥脱，感觉减退。

【辅助检查】

视野、眼底荧光造影等检查可以了解辐射线性视网膜病变。

【治疗要点】

对症处理，减轻疼痛。抗生素眼膏涂眼，一般 1 ~ 2 天后症状消失痊愈。

【护理措施】

1. 做好病人心理疏导，增强病人治疗信心，并做好疾病相关知识宣教。

2. 做好病人疼痛护理，疼痛明显时，遵医嘱应用表面麻醉剂，并观察和记录止痛效果。

3. 观察并记录病人的视力状况，协助做好生活护理。

4. 健康指导

（1）指导病人正确滴眼药水和使用眼膏的方法，并包扎患眼，嘱病人勿用手揉眼，防止角膜上皮损伤。

（2）做好职业防护指导，电焊工电焊时应戴防护面罩或眼镜，防止灼伤；在沙漠、海边、雪地作业或旅游时，注意配戴眼镜。

3

【应急程序】

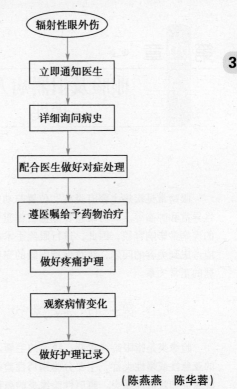

（陈燕燕　陈华蓉）

第四章

眼睑及泪器病人的护理

眼睑常见疾病主要有炎症、位置与功能异常、先天性异常和肿瘤等。因为眼睑在颜面占据重要位置，眼睑的疾病常影响容貌，因此，进行眼睑手术和外伤处理时应考虑到美容的问题，注意保持眼睑的完整性及其与眼球的正常关系。

第一节　睑缘炎

睑缘炎是指眼睑缘皮肤、睫毛的毛囊及其腺体组织的亚急性或慢性炎症，主要分为鳞屑性睑缘炎、溃疡性睑缘炎和眦部睑缘炎。鳞屑性睑缘炎的患部常可发现卵圆皮屑芽胞菌；溃疡性睑缘炎主要为金黄色葡萄球菌感染；眦部睑缘炎主要因莫-阿（Morax-Axenfeld）双杆菌感染引起。

【护理评估】

评价病人是否有屈光不正、视疲劳和营养不良等情况，了解病人平时的卫生习惯，最近有无文眼线，以及患病期间的用药史等。睑缘炎病人主要表现为眼睑的红、肿、热、痛、痒等症状。

1. 鳞屑性睑缘炎　睑缘充血、潮红，睫毛根部覆盖着头皮屑样的鳞屑，去除鳞屑后下面露出充血的睑缘，但无溃疡；睫毛容易脱落，但可再生；眼睛干痒、刺痛及烧灼感等。

2. 溃疡性睑缘炎　与鳞屑性睑缘炎相似，但症状更为严重。睑缘皮脂腺分泌较多，睫毛因皮脂腺结痂而凝成束状，睑缘有许多脓痂，清除痂皮后，可见到小脓疱和出血性小溃疡，睫毛容易脱落而不易再生，严重者可形成睫毛秃。有时睑缘溃疡结疤收缩而出现倒睫，睫毛刺激角膜，常因角膜溃疡而影响视力。

3. 眦部睑缘炎　主要发生于外眦部，外眦部睑缘及皮肤充血、肿胀，并有浸润糜烂，邻近结膜常伴有慢性炎症。

【治疗要点】

用生理盐水清洁睑缘，局部保持清洁，使用抗生素眼药水和眼药膏。眦部睑缘炎可选用 0.25% ~ 0.5% 硫酸锌滴眼液，并适当服用维生素 B_2。

【护理措施】

1. 协助医生寻找并去除睑缘炎的病因和各种诱因，及时治疗如屈光不正、慢性结膜炎及全身慢性病等。

2. 观察病人眼部分泌物情况，指导病人清洁睑缘方法，可用生理盐水棉签清洁，拭去鳞屑，清除脓液、脓痂。

3. 指导眼部用药方法，先清洁睑缘，再涂抗生素药膏，教会病人正确滴眼液或涂眼膏方法。通常在炎症消退后仍需用药 2 周，告知病人坚持用药的必要性，以防复发。

4. 健康指导　平时注意营养和体育锻炼，增强机体抵抗力；保持良好的用眼卫生，避免视疲劳，避免眼部化妆；保持大便通畅；避免烟酒等刺激性饮食。

第二节　睑腺炎

睑腺炎是常见的眼睑腺体的急性化脓性炎症，又称麦粒肿，多发生于儿童及青年。常由葡萄球菌，特别是金黄色葡萄球菌感染所致，临床上分为内、外睑腺炎。

4

若睑板腺感染，称为内睑腺炎；若系睫毛毛囊或其附属皮脂腺、汗腺感染，称为外睑腺炎。因眼睑皮肤较薄，皮下组织疏松，因而炎症时局部的充血、水肿反应显著。

【护理评估】

1. 了解病人有无糖尿病、睑缘炎等病史；评估病人眼睑肿痛时间、程度，有无发热、寒战，有无挤压或针挑，以及治疗经过；了解病人的用眼卫生情况。

2. 患侧眼睑可出现红、肿、热、痛等急性炎症表现，常伴同侧耳前淋巴结肿大。外睑腺炎的炎症反应集中于睫毛根部的睑缘处，红肿范围较弥散，脓点常溃破于皮肤面。内睑腺炎的炎症浸润常局限于睑板腺内，有硬结，疼痛和压痛程度均较外睑腺炎剧烈，病程较长，脓点常溃破于睑结膜面。

【治疗要点】

早期局部热敷，用抗生素眼药水或眼药膏；脓肿形成后切开排脓。

【护理措施】

1. 疼痛护理　仔细观察病人对疼痛的反应，耐心听取病人疼痛的主诉，解释疼痛的原因，给予支持与安慰，指导放松技巧。

2. 指导热敷　早期睑腺炎给予局部热敷，每次 10 ~ 15 分钟，每日 3 ~ 4 次。热敷可以促进血液循环，有助于炎症消散和疼痛减轻。热敷时应特别注意温度，以防烫伤。常用方法有汽热敷法、干热敷法、湿热敷法。详见第一部分第二章第五节眼部物理治疗操作。

3. 指导正确的滴用抗生素眼药水或涂用眼药膏的方法。

4. 掌握脓肿切开指征　脓肿成熟后如未溃破或引流排脓不畅者，应切开引流。外睑腺炎应在皮肤面切开，切口与睑缘平行，以减少瘢痕形成；内睑腺炎则在结膜面切开，切口与睑缘垂直，以免损伤过多的睑板腺管。

5. 合并糖尿病者，应积极控制血糖，按糖尿病常规护理。对顽固复发、抵抗力低下者，给予支持治疗，提高机体抵抗力。

6. 健康指导

（1）在脓肿未成熟前不宜切开，更不能挤压排脓。因为眼睑和面部的静脉无瓣膜，挤压脓肿可使感染扩散，导致眼睑蜂窝织炎，甚至海绵窦脓毒栓或败血症而危及生命。

（2）养成良好的卫生习惯，不用脏手或不洁手帕揉眼。

（3）告诉病人治疗原发病的重要性，如有慢性结膜炎、睑缘炎或屈光不正者，应及时治疗或矫正。

第三节　睑板腺囊肿

睑板腺囊肿是睑板腺特发性慢性非化脓性炎症，通常称为霰粒肿。睑板腺囊肿是常见的眼睑炎症，常见于青少年及中壮年，以上眼睑居多，可能与睑板腺分泌功能旺盛有关。

【护理评估】

1. 了解病人年龄、眼睑肿块发生的时间、部位，肿块大小，是否反复发作，治疗经过。

2. 睑板腺囊肿通常自觉症状不明显，较小的囊肿经仔细触摸才能发现，较大的囊肿可使眼睑皮肤隆起，表现为皮下圆形肿块，大小不一，触之不痛，与皮肤不粘连。如继发感染，临床表现与内睑腺炎相似。

【辅助检查】

对于反复发作或老年人睑板腺囊肿，应将切除标本送病理检查，以排除睑板腺癌的可能。

【治疗要点】

小而无症状的睑板腺囊肿无需治疗，待其自行吸收；较大的囊肿可行热敷，或向囊肿腔内注射抗生素和糖皮质激素促其吸收，如仍不消退，可行睑板腺囊肿刮除。继发感染者，先抗感染治疗，待炎症控制后再行睑板腺囊肿刮除。

【护理措施】

1. 小而无症状的睑板腺囊肿，注意观察病情变化，指导热敷护理（详见第一部分第四章第二节　睑腺炎）。

2. 按医嘱进行眼部或全身用药护理，先控制炎症，再行手术刮除囊肿。

3. 配合医生做好睑板腺囊肿刮除术

（1）按照外眼手术常规准备：滴抗生素眼液，查凝血功能，清洁面部皮肤，局部麻醉准备等。

（2）手术切口准备：外睑腺炎在皮肤面切开，切口与睑缘平行；内睑腺炎则在结膜面切开，切口与睑缘垂直。

（3）术后用手掌压迫眼部 10 ～ 15 分钟，观察局部有无出血、肿胀等。

（4）患眼术后涂抗生素眼膏，并用眼垫遮盖。

（5）反复发作的或老年人的睑板腺囊肿，应将标本送病理检查，以排除睑板腺癌。

4. 介绍术后用眼，嘱病人按时换药和门诊随访。一般术后次日眼部换药，涂抗生素眼膏，并用眼垫遮盖。

5. 健康指导

（1）青少年皮脂腺分泌旺盛者，平时应注意睑缘部的清洁，慎用眼药膏，以免阻塞腺体开口。

（2）养成良好的卫生习惯，不用脏手或不洁手帕揉眼。

（3）在脓肿未成熟前，切忌挤压或用针挑刺，以免细菌经眼静脉进入海绵窦，导致颅内、全身感染等严重并发症。

（4）告诉病人治疗原发病的重要性，如有慢性结膜炎、睑缘炎或屈光不正者，应及时治疗或矫正。合并糖尿病者，应积极控制血糖。

（5）饮食宜清淡，忌油腻、辛辣。多吃新鲜水果及蔬菜，保持大便通畅。

第四节 睑内翻与倒睫

睑内翻是指睑缘向眼球方向内卷的眼睑位置异常。倒睫是睫毛向后生长以致触及眼球的不正常状况。睑内翻常与倒睫并存。睑内翻分为瘢痕性睑内翻、痉挛性睑内翻和先天性睑内翻。

【护理评估】

1. 了解病人眼部疾病史，如沙眼、结膜炎和角膜炎等；有无眼化学外伤史；婴幼儿出生时有无睑内翻等。

2. 病人常见症状为眼痛、异物感、畏光、流泪、眼睑痉挛等。检查发现睑缘向眼球方向内卷，睫毛内翻，倒向眼球，刺激球结膜和角膜，导致结膜充血，角膜上皮脱落、溃疡、角膜新生血管形成及角膜瘢痕形成，并有不同程度的视力障碍。

【治疗要点】

根据倒睫情况选择治疗方法：

1. 拔除倒睫 如果倒睫只有 1～2 根，可用拔睫毛镊子拔除。

2. 电解倒睫 如果需要较彻底治疗，常选择电解方法破坏倒睫的毛囊。

3. 手术治疗 瘢痕性睑内翻必须手术，常用的术式有睑板部分切除、睑板切断术及缝线术。对于先天性睑内翻，随着年龄的增长，轻者可逐渐改善，不必手术；如患儿已 5～6 岁，仍有睫毛内翻、倒睫，可考虑行穹窿部-眼睑皮肤穿线手术。

4. 痉挛性睑内翻可先采用局部注射肉毒杆菌毒素治疗，无效时可手术切除松弛皮肤和切断部分眼轮匝肌纤维。

【护理措施】

1. 疼痛护理 及时去除疼痛原因。如仅有 1～2 根倒睫，可用镊子拔除，但会重新长出，需要再次拔除。或采用睫毛电解法，通过电解破坏倒睫的毛囊，减少倒睫睫毛的再生机会。

2. 非手术护理 如睑内翻症状明显，可用胶布法或缝线法在眼睑皮肤面牵引，使睑缘向外复位。遵医嘱给予抗生素眼药水滴眼，预防角膜炎发生。

3. 手术护理 大量倒睫和睑内翻者，遵医嘱做好手术矫正准备，按外眼手术常规护理，术后密切观察伤口有无红肿、渗出，询问有无疼痛情况。

4. 健康指导 向病人说明睑内翻与倒睫的危害性，应早期、积极和彻底配合医生治疗，先天性睑内翻应注意预防角膜感染的发生。

第五节 睑 外 翻

睑外翻是指睑缘向外翻转离开眼球，睑结膜不同程度的暴露在外。分为老年性睑外翻、瘢痕性睑外翻和麻痹性睑外翻。

【护理评估】

1. 了解眼部外伤史及神经系统疾病如面神经麻痹史。

2. 病人表现有溢泪、畏光、疼痛等症状；检查发现睑结膜不同程度的暴露在外，结膜充血、干燥、肥厚及角化；角膜上皮脱落、溃疡，角膜新生血管形成及角膜瘢痕形成，导致不同程度的视力障碍。

（1）瘢痕性睑外翻：多因眼部创伤、烧伤等引起眼睑皮肤瘢痕收缩。

（2）老年性睑外翻：由于下眼睑皮肤松弛及外眦韧带、眼轮匝肌纤维变性或松弛，使睑缘不能紧贴眼球所致。

（3）麻痹性睑外翻：由于面神经麻痹，眼轮匝肌失去张力，下睑因重力而下垂，导致睑外翻。

【治疗要点】

手术矫正睑外翻，恢复睑缘正常位置，及时消除睑结膜暴露。①瘢痕性睑外翻常用的手术方法是游离植皮，增加眼睑前层皮肤的垂直长度；②老年性睑外翻，常行睑板楔状切除睑缘缩短术；③麻痹性睑外翻应先去除麻痹原因，积极治疗面瘫。如睑外翻不能恢复，可选择外眦部睑缘缝合，以缩小睑裂。

【护理措施】

1. 心理护理　睑外翻病人因颜面仪容受损，常产生自卑感，护士应对病人心理状态进行评估，多与病人交谈，进行心理疏导，使其正确对待疾病，配合治疗。

2. 结膜暴露护理　指导病人滴用人工泪液或抗生素眼药水，或戴软性角膜接触镜，出门戴防风眼镜，以保护角膜，防止角膜炎症。

3. 向手术病人介绍手术目的、方法及手术病人配合要点，消除病人对手术的恐惧感。

4. 健康指导

（1）向病人说明睑外翻的危害，应早期积极治疗。

（2）保持眼部卫生，不用脏手或不洁毛巾揉眼。

（3）指导睑外翻的老年病人正确擦拭泪液的方法：用手帕由下眼睑往上揩，以免向下揩拭加重眼睑外翻。

第六节　上睑下垂

上睑下垂指由于提上睑肌和平滑肌的功能不全或丧失，导致上睑部分或全部下垂，即在向前方注视时上睑缘遮盖角膜超过 2mm，甚至部分或全部遮盖瞳孔而影响视力发育。常见病因有遗传性因素、先天性因素和获得性因素，如神经系统疾病等。

【护理评估】

1. 了解病人有无神经系统疾患和家族遗传史。先天性上睑下垂者多为双侧，出生时睑裂不能睁开到正常大小，伴有视力障碍及弱视，常有抬头仰视、皱额、耸肩等现象。

2. 获得性上睑下垂者多为单侧，伴有其他神经系统病变，如动眼神经麻痹可伴有其他眼外肌麻痹；上睑提肌损伤有外伤史；交感神经麻痹发生上睑下垂的同时，伴有同侧眼球后陷，瞳孔缩小，颜面潮红及无汗等症状，称为 Horner 综合征；重症肌无力所致的上睑下垂者，其特点为晨轻夜重，注射新斯的明后症状明显减轻。

3. 根据上睑下垂程度，可分为轻、中、重度。轻、中度上睑下垂，指上睑提肌尚有部分肌力；重度上睑下垂，则表示上睑提肌完全丧失功能，病人几乎不能睁眼。

【治疗要点】

先天性上睑下垂应尽早手术，防止弱视发生；获得性上睑下垂应首先进行病因治疗或药物治疗，无效时再考虑手术。常用手术方法有提上睑肌缩短术和额肌悬吊术。

【护理措施】

1. 心理护理　对悲观心理、社交障碍、社交孤立的病人，应耐心进行心理护理，鼓励病人表达思想，进行心理疏导，消除自卑心理。

2. 向病人或病人家长讲解安全防护措施，避免发生意外。

3. 按外眼手术护理。如果进行额肌悬吊术，需要剃除眉毛。

4. 术后加强病情观察，特别注意有无角膜暴露、眼睑闭合不全、穹窿部结膜脱垂等；保持局部创口干燥，避免对眼睑的揉擦和挤压。一般术后加压包扎 24 小时，术后 7 天拆线。

5. 对于获得性上睑下垂病人，护士应帮助病人寻求病因，以便对因治疗。

6. 健康指导　告知上睑下垂的危害。针对先天性上睑下垂患儿，要向患儿家长说明尽早治疗的重要性。

第七节　泪囊炎

泪囊炎是由于鼻泪管狭窄或阻塞，泪液滞留于泪囊内，引起细菌大量繁殖，导致感染。临床上可分为慢性泪囊炎、急性泪囊炎和新生儿泪囊炎。临床上以慢性泪囊炎较为常见，急性泪囊炎常因慢性泪囊炎急性发作而来。慢性泪囊炎多见于中老年女性。

【护理评估】

1. **慢性泪囊炎**　以溢泪为主要症状，检查发现结膜充血、内眦部位的皮肤浸渍、糜烂、粗糙肥厚及湿疹。泪囊区囊样隆起，用手指压迫或行泪道冲洗，有大量黏液脓性分泌物自泪小点流出。由于分泌物大量潴留，泪囊扩张，可形成泪囊黏液囊肿。

2. **急性泪囊炎**　患眼充血、流泪，有脓性分泌物；泪囊区皮肤红肿，触之坚实、剧痛，炎症可扩散到眼睑、鼻根及面颊部，甚至引起眶蜂窝织炎。严重时可伴畏寒、发热等全身症状。

3. **新生儿泪囊炎**　患儿出生6周左右出现溢泪和眼分泌物增多，挤压泪囊区有黏液或黄白色脓性分泌物自泪小点溢出，可伴有结膜充血。

【治疗要点】

1. **慢性泪囊炎的治疗**　关键是重建泪液引流路径，阻塞解除后炎症也自然消退，手术是主要治疗手段，常用手术方法是泪囊鼻腔吻合术。最近几年开展的鼻内镜下鼻腔泪囊造口术或鼻泪管支架置入术，可以达到消除泪溢症状，治疗慢性泪囊炎的目的。对于无法进行上述手术的病人可选择泪囊摘除术，以去除病灶，但泪溢症状仍然存在。

2. **急性泪囊炎的治疗**　主要是抗炎症治疗，局部、全身应用足量抗生素，待脓肿形成后，再做切开排脓或行手术治疗。

3. **新生儿泪囊炎的治疗**　应先行泪囊部按摩，无效者可行泪道冲洗或泪道探通。

【护理措施】

1. **慢性期护理**

（1）指导正确滴眼药：每次滴眼药前，先用手指按压泪囊区或行泪道冲洗，排空泪囊内的分泌物后，再滴抗生素眼药水，每日4~6次。

（2）冲洗泪道：选用生理盐水加抗生素行泪道冲洗，每周1~2次。

2. 经皮肤路径泪囊鼻腔吻合术围手术期护理

（1）术前护理：①向病人解释手术目的、意义及注意事项。泪囊鼻腔吻合术是通过人造骨孔使泪囊和中鼻道吻合，使泪液经吻合孔流入中鼻道。②术前 3 天滴用抗生素眼药水并行泪道冲洗。③术前 1 日用 1% 麻黄碱液滴鼻，以收缩鼻黏膜，利于引流及预防感染。

（2）术后护理：①术后病人置半坐卧位，术后 24 小时内可行面颊部冷敷，以减少出血及疼痛。②做好鼻腔护理：术后第 2 天开始给予 1% 麻黄碱液、雷诺考特喷雾剂等喷鼻，以收敛鼻腔黏膜，利于引流，达到消炎、止血，改善鼻腔通气功能的目的。注意鼻腔填塞物的正确位置，嘱病人勿牵拉填塞物、勿用力擤鼻及挖鼻腔，以防止填塞物松动或脱落而引起出血。③做好泪道护理：术后病人眼部滴用抗生素眼液，滴眼时，病人面部处于水平稍偏健眼位置，有利于药液聚集在患眼内眦部，从而被虹吸入泪道，增强伤口局部药物浓度，促进局部炎症的消退。④做好病情观察，部分病人术后短时间内鼻腔或口腔会出现少许血丝，为正常现象。若病人前鼻渗血量多，大量鲜血沿前鼻腔流出；或观察到病人出现频繁的吞咽动作，将分泌物吐到弯盘内，可见吐出物为鲜红的血性分泌物，说明病人发生了伤口活动性出血，要及时通知医生给予处理。⑤术后嘱病人注意保暖、防止感冒。术后当天进温凉饮食，多吃水果蔬菜，加强营养，忌食酸辣刺激性食物，禁烟、酒，忌喝浓茶、咖啡。

3. 急性期护理

（1）做好病情观察，观察泪囊区肿块红肿有无消退，颈部淋巴结有无肿胀，病人体温有无升高，做好降温处理。

（2）按医嘱应用有效抗生素，注意观察药物的不良反应。

（3）切忌泪道冲洗或泪道探通，以免感染扩散，引起眶蜂窝织炎。

（4）脓肿未形成前，切忌挤压，以免脓肿扩散。

（5）指导正确热敷和超短波物理治疗，以缓解疼痛，注意防止烫伤。

4. 新生儿泪囊炎护理要点 指导患儿母亲泪囊局部按摩方法：置患儿立位或侧卧位，用一手拇指自下睑眶下线内侧与眼球之间向下压迫，压迫数次后滴用抗生素眼水，每日进行 3~4 次，坚持数周，促使鼻泪管下端开放。操作时应注意不能让分泌物进入婴儿气管内。如果保守治疗无效，按医嘱做好泪道探通手术准备。

5. 积极治疗沙眼和鼻炎、鼻中隔偏曲等鼻部疾病，预防慢性泪囊炎的发生；积极治疗泪囊炎，可预防角膜炎和眼内炎等并发症的发生。

6. 健康指导 向病人解释及时治疗慢性泪囊炎及其他相关疾病的重要性，因慢性泪囊炎使结膜囊处于带菌状态，若眼外伤或眼部手术，极易引起化脓性感染，导致角膜炎、角膜溃疡和眼内炎。

（赵东兰）

第八节 泪道阻塞

泪道阻塞或狭窄是指泪道的各部位如泪小点、泪小管、泪总管、鼻泪管等，因先天或外伤、炎症、肿瘤和异物等因素引起管径狭窄、阻塞，泪液不能流入鼻腔而引起泪溢。多见于中老年人，常因功能性或器质性泪道阻塞造成泪溢，在刮风或寒冷气候时症状加重。

【护理评估】

泪道阻塞主要症状为泪溢。长期泪液浸渍，可引起慢性刺激性结膜炎、下睑和面颊部湿疹性皮炎、下睑外翻。

【辅助检查】

1. 荧光素钠染料试验 于双眼结膜囊内滴入 2% 荧光素钠溶液 1 滴，5 分钟后观察双眼泪膜中荧光素钠消退情况。在荧光素钠滴入 2 分钟后，①若用湿棉棒擦拭下鼻道见黄绿色，表明通畅；②如果一侧眼内荧光素钠保留较多，可能该侧泪道相对阻塞；③如果湿棉棒擦拭下鼻道没有变色，表明完全阻塞。

4

2. 泪道冲洗术　根据冲洗液体流向判断泪道阻塞部位（图1-4-1）：①冲洗无阻力，液体顺利进入鼻腔或咽部，表明泪道通畅；②冲洗液完全从注入原路返回，为泪小管阻塞；③冲洗液自下泪小点注入，液体由上泪小点反流，提示泪总管阻塞或鼻泪管阻塞；④冲洗有阻力，冲洗液部分流入鼻腔、部分反流，提示鼻泪管狭窄；⑤冲洗液自上泪小点反流，同时有黏液脓性分泌物，为

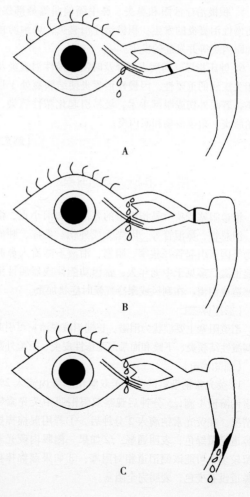

4

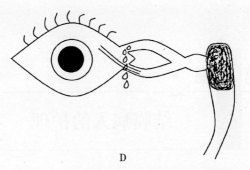

D

图1-4-1　泪道冲洗及常见泪道阻塞部位判断
A. 泪小管阻塞　B. 泪总管阻塞
C. 鼻泪管狭窄　D. 慢性泪囊炎

慢性泪囊炎。

3. X 线碘油造影　确定阻塞部位及评估泪囊大小。

【治疗要点】

1. 泪点狭窄、闭塞　选用泪点扩张器扩大泪小点。

2. 泪小管阻塞　可试用泪道留置硅管；或行 YAG 激光治疗。

【护理措施】

1. 帮助病人查找泪溢的原因，检查阻塞的部位和阻塞程度。

2. 进行泪道冲洗术，可根据液体流向判断泪道阻塞部位。

3. 术前做好心理疏导，介绍手术目的、手术方式、经过，给予安慰和鼓励，消除其紧张、焦虑心理。

4. 术后密切观察病人有无眼睑肿胀、眶周淤血，观察病人泪溢情况有无减轻或消失。

5. 健康指导

（1）泪道内留置硅管的病人，应嘱其不要用力揉眼、牵拉泪管，以免硅管脱落。

（2）向病人说明治疗原发病的重要性，积极治疗原发病。

（施颖辉）

第五章

结膜病人的护理

结膜是一层半透明的黏膜组织，是全身最薄的黏膜之一，覆盖于眼睑后面和眼球前面。由睑结膜、球结膜和穹窿结膜三部分组成。其表面大部分暴露在外界环境中，容易受到各种病原微生物侵袭和理化因素的刺激。结膜自身具有一定的防御能力，但当这些防御能力减弱或外界致病因素增强时，可引起结膜组织发生急性或慢性的炎症，统称为结膜炎。结膜炎是最常见的眼病之一。结膜炎没有统一的分类，可根据发病快慢、病程长短、致病因素和结膜对病变反应的形态等进行综合分类。根据结膜炎的致病原因可以分为微生物性和非微生物性两大类。微生物性因素是最常见的原因，主要是细菌、病毒感染。非微生物性因素主要是理化刺激。物理因素包括风沙、灰尘、烟雾、紫外线、红外线等；化学因素包括酸、碱、有毒气体、药物等。

第一节 急性细菌性结膜炎

正常情况下结膜囊内存有细菌，通过释放抗生素样物质和代谢产物，减少其他致病菌的侵袭。当致病菌的毒力强于宿主或宿主自身防御能力减弱时，即可发生感染。常见致病菌为表皮葡萄球菌和金黄色葡萄球菌，还有革兰氏阴性和阳性球菌、流感嗜血杆菌等。急性细菌性结膜炎是一种春秋季多见的结膜炎，俗名"红眼病"，急性期具有很强的传染性，可以散发或暴发流行。

【护理评估】

了解有无传染性眼病接触史，观察病人的结膜充血和分泌物的形状，视力有无下降。

细菌性结膜炎按发病快慢可分为超急性（24小时内）、急性或亚急性（几小时至数天）、慢性（数天至数周）。

1. 急性细菌性结膜炎病人均有不同程度的结膜充血，即红眼、异物感和烧灼感、畏光、睑结膜滤泡、乳头增生，结膜囊脓性或黏液脓性分泌物。潜伏期 1～3天。

2. 淋球菌或脑膜炎双球菌引起的超急性细菌性结膜炎，病情进展迅速，结膜充血、水肿，并伴有大量的脓性分泌物，晨起睁眼困难。部分病人短期内可引起角膜混浊、浸润，甚至角膜溃疡。若治疗不及时，可发生角膜穿孔，严重威胁视力。

急性细菌性结膜炎因发病急，结膜高度充血、水肿和大量分泌物，常影响病人的外观。护士应了解病人对外观的担心程度。如果病人被实行接触性隔离，是否有心理状态的改变，产生焦虑、孤独、自卑的心理（尤其是淋球菌性结膜炎的病人）。了解病人和家属的文化水平和接受能力，对疾病和治疗方案的了解和接受程度。

【辅助检查】

1. 裂隙灯显微镜检查　主要检查眼部充血情况，明确是结膜充血、睫状充血，还是混合充血；仔细观察角膜上皮有无浸润，病变是否累及角膜；观察结膜有无滤泡或乳头增生。

2. 结膜囊分泌物涂片或结膜刮片　细菌学检查可协助诊断。

5

【治疗要点】

1. 轻度的细菌性结膜炎具有自限性，一般不需要用药。

2. 治疗　以局部治疗为主，主要选择广谱抗生素眼液滴眼，如妥布霉素眼液、氧氟沙星眼液，疗程 5~7 天。根据病情轻重，每隔 2~3 小时或 1 小时一次，甚至 30 分钟一次；夜间涂抗生素眼膏，防止眼睑黏附在一起，同时使药物在结膜囊内保留较长时间。如并发角膜炎时，应按角膜炎处理。

3. 淋球菌性结膜炎应尽早采取积极有效的治疗方法，全身和局部抗感染，预防角膜穿孔的发生。常选用青霉素、头孢曲松和头孢噻肟。

【护理措施】

1. 严密观察　注意角膜刺激征或角膜溃疡症状，眼部分泌物性质。

2. 结膜囊冲洗　脓性分泌物多时，可用生理盐水或 3% 硼酸溶液冲洗结膜囊，既可以清除结膜囊的致病菌也可以减轻病人的不适。淋球菌性结膜炎选用 1:5000 的青霉素溶液。冲洗时头偏向患侧，以免冲洗液流入对侧眼。为淋球菌病人进行冲洗时，操作者应注意自身防护，避免冲洗液溅入眼睛。

3. 用药护理　根据医嘱用药，急性期每 15~30 分钟滴眼一次，夜间涂抗生素眼膏。根据病情轻重调整用药间隔时间和疗程。分泌物多时应先用消毒棉签清除后再滴药。

4. 严禁患眼包扎　敷料遮盖后不利于眼部分泌物的引流，因局部温度升高可致细菌滋生繁殖而加重病情。

5. 健康指导

（1）外出时可戴太阳镜，避免光线的刺激。

（2）夜间分泌物多时，取患侧卧位休息，以免患眼分泌物流入健眼引起交叉感染。

（3）本病为接触传染，急性期应：①注意勤洗手和个人卫生，用流动水洗脸或每次洗脸后将毛巾煮沸消毒；

②严禁到游泳池游泳和公共浴池洗澡；③接触病人前后要洗手，用过的器具进行严格消毒，裂隙灯应用消毒液擦拭；④行眼部检查时，先查健眼再查患眼；⑤最好实行一眼一瓶眼液，避免发生交叉感染；⑥向病人和家属宣传，家属成员实行一人一盆一巾；⑦对于淋球菌性尿道炎病人，应使其了解该病的传染性及后果，积极治疗尿道炎。

第二节　病毒性结膜炎

病毒性结膜炎是一种常见的结膜炎，传染性极强，是可暴发流行的病毒感染性眼病，又称为流行性出血性结膜炎，可有多种病毒引起，常见病毒包括腺病毒、单纯疱疹病毒、肠道病毒 70 型等，是国家法定的眼科传染病。

【护理评估】

1. 了解有无传染性眼病接触史，评估结膜充血、水肿情况；结膜下出血的程度；分泌物的性质及形状；有无眼痛、畏光、流泪及视力下降；是否有耳前淋巴结肿大或发热及全身酸痛等表现。

2. 腺病毒所致结膜炎的主要症状是异物感、痒、痛、畏光、流泪，水样黏液性分泌物；眼部体征是结膜充血、水肿，睑结膜及穹窿部有较多滤泡，结膜下点状或片状出血，以及膜/假膜形成，耳前淋巴结肿大，发病 1～2 周后结膜炎症逐渐消退，出现角膜下上皮浸润。

3. 单纯疱疹病毒所致结膜炎主要表现为异物感及疼痛，少有痒感；单侧结膜充血、水样分泌物、结膜滤泡反应，可触及耳前淋巴结。在临床诊断时，需注意与急性细菌性结膜炎相鉴别（表 1-5-1），便于指导临床用药。

护士应评估病人被实行接触性隔离后的心理状态，对疾病的认知和接受程度等。

表 1-5-1 不同类型急性结膜炎的临床表现

类型 鉴别要点	细菌性 结膜炎	流行性出 血性结膜炎	淋菌性 结膜炎
病原体	肺炎双球菌	腺病毒	淋病双球菌
传染途径	接触传染	接触传染	接触传染
潜伏期	1~3 天	5~7 天	10 小时~3 天
分泌物	脓性或黏 液脓性	水样分 泌物	大量脓性 分泌物
假膜	无	有	有
角膜浸润	边缘可 有浸润	点状角膜炎、 上皮下和浅 层基质层浸润	严重时可 致角膜溃疡、 穿孔
耳前淋巴 结肿大	无	有	有

【辅助检查】

1. 裂隙灯显微镜检查 除了结膜充血、水肿和结膜下出血以外，检查有无结膜滤泡、真膜/假膜形成、角膜浸润等表现。

2. 结膜囊分泌物涂片 细胞学检查单核细胞增多；病毒分离或聚合酶链反应（PCR）检测，以及血清学检查可协助病毒分型。

【治疗要点】

1. 本病具有自限性，没有特效药物，以局部治疗为主。

（1）眼部给药如人工泪液、局部抗组胺药物或冷敷可以减轻症状。

（2）如有假膜形成，可以轻轻剥除，有利于增强药物疗效，改善症状。

（3）抗病毒治疗：使用 0.1% 利巴韦林眼液、阿昔洛韦眼液、更昔洛韦眼液滴眼，夜间涂更昔洛韦凝胶。

（4）局部糖皮质激素：当结膜炎严重时，可考虑局部滴激素眼液，可减轻局部症状。应注意使用激素可使病毒消失的时间延长。

2. 全身治疗　口服阿昔洛韦直到病情缓解，通常不超过1周。

【护理措施】

1. 疼痛护理　向病人解释疼痛的原因及疾病发展过程，解除顾虑；局部冷敷减轻疼痛；提醒病人不要揉眼，避免角膜上皮损伤范围扩大。

2. 用药护理　指导病人正确的滴眼液方法，滴多种眼液时注意应间隔3～5分钟，以保证用药效果；滴激素眼液时注意观察角膜上皮的愈合情况以及局部炎症反应是否减轻；分泌物较多时，应先清理分泌物再给药。

3. 心理护理　因结膜充血或结膜出血，持续时间较长，容易导致病人出现紧张及恐惧心理，应及时解释，缓解病人的紧张情绪。

4. 健康指导

（1）提醒病人严格注意个人卫生，勤洗手，尽量不要触摸公共设施或到公共场所。

（2）滴眼液时先滴健眼再滴患眼，眼液前端不要触及眼睑和睫毛，以免逆行污染眼液。

（3）急性期病人应自我隔离，避免传染，防止流行。

（4）如系住院病人的检查可放在其他病人检查结束后进行，凡是接触过病人的器具要进行消毒处理，防止交叉感染。

（5）医护人员应提高手卫生依从性，接触病人后必须洗手，不能用速干手消毒液擦拭代替洗手。

第三节　免疫性结膜炎

免疫性结膜炎又称变态反应性结膜炎，是因结膜对外界过敏原的一种超敏性免疫反应，是最常见的过敏性眼表疾病之一。结膜暴露在空气中，容易与花粉、尘埃、动物羽毛等接触，也可能因药物或眼部化妆品的使用而使结膜组织发生过敏反应。免疫性结膜炎是眼对外界过敏原的一种超敏性免疫反应，主要有春季角结膜炎、季节性过敏性结膜炎、常年过敏性结膜炎、巨乳头性结膜炎以及泡性结膜炎等。

5

【护理评估】

了解有无过敏原接触史及季节性发作史。最常见的过敏原有花粉、油漆、湿冷空气、尘螨、动物皮毛，以及化妆品、药物、角膜接触镜等。

1. **春季角结膜炎** 又名春季卡他性结膜炎，通常认为与对花粉敏感有关，可表现为季节性反复发作，春暖花开时发病，秋末天寒时症状消失，常侵犯双眼，特点是眼部奇痒。眼部体征是上睑结膜巨大乳头呈铺路石样排列（图1-5-1）。

2. **季节性过敏性结膜炎** 是眼部过敏疾病最常见的类型，其过敏原主要为植物的花粉。该病的主要特征是季节性发作，最常见的症状为眼痒，高温环境下症状加重。主要体征为结膜充血及非特异性睑结膜乳头增生。许多病人有过敏性鼻炎及支气管哮喘病史。

3. **常年性过敏性结膜炎** 少见，过敏原通常为房屋粉尘、虫螨、动物的皮毛、棉麻及羽毛等。临床表现与季节性过敏性结膜炎相似。由于抗原常年均有，所以其症状持续存在。

4. **巨乳头性结膜炎** 多见于戴角膜接触镜或义眼的病人，为机械性刺激与超敏反应共同作用的结果。病人首先表现为接触镜不耐受及眼痒、异物感和分泌物增多。眼部体征早期表现为上睑结膜轻度的乳头增生，乳头逐渐增大，最终变为巨乳头。

免疫性结膜炎常因季节性的反复发作而影响病人的学习、工作和生活，容易产生焦虑和厌烦的心理。护士应了解病人的心理状态，以及对疾病的认识。还应评估病人的生活环境，有无过敏原等。

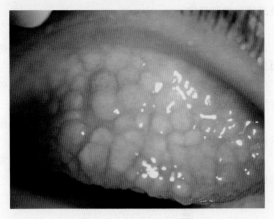

图 1-5-1　睑结膜巨大乳头

【辅助检查】

1. 结膜刮片或分泌物涂片有大量嗜酸性粒细胞。

2. 条件允许可行过敏原检测，但检出率较低。

【治疗要点】

1. 立即停止接触过敏原。

2. 局部抗组胺药滴眼　富马酸依美斯汀（埃美丁）滴眼，2 次/日。

3. 肥大细胞稳定剂滴眼　色甘酸钠眼液滴眼，4 次/日；奥洛他定（帕坦洛）眼液滴眼，2 次/日。

4. 必要时可局部糖皮质激素治疗。

5. 人工泪液　稀释过敏原。

【护理措施】

1. 积极寻找致病原，给予脱敏治疗。

2. 遵医嘱使用抗组胺药物、肥大细胞稳定剂、激素及人工泪液，不能随意停药，不宜长期使用激素眼液。

3. 戴护目镜　减少与花粉、光线的接触与刺激。

4. 心理安慰　因眼部奇痒，反复发作，对病人的生活、工作带来困扰，易滋生烦躁、焦虑心理，向病人解释致病原因及转归，给予有效的药物治疗及时缓解症状，使情绪放松和稳定。

5. 健康指导

（1）嘱咐病人注意用药后的效果，眼痒症状是否缓解或消失。

（2）指导病人加强自身营养，提高身体素质，改善生活和工作环境，避免与过敏原接触。

（3）饮食指导：不宜食用鱼、虾、蟹等易过敏食物。

（4）预防指导：根据发病的季节性和规律性，在发病前1个月提早使用抗组胺药物和肥大细胞稳定剂。

第四节　沙　眼

沙眼是由沙眼衣原体引起的一种慢性传染性结膜角膜炎，因其在睑结膜面形成粗糙不平的外观，形似"沙粒"而得名。感染率和严重程度同当地的居住条件以及个人卫生习惯密切相关。20 世纪 50 年代以前该病曾在我国广泛流行，是当时致盲的首要原因。随着生活水平的提高，卫生常识的普及和医疗条件的改善，其发病率明显降低。但在贫困地区，此病仍然是致盲眼病之一。沙眼为双眼发病，通过直接接触或污染物间接传播，节肢昆虫也是传播媒介。沙眼的急性期较瘢痕期更具传染性。易感危险因素包括不良的卫生条件、营养不良、酷热或沙尘气候。

【护理评估】

了解病人的生活工作环境及卫生情况，有无沙眼接触史。

沙眼多发生于儿童及青少年时期，常双眼发病，起病缓慢，潜伏期 5~14 天。急性期的表现是异物感、畏光、流泪，很多黏液或黏液性分泌物，上穹隆部和上睑结膜血管模糊、充血；眼睑红肿，有滤泡形成，睑结膜乳头增生而致粗糙不平（图 1-5-2）。数周后急性症状消退，进入慢性期。慢性期症状不明显，若有角膜并发症，可出现不同程度视力下降及角膜炎症表现。可因反复感染，病程迁延数年至十多年，病变主要累及上穹隆及睑板上缘结膜，可出现角膜血管翳及睑结膜瘢痕特有体征（图1-5-3）。重症沙眼可发生上睑下垂与睑球粘连、睑内翻及倒睫、慢性泪囊炎、结膜角膜干燥症、角膜混浊等严重并发症及后遗症。

　　护士要评估病人的心理状况。沙眼病程迁延、反复发作，病人的心理变化比较复杂，护士要关注病人的心理动态。

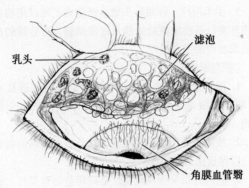

图1-5-2　睑结膜滤泡和乳头

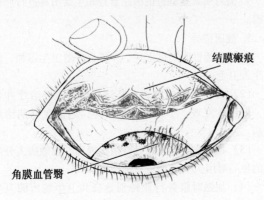

图1-5-3　结膜瘢痕、角膜血管翳

【辅助检查】

1. 结膜刮片可查见沙眼包涵体。

2. 应用荧光抗体染色法或酶联免疫法。

【治疗要点】

1. 局部用药　0.1%利福平眼液，0.3 氧氟沙星眼液，0.5%金霉素眼膏、红霉素眼膏或四环素眼膏，持续用药 1～3 个月。重症者需要半年以上。

2. 全身治疗　急性期或严重的沙眼，除局部滴用药物外，成人可口服阿奇霉素、螺旋霉素、红霉素。应注意药物的副作用，儿童、孕妇禁用。

3. 手术治疗　沙眼乳头增生严重者，可以用棉签蘸取四环素行药物摩擦睑结膜及穹窿结膜。对沙眼的后遗症采取相应的手术治疗。

【护理措施】

1. 保持患眼清洁，分泌物多时，可用生理盐水或 3% 硼酸溶液冲洗结膜囊。注意健眼的保护，头偏向患侧。

2. 按医嘱滴用抗生素眼液，教会病人正确的滴药方法，以保证用药效果。

3. 向病人反复强调规范、坚持用药的重要性，提高其依从性。

4. 需对病人接触过的医疗器具和生活用具进行严格消毒。

5. 健康指导

（1）宣传沙眼的危害性，养成良好的卫生习惯，注重个人卫生。

（2）重视沙眼的防治，坚持用药；积极治疗并发症，做到早发现、早诊断、早治疗，尽量在早期治愈疾病。

（3）指导病人和家属做好消毒隔离，接触病人分泌物的物品可用75%乙醇或煮沸消毒。

（4）加强对服务行业特别是公共卫生场所的卫生监管。

第五节　翼状胬肉

翼状胬肉是常见的变性结膜病，为睑裂区肥厚的球结膜及其下方的纤维血管组织，呈三角形向角膜浸入，形态似翼状，因而得名。它可能与结膜慢性炎症、风沙、紫外线等刺激关系密切，或与遗传也有关。常双眼发病，多见于鼻侧。

【护理评估】

了解病人有无长期户外工作经历，有无慢性结膜炎和睑裂斑病史。

早期一般没有明显症状，或仅有轻度刺激症状如异物感。若胬肉伸展至角膜时，可因牵扯而引起角膜散光，侵及瞳孔区则影响视力，严重时可引起眼球运动障碍。临床体征初期为球结膜充血肥厚，以后逐渐发展成三角形血管纤维组织，分为头（三角形尖端）、颈（角膜缘部）、体（球结膜上）3个部分（图1-5-4）。根据病变进展分为进行期与静止期。进行期胬肉充血明显，组织肥厚，头部前端朝角膜浸润，病变迅速向角膜中央进展。在静止期，胬肉薄而不充血，颈部和体部血管收缩纤细。

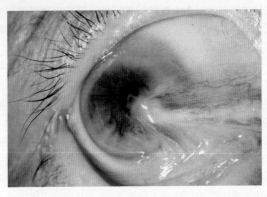

图1-5-4　翼状胬肉

翼状胬肉可影响外观和导致不适，病人可能出现焦虑、烦闷的不良情绪，护士应关注病人的心理变化，评估病人及家属对该病的认知程度。

【辅助检查】

1. 裂隙灯检查睑裂区呈翼状的纤维血管组织浸入角膜即可诊断。

2. 注意与睑裂斑和假性胬肉鉴别。

【治疗要点】

1. 静止期　处于静止期的翼状胬肉无不适，不需要治疗。

2. 进行期　胬肉组织充血，且为进行者，或胬肉发展可能危及视轴时，可手术治疗，但容易复发，术中可用丝裂霉素 C 抗复发治疗。常用的手术方法有：①胬肉切除合并结膜瓣移植术；②胬肉切除联合自体角膜缘干细胞移植及羊膜移植术（复发率低）；③角膜部分板层移植术；④翼状胬肉头部转移法。

【护理措施】

1. 病情观察　对于小而静止期的胬肉，无需治疗，护士应做好病情解释工作，并嘱咐病人观察胬肉是否有充血、长大等病情变化，定期复查。

2. 用药护理　护士应指导病人正确用药，不可自行减量或停药。对于为缓解眼部充血、刺激症状而使用激素类药物的病人，应强调 1~2 周内复诊，检查炎症和眼压，并逐渐减量和停用激素。

3. 手术护理　术前向病人及家属介绍手术的相关知识、目的和必要性，以及术前准备的意义。消除病人的顾虑和焦虑。术后嘱病人注意眼部卫生，定期复查，观察是否有胬肉复发。

4. 健康指导　指导病人加强自我防护：①户外运动时戴太阳镜，避免紫外线、灰尘、风沙等刺激；②积极治疗慢性结膜炎；③指导病人复查：无症状病人 1~2 年随诊 1 次，手术切除病人应在 3~6 个月随诊 1 次。

第六节 角结膜干燥症

角结膜干燥症又称干眼、眼干燥症、干燥综合征，是泪膜和眼表的多因素疾病，是目前最常见的眼表疾病。其能引起不适、视觉障碍和泪膜不稳定，可能损害眼球表面。大多数学者认为仅有角结膜干燥症状，没有相应的体征和局部及全身病变者称为眼干燥症；有症状和体征者称为角结膜干燥症；同时合并全身免疫系统疾病者称为干燥综合征。国内小型流行病学调查结果显示，在40岁以上的人群中本病发病率为25%~54%，发病率在不同地区和国家有较大差异。

【护理评估】

了解病人有无眼外伤史，眼表疾病和手术史；有无先天性无泪症、干燥综合征和类风湿关节炎等病史。

角结膜干燥症临床上可以分为两大类：一类是水液缺乏性干眼；另一类为蒸发过快性干眼。两种类型的干眼致病因素有各自的特点。水液缺乏性干眼的主要致病因素是系统性炎症性病变如干燥综合征、类风湿关节炎、泪腺的炎症、神经麻痹和泪液排泄管的瘢痕性病变；蒸发过快性干眼主要是睑板病变、眼表的病变导致结膜杯状细胞的损害，视频终端综合征导致瞬目异常。

角结膜干燥症最为常见的临床症状是眼部的干涩、眼痒、畏光、视疲劳、异物感。另外还有功能性视力下降，烧灼感以及对烟尘耐受性明显下降等眼部诸多不适。老年女性多见。眼部体征可见结膜充血、增厚失去光泽、泪河高度变窄或完全中断，角膜上皮点状脱落，严重的病人甚至出现角膜溃疡、穿孔，形成角膜白斑而严重影响视力。

角结膜干燥症是慢性眼病，需要长期用药，病人容易产生视觉疲劳，影响工作、学习和生活。护士应评估病人的心理状况，了解有无焦虑、厌烦情绪以及应对方法。

【辅助检查】

1. 泪膜破裂时间 评估泪膜的稳定性，时间缩短，小于 10 秒。

2. 泪膜分泌量检查 如 Schirmer Ⅰ 实验异常，泪液滤纸的湿润长度小于 5mm。

3. 泪河高度检查 泪河高度低。

4. 荧光素染色检查 角膜上皮点状脱落。

5. 实验室检查 发现渗透压增高或乳铁蛋白下降。

【治疗要点】

积极去除诱因，对症治疗和预防感染。

1. 去除诱因 减少在空调环境中的时间，避免过度用眼和长期使用视频产品，注意药物对泪液分泌量和泪膜稳定性的影响。

2. 药物治疗

（1）人工泪液替代治疗：使用不含防腐剂的人工泪液，如羟甲纤维素、羧甲基纤维素、透明质酸等。

（2）促进泪液分泌：毛果芸香碱或溴己新可以促进泪液分泌。

3. 减少泪液蒸发 泪小点栓塞治疗和建立人工湿房。

4. 手术治疗 主要用于对药物治疗无效的严重干眼症。如睑缘缝合，自体颌下腺移植。

【护理措施】

1. 用药护理 指导病人正确的滴眼液方法及注意事项；鼓励病人坚持使用不含防腐剂的人工泪液；尽可能避免服用可减少泪液分泌的药物，如降血压药（普萘洛尔、利血平）、抗抑郁药、抗组胺药等，在专科医生的指导下合理用药。

2. 心理护理 角结膜干燥症是慢性眼病，长期眼部不适和用药，病人可能会出现焦虑、烦闷等不适，应向病人耐心解释该病的病因、治疗经过、坚持治疗的重要性，取得病人的配合，增加治疗信心。

3. 健康指导

（1）人工泪液不含有防腐剂，应注意药物的保存，尽量放置在干净、通风处；不要用手触摸瓶口的前端、滴眼液时不要触及到眼睑及睫毛以免逆行污染眼液，尽量使用小剂量或单剂量包装的人工泪液。

（2）改变长时间使用视频产品的习惯。

（3）减少在空调环境中停留的时间。

（4）做好病情观察，如出现眼痛、视力下降时，疑为角膜损伤或感染，应及时就医。

 知识拓展

结膜炎的常见体征

结膜炎是最常见的眼科疾病之一，病人眼红、分泌物增加，影响日常生活、工作和学习。结膜炎的症状包括异物感、烧灼感、痒、畏光、流泪。重要的体征包括结膜充血、水肿、渗出物、乳头增生、滤泡、假膜和真膜、肉芽肿、耳前淋巴结肿大等。

1. 结膜充血　可由多种因素引起，包括感染、化学系烟雾、紫外线辐射、长期局部用药等，是急性结膜炎的常见体征。结膜充血的特点是表层血管充血，以穹窿部明显，这些表层血管可随球结膜机械移动而移动，局部滴用肾上腺素溶液后充血消失。

2. 结膜分泌物　各种急性结膜炎共有的体征，分泌物可分为脓性、黏液脓性或浆液性。最常引起脓性分泌物的是淋球菌和脑膜炎球菌，其他致病菌通常引起黏液脓性分泌物。过敏性结膜炎分泌物呈黏稠丝状；病毒性结膜炎的分泌物呈水样或浆液性。

3. 乳头增生　结膜炎症的一种非特异性体征。多见于睑结膜，外观扁平，乳头较小时，呈天鹅绒样外观。乳头由增生肥大的上皮层皱叠或隆凸而成，裂隙灯下可见中心有扩张的毛细血管达到顶端，并呈轮辐样散开。上睑结膜乳头主要见于春季结膜炎和结膜对异物（接触镜、缝线）的刺激反应。

4. 滤泡形成　由淋巴细胞反应引起，呈外观光滑、半透明隆起的结膜改变。滤泡散在分布，常发生于上睑结膜和下穹窿结膜。和乳头不同，滤泡中央无血管、血管从周边基底部向顶部逐渐消失。滤泡的鉴别非常重要，是某些结膜炎的相对特异的炎症反应体征。

5. **真膜和假膜**　某些病原体感染可引起真膜或假膜，由脱落的结膜上皮细胞、白细胞、病原体和富含纤维素的渗出物混合形成。真膜是严重炎症反应渗出物在结膜表面凝结而成，累及整个上皮，强行剥除后创面粗糙，易出血；假膜是上皮表面的凝结物，去除后上皮仍保持完整。腺病毒结膜炎是膜形成的最常见原因。

（曾继红）

5

第六章

角膜病人的护理

角膜病是我国主要的致盲眼病之一。角膜疾病主要有炎症、外伤、先天性异常、营养不良和肿瘤等。其中感染性角膜炎症最为常见。除极少数细菌（淋球菌、脑膜炎球菌）能直接感染角膜外，其他病原菌则需要在角膜局部防御机制被破坏或机体抵抗力下降时才致病。角膜上皮是抵御病原微生物侵袭的第一道屏障，如果角膜上皮受伤，容易发生微生物感染。根据致病因素可以分为细菌性角膜炎、真菌性角膜炎和单纯疱疹病毒性角膜炎。角膜炎的病因虽然不同，但具有基本类似的病理变化过程，可分为浸润期、溃疡形成期、溃疡消退期和愈合期。细菌性角膜炎又称细菌性角膜溃疡，是眼科常见的致盲性眼病之一。细菌性角膜炎以男性多见，青壮年病人占85%。

第一节　细菌性角膜炎

细菌性角膜炎是由于细菌感染所致的角膜上皮缺损及缺损区下角膜基质坏死的化脓性炎症，又称细菌性角膜溃疡。病情危重，发展迅速，感染如未及时控制，可发生角膜溃疡、穿孔，甚至眼内感染，最终眼球萎缩。常见致病菌包括葡萄球菌、链球菌、假单胞菌等，而角膜划伤、角膜异物剔除术后、倒睫、角膜接触镜、干眼状态、泪道阻塞、其他角膜病变状态、糖尿病、全身使用免疫抑制剂等因素，可通过破坏角膜上皮屏障、减弱抵抗力、或促进细菌黏附在角膜上，从而导致细菌性角膜炎的发生。

【护理评估】

了解病人有无角膜外伤史、角膜接触镜配戴史、角膜异物剔除史；有无慢性泪囊炎、眼睑位置异常；有无营养不良、糖尿病史；有无长期使用激素或免疫抑制剂以及发病以来的用药情况。

评估细菌性角膜炎的严重程度和病程与感染的细菌种类、感染的持续时间，以及病人的基本状态等。细菌性角膜炎起病急，常在出现诱因后24~48小时发病，主要表现为眼红、眼痛、畏光、流泪、眼睑痉挛和视力障碍，伴较多脓性分泌物。

眼部体征是眼睑及球结膜水肿、睫状充血或混合充血。角膜灰白色浸润、水肿、溃疡形成，前房积脓。铜绿假单胞菌所致的细菌性角膜炎因细菌的外毒素和内毒素的共同作用，病人有剧烈的眼痛，重度结膜充血和水肿。角膜病变发展迅速，病情较危重。早期有淡绿色脓性分泌物，短期内形成广泛的角膜浸润和坏死变薄，伴大量前房积脓，可在1周内导致角膜穿孔、眼内容物脱出甚至眼内炎，即使感染控制也会形成角膜瘢痕而严重影响视力和外观。

病人可因眼痛、畏光、流泪、视力下降等不适而烦躁不安，以及对疾病的发生发展和转归缺乏了解，容易产生焦虑、悲观、情绪低落等心理。护士应评估病人的心理状况，关注病人的心理动态以及社会支持系统对病人的影响。

【辅助检查】

1. 角膜溃疡边缘刮片镜检可发现致病菌。

2. 微生物培养、药物敏感试验可进一步明确病因或指导临床用药。

【治疗要点】

积极去除病因、控制感染、促进溃疡愈合、减少瘢痕形成，预防和治疗并发症。

1. 去除病因　治疗慢性泪囊炎、倒睫、及时正确的剔除角膜异物。

2. 药物治疗　一旦发现，立即给予积极治疗。在未能明确致病菌时，尽快采用广谱、高效抗生素治疗，然后根据细菌培养和药物敏感试验选择敏感的抗生素。局部使用抗生素是治疗细菌性角膜溃疡最直接最有效的途径。

3. 手术治疗　对于病情进展迅速可能导致或已经导致角膜穿孔的病人，可行结膜瓣遮盖或治疗性角膜移植术。

4. 后遗症治疗　疾病后期针对角膜瘢痕进行增视性角膜移植。

【护理措施】

1. 常规护理

（1）接触隔离：严禁与内眼手术病人同住一室，可进行单间隔离、集中隔离或床旁隔离。个人物品与眼液专人专用，用过的敷料进行焚烧，眼部检查放在所有病人检查完毕后进行，并对使用过的裂隙灯显微镜进行擦拭消毒。铜绿假单胞菌感染按照多重耐药菌实施管理：在病床悬挂接触隔离标识；在病历夹和病人腕带上贴上隔离标识；病人所用过的生活垃圾按照医用垃圾处置；每天早、中、晚三次用含氯溶液擦拭病床和床旁物品；每日用三氧机进行病房空气消毒；出院后对床单元行终末处置。

（2）加强生活护理，对生活不能自理的病人提供帮助。

（3）为病人提供安静、清洁、舒适的休养环境，且光线宜暗，避免光线刺激，减轻畏光、流泪等症状。

2. 心理护理　细菌性角膜炎因局部症状重、视力下降明显、愈合慢，病人可能会对治疗丧失信心。鼓励病人表达自己的感受，及时给予心理安慰和疏导，增强治疗的信心。

3. 用药护理　急性期强化给药频率，频繁滴眼，可5~10分钟滴药一次。眼药膏和凝胶可以延长药物在结膜囊的停留时间，发挥持续治疗作用，适合夜间和配合较差的儿童病人使用。滴药时动作轻柔，方法正确，不要向眼球施压，以免角膜溃疡穿孔。应严格按照医嘱用药并注意观察药物作用。

4. 安全管理　嘱咐病人避免剧烈运动，减少户外活动，勿用手擦眼球，勿用力咳嗽及打喷嚏，防止角膜溃疡穿孔。

5. 病情观察　严密观察病人的视力，结膜充血及角膜病灶的变化，注意有无角膜溃疡穿孔的表现。角膜溃疡穿孔时可出现眼压下降、前房变浅或消失、疼痛减轻等症状。

6. 手术护理　见本章"第四节　角膜移植手术的护理"。

7. 健康指导

（1）进食清淡、易消化的食物。

（2）指导病人加强自我防护：避免揉眼、碰撞眼球或俯身用力等动作；保持排便通畅，以免增加腹压及眼压，增加角膜溃疡穿孔的危险。

（3）养成良好的卫生习惯，不用手或不洁手帕揉眼。

（4）出院后按时复诊，眼部出现不适时及时就诊。

第二节　真菌性角膜炎

真菌性角膜炎又称真菌性角膜溃疡，是眼科严重的致盲性眼病之一，由于发病多与植物外伤有关，农民的患病率居首位。真菌感染的发生取决于真菌毒力和宿主防御能力之间的相互作用。常见的致病真菌包括镰孢菌、曲霉菌、青霉菌、白色念珠菌等。在亚洲国家，真菌性角膜炎以镰孢菌属和曲霉菌素感染最多见，占 70%～85%。真菌来源包括外源性、眼附属器蔓延和内源性 3 种途径。常见的危险因素包括角膜被植物划伤、戴角膜接触镜、手术、局部药物影响和全身使用免疫抑制剂等。这些因素通过破坏角膜上皮屏障，减弱抵抗力，或促使真菌黏附在角膜上导致真菌性角膜炎的发生。

【护理评估】

了解病人有无植物外伤史，如角膜被谷粒弹伤、植物枝叶擦伤等；了解病人有无长期应用广谱抗生素和糖皮质激素的药物，有无糖尿病或眼表疾病。

评估真菌性角膜炎的严重程度和病程与感染的真菌种类，以及病人的基本状态。病程常常持续 2～3 个月。起病急，常在出现诱因后 48～72 小时发病。主要表现为眼红、眼痛、畏光流泪、眼睑痉挛和视力障碍，伴少许脓性分泌物。眼睑水肿、球结膜水肿、睫状充血或混合充血，角膜灰白色浸润、水肿、溃疡形成。角膜溃疡形态可以表现为菌丝苔被、伪足、卫星灶、免疫环、内皮斑以及前房积脓。不同真菌感染的临床表现存在差异性，水平生长型真菌表现在角膜病变的表层地毯式生长，多局限在浅层角膜内，面积较大，病程缓慢，前房反应轻，对药物反应较好。垂直生长型真菌表现为在角膜基质垂直和水平扩散生长，多累及深层角膜，面积较小，病情进展迅速，病情较危重，角膜基质水肿较重，有卫星灶和免疫环，前房反应重，绝大多数伴有前房积脓，对药物反应较差。角膜病变迅速累及全角膜，易导致角膜穿孔、眼内容物脱出甚至眼内炎，即使感染控制也会形成角膜瘢痕而严重影响视力。

真菌性角膜炎病情反复，病程长，恢复慢，病人对疾病的发生发展以及转归缺乏了解，容易出现情绪低落、悲观、焦虑以及对治疗信心不足等心理。护士应关注病人的心理变化。及时了解病人对疾病的认知程度，有无紧张、焦虑、悲哀的心理表现；了解疾病对病人的工作、学习和生活的影响。

【辅助检查】

1. 角膜溃疡边缘刮片染色查找真菌。

2. 共焦显微镜活体检查发现菌丝和孢子（图1-6-1）。

3. 病灶取材进行真菌学培养可以找到病原体。

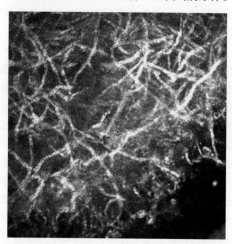

图1-6-1　共焦显微镜查见菌丝

【治疗要点】

治疗目的是控制感染、促进溃疡愈合、减少瘢痕形成，预防和治疗并发症。

1. 药物治疗

（1）抗真菌药物。种类较少，主要是5%那他霉素眼液、0.25%两性霉素 B 眼液、0.5%氟康唑眼液等。

（2）局部使用胶原酶抑制剂，如半胱氨酸、依地酸二钠眼液减轻溃疡程度。

（3）并发虹膜睫状体炎者，应用1%阿托品眼膏散瞳治疗。

（4）口服维生素 B 和维生素 C 协助溃疡愈合。

2. 手术治疗　病情迁延、药物控制不理想的浅层病变，可以早期进行板层角膜移植；而病情急剧发展可能导致或已经导致角膜穿孔的病人，可进行穿透性角膜移植；没有条件进行角膜移植的病人，可考虑进行结膜瓣遮盖以保存眼球，控制炎症。

3. 后遗症治疗 疾病后期针对角膜瘢痕进行增视性角膜移植。

【护理措施】

1. 用药护理 角膜炎用药复杂，用药频率高，多种眼药要注意间隔3～5分钟，严格按照医嘱用药并做好用药记录。滴药时动作轻柔，方法正确，不要向眼球施压，以免角膜溃疡穿孔。两性霉素B眼液需要临时配制使用，以5%葡萄糖溶液作为溶剂，配制成0.25%的眼液局部滴用，需要避光和每天配制，以免影响疗效。开始治疗时，滴眼频率为15分钟1次，1～2天病情好转后逐步减少滴眼次数。治疗过程中密切观察治疗效果，应根据病情的变化及时调整治疗方案。

2. 严密观察 注意病人的视力、结膜充血及角膜病灶的变化，注意有无角膜溃疡穿孔的表现。角膜溃疡穿孔时可出现眼压下降、前房变浅或消失、疼痛减轻等症状。

3. 预防角膜溃疡穿孔 嘱咐病人避免剧烈运动，减少户外活动，勿用手擦眼球，勿用力咳嗽及打喷嚏，防止角膜溃疡穿孔。

4. 手术护理 见本章"第四节 角膜移植手术的护理"。

5. 健康指导

（1）因需频繁滴药，向病人解释滴药的重要性并取得其配合，提高用药依从性。

（2）注意眼液的正确存放，放置在干净、通风的地方，天气炎热时应存放在冰箱的冷藏室。滴眼时不要触及瓶口、眼睑及睫毛，避免逆行污染药液。

（3）告知病人坚持长期、规律用药的重要性，防止复发。

（4）嘱咐病人定期门诊随访，如出现患眼畏光、流泪、眼痛、视力下降，应立即就诊。

第三节 单纯疱疹病毒性角膜炎

病毒性角膜炎在眼科临床多见，由多种病毒引起。最常见的致病病毒是Ⅰ型单纯疱疹病毒。此病最常见的为角膜溃疡，发病率占角膜病的首位，是致盲性角膜病主要的原因。单纯疱疹病毒感染分为原发和复发两种类型。在6个月至5岁的儿童期间发生的单纯疱疹病毒原发感染的比例约60%，一旦发生原发感染，就会出现三叉神经节内单纯疱疹病毒终身潜伏。当机体抵抗力下降，如患上呼吸道感染，全身或局部使用激素、免疫抑制剂等，潜伏的病毒被激活，活化的病毒在三叉神经内移行至角膜上皮细胞，引起单纯疱疹病毒性角膜炎复发。单纯疱疹病毒性角膜炎是一种病毒感染和免疫与炎症参与致病，有多种类型，临床特点是反复发作，多次发作使角膜混浊逐渐加重，最终导致失明。

【护理评估】

了解病人近期有无感冒发热；有无全身或局部应用糖皮质激素、免疫抑制剂；有无过度劳累、熬夜、饮酒、日光暴晒、月经来潮、角膜外伤等。

原发感染常见于幼儿，有全身发热、耳前淋巴结肿痛，可同时存在唇部和头面部皮肤的疱疹、眼部急性滤泡性结膜炎和膜性结膜炎。复发感染主要表现为眼红、眼痛、畏光、流泪、眼睑痉挛和视力障碍，少许浆液样分泌物。病变的不同时期症状表现轻重存在差异，病变早期症状较轻。

根据感染累及的病变部位和深度，临床上分为上皮型、基质型和内皮型3种类型。上皮型主要病变特点是角膜上皮点状、树枝状和地图状损害（图1-6-2，图1-6-3）。角膜知觉减退是单纯疱疹病毒性角膜炎的重要体征之一。视力损害主要是由病变部位决定，越接近瞳孔区视力损害越重。基质型主要表现为盘状角膜水肿，病人视力明显下降，角膜基质水肿增厚形成盘状外观，上皮完整，内皮没有炎症反应。内皮型表现为角膜内皮炎症性角膜后沉着物，后弹力层皱褶、角膜水肿，主要是角膜内皮水肿。坏死性角膜基质炎即出现角膜溃疡长期不愈合，大量新生血管形成，角膜穿孔。

　　单纯疱疹病毒性角膜炎病情反复发作，病程持续时间长，病人容易产生焦虑、悲观、情绪低落、对治疗缺乏信心等心理，护士应评估病人的心理活动，关注其动态变化，了解其对疾病的认知程度，了解疾病对生活、工作和学习的影响。

6

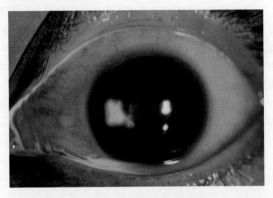

图 1-6-2　树枝状角膜溃疡

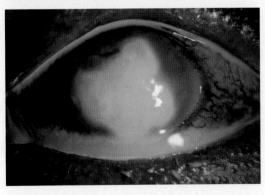

图 1-6-3　地图状角膜溃疡

6

【辅助检查】

1. 角膜上皮刮片可见多核巨细胞，角膜病灶可分离到单纯疱疹病毒。

2. 单克隆抗体组织化学染色可发现病毒抗原。

3. 分子生物学方法　如 PCR 技术可检测角膜、房水、玻璃体内及泪液中的病毒 DNA。

【治疗要点】

1. 去除诱因　预防感冒、增强体质。

2. 药物治疗

（1）角膜上皮型损害病变：建议使用抗病毒药物和增强免疫力的药物，如阿昔洛韦或更昔洛韦眼液或眼膏。首选阿昔洛韦；更昔洛韦是新型核苷类抗病毒药，常用更昔洛韦凝胶。用干扰素滴眼液增强免疫力。上皮或角膜浅层炎症因角膜上皮有损伤，应避免使用激素。

（2）角膜基质炎：局部使用糖皮质激素联合抗病毒药物，可减轻基质水肿，缩短病程，减少瘢痕形成。

（3）局部使用血清制剂提高营养，加快溃疡修复。

（4）有虹膜睫状体炎时使用 1% 阿托品眼膏散瞳治疗。

（5）口服维生素 B 和维生素 C 协助溃疡愈合。

3. 手术治疗　病情急剧发展可能导致或已经导致角膜穿孔时，可行结膜瓣遮盖、治疗性角膜移植。

4. 后遗症治疗　疾病后期针对角膜瘢痕进行增视性角膜移植。

【护理措施】

1. 环境支持　为病人提供清洁、安静、舒适的病室环境，保证病人充足的睡眠，减少眼球运动；病房要适当遮光，减少光线对患眼的刺激。

2. 心理护理　单纯疱疹病毒性角膜炎因反复发作，病程长，对视力影响大，病人可能出现焦虑，对治疗失去信心等心理问题，应耐心解释此病诱因、复发原因、治疗方法及预后，预防复发的措施，并给予积极的安抚和疏导，消除病人的顾虑，增强治疗信心。

3. 病情观察　观察病人的视力、角膜刺激征、睫状充血以及角膜炎症的进展，并注意观察有无角膜穿孔的表现。

4. 预防角膜溃疡穿孔　嘱咐病人避免剧烈运动，减少户外活动，勿用手擦眼球，勿用力咳嗽及打喷嚏，防止角膜溃疡穿孔。滴眼液后勿用力闭眼，以防挤压眼球，引起溃疡穿孔。

5. 手术护理　见本章"第四节　角膜移植手术的护理"。

6. 健康指导

（1）讲解滴眼液的重要性，教会病人及家属正确的滴眼方法，保证用药效果。

（2）指导家属参与护理，帮助病人消除诱发因素，合理用药。

（3）加强身体锻炼，增强机体免疫力，降低复发率。

（4）饮食指导：进食清淡、易消化、高营养的食物。

（5）外出戴有色眼镜，减弱光线的刺激。

（6）指导病人按时复诊，直至病情痊愈。

第四节　角膜移植术的护理

角膜移植术是一种采用同种异体的透明角膜替代病变角膜的手术方法，以达到提高视力和治疗疾病的目的，同时也可以达到美容的效果。手术方式有穿透性角膜移植术、板层角膜移植术。近几年已研究出人工角膜。穿透性角膜移植术是一种用全层供体角膜替代病变角膜的手术治疗方法；板层角膜移植术是去除、替换受损或病变的角膜组织，而保留受体后弹力层和内皮细胞层。

【术前护理】

1. 眼部给药

（1）抗生素眼液：局部按医嘱滴抗生素眼液，可选用氧氟沙星（泰利必妥）、妥布霉素滴眼液，每 2 小时 1

次，至少连续用药 8 次以上，以保持结膜囊相对无菌状态，防止术后感染。

(2) 缩瞳剂：如系穿透性角膜移植术，手术前术眼滴 1% 毛果芸香碱眼液，缩小瞳孔。避免切除病变角膜或缝合角膜植片时伤及晶状体。

2. 全身用药

(1) 术前按医嘱口服乙酰唑胺 0.25g、碳酸氢钠 0.3g、氯化钾缓释片 0.5g，减少房水的生成，降低眼压，避免术中并发症的发生。

(2) 术前 30 分钟按医嘱静脉快速输注 20% 甘露醇 250ml，使玻璃体脱水降低眼压，保证手术的安全性。

3. 心理护理 向病人讲述手术前注意事项、术中配合要点及放松技巧，减缓紧张情绪，提高睡眠质量。

4. 常规术前准备

(1) 更衣、去除饰物挂件，嘱咐病人不能染指甲，以免影响心电监护仪监测的准确性。

(2) 术前取下活动性义齿，如系正在换牙的儿童病人，应将松动的乳牙拔除或麻醉开始前用棉线固定松动的乳牙。

(3) 认真核对病人的标识腕带是否在位及字迹是否清楚。

【术后护理】

1. 伤口护理

(1) 术眼加压包扎以限制眼球运动，防止角膜植片移位，2～3 天后用敷料遮盖。换药时动作轻柔，避免擦伤角膜植片。

(2) 注意观察眼部分泌物的颜色、形状，如果分泌物使睫毛与眼睑皮肤粘贴在一起，先用 0.9% 氯化钠溶液湿润后再轻轻揭下敷料，拭去睑缘分泌物，切忌压迫眼球强行分开眼睑，以防伤口裂开。

2. 病情观察 重点观察眼压、角膜植片透明度、创缘对合情况、前房深浅、瞳孔及虹膜反应。

3. 用药护理

（1）根据医嘱按时滴眼液，告知病人所滴药液的名称、目的及可能出现的副作用。

（2）滴眼手法正确，动作轻柔，不能向眼球施压以免导致植片移位。

（3）滴多种眼液时，注意每种药之间应间隔 5 分钟以上，保证用药效果。滴药顺序是：水溶液、混悬液、油性液；先滴刺激性弱再滴刺激性强的眼液；先滴眼液后涂眼膏。

（4）环孢素滴眼液应放在 2~8℃ 的冰箱里保存，使其性质稳定，滴眼时提前 10 分钟取出，在其温度回升后再滴眼，以减轻对眼部的刺激。

4. 健康指导

（1）介绍角膜移植排斥反应的症状，如出现眼红、眼痛、视力下降、植片混浊时，应及时到专科就诊，切忌自行用药。

（2）缝线感染与原发病复发的自我监护：因角膜没有血管，角膜术后愈合时间长，术后半年左右拆除缝线，病人带线出院，可出现缝线松脱或感染。嘱咐病人一旦出现眼红、分泌物增加、异物感、视力下降等症状时，及时就诊、及时处置。原发病是真菌性角膜炎或单疱病毒性角膜炎的病人，应嘱咐注意原发病复发的情况。

（3）术后角膜植片知觉减退，应指导病人保护术眼，不要用手揉搓术眼、滴眼时瓶口不要触及到角膜植片。

（4）指导病人正确用药，教会病人正确的滴眼液、涂眼膏方法。使用糖皮质激素的病人应严格遵医嘱逐渐减量和停药，并让病人及家属正确复述用药的方法及注意事项。

（5）定期门诊随访：主要检查视力、眼压、有无睫状充血、角膜新生血管长入、免疫排斥反应、缝线情况。至少完成 6 个月的门诊随访。

（6）生活规律，加强体育锻炼，提高机体抵抗力，减少角膜原发病的复发。

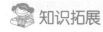知识拓展

角膜移植术后排斥反应及处理

我国约有300万因角膜病致盲的病人，角膜移植术是这些病人的重要复明手段，随着医学技术的进步，使角膜移植术成功率有了较大的提高，但对于复杂的高危角膜移植病人，术后的免疫反应致角膜植片的存活率小于35%。排斥反应是导致角膜移植失败的主要原因，了解排斥反应的概念和类型，便于早期识别和及时处置。

排斥反应是一种典型的免疫反应，指机体在接受组织或器官移植后，如供者和受者的组织相容性抗原不一致时，受体内对移植物抗原的出现而发生的细胞和体液的免疫反应，使已愈合的组织或器官脱落或坏死。

1. 角膜移植排斥反应的临床类型

（1）上皮型排斥反应：其发生率为10%，通常发生在术后3个月左右，早期自觉症状不明显，不及时治疗后造成持续的上皮排斥线，始于角膜缘部，逐渐向中央进展，这个过程从几天到几周不等。

（2）上皮下渗出型排斥反应：其发生率约为15%，平均在术后10个月左右发生，年轻病人容易出现，表现为前弹力层下方的白色沉着物。

（3）基质型排斥：发生率为2.4%～15%，是最不常见的一型，常有植片水肿、混浊、增厚，并伴有新生血管伸入。长期反复的炎症刺激下基质甚至可发生坏死。慢性的基质型排斥发生在术后6周～21个月，对皮质类固醇治疗有效，排斥本身并不凶险，但是此型的发生预示着宿主免疫反应的激活和内皮型排斥的开始，可以持续性地影响上皮致使上皮缺失，基质混浊、坏死，后弹力层突出、穿孔。

（4）内皮型排斥：最严重的角膜移植排斥反应，可于术后10天发生，多见于术后2～3个月，发生率为8%～37%。内皮细胞死后不能再生，常有红、痛、视力

下降的症状，可发现结膜充血、水肿、房闪、角膜后沉着物（KP），并有基质水肿增厚，后弹力层弥散性或扇形折叠，年轻病人和角膜新生血管的病人容易出现。

2. 免疫抑制剂在角膜移植排斥反应中的应用　预防和治疗角膜移植排斥反应的免疫抑制剂主要包括类固醇激素、环孢素、他克莫司和西罗莫司。目前临床对于角膜移植排斥反应的治疗仍以皮质类激素及环孢素为主，新型免疫抑制剂常与环孢素联合用药，使环孢素的用药量减少一半以上，并达到相同的治疗效果，从而有效地减少应用环孢素带来的副作用。新型的药物拥有更好的发展前景，为角膜移植的病人带来了福音。

（曾继红）

6

第七章

白内障病人的护理

白内障指晶状体混浊。白内障目前已成为主要致盲性眼病之一。根据发病原因，可分为年龄相关性、代谢性、外伤性、并发性白内障等。按发病时间可分为先天性、获得性白内障。根据混浊部位不同，可分为皮质性、核性、囊膜下性白内障。按晶状体混浊形态，可分为点状、冠状和绕核性白内障等。

白内障病人的发病机制较为复杂，与营养、代谢、环境和遗传等多种因素有关，是机体内外各种因素对晶状体长期综合作用的结果。

第一节　年龄相关性白内障

年龄相关性白内障多发生在50岁以上年龄段，随着年龄增加，其患病率和发病率均明显增加，故又称老年性白内障。其发病原因可能是晶状体长期受环境、营养、代谢、遗传等综合因素影响的结果。流行病学研究发现，紫外线、饮酒、吸烟、妇女生育多、心血管疾病、高血压、糖尿病等与白内障形成有关。按其开始形成部位分为皮质性、核性、囊膜下性白内障。

【护理评估】

了解糖尿病、心血管等全身情况，了解紫外线、饮酒、吸烟等生活习惯。

病人主要表现为双眼同时或先后发生的渐进性无痛性视力下降。由于晶状体纤维肿胀，病人可出现单眼复视或多视、虹视、畏光和眩光、屈光状态改变等表现。

1. 皮质性白内障　最常见，按其发展过程可分为四期（表1-7-1）。

表1-7-1　皮质性白内障临床分期

分期	临床表现	并发症
初发期	晶状体周边部皮质出现混浊，多呈楔形，尖端向着中心，瞳孔区的晶状体大部分仍透明。晶状体混浊发展缓慢，可经数年才进入下一期。视力一般无障碍	
膨胀期（未成熟期）	混浊逐渐向中央发展，并伸入瞳孔区，晶状体有不均匀的灰白色混浊，晶状体皮质吸收水分而肿胀，可诱发急性闭角型青光眼。用斜照法检查时，可见虹膜新月形投影，为此期的特点。视力明显减退	急性闭角型青光眼
成熟期	晶状体完全混浊，呈乳白色。虹膜新月形投影消失。前房深度恢复正常。视力仅剩眼前手动或光感	
过熟期	晶状体皮质溶解液化变成乳汁状物，核失去支撑下沉。直立时核下沉，避开瞳孔区，视力有所提高；低头时核上浮遮挡瞳孔区，视力突然减退	晶状体过敏性葡萄膜炎、晶状体溶解性青光眼、晶状体脱位等

7

2. **核性白内障**　较少见，发病较早，一般 40 岁左右开始，进展缓慢。早期不影响视力，以后随着晶状体核密度增加，屈光指数明显增强，常表现为近视增加或老视减轻。

3. **囊膜下性白内障**　因混浊位于视轴区，早期即可影响视力。

【辅助检查】

1. **视功能检查**　对于成熟期白内障，检查光感、光定位和色觉。对于未成熟期白内障，检查远、近裸眼和矫正视力。

2. **眼压**　了解是否合并青光眼。

3. **眼电生理及光定位检查**　尽可能地了解眼后段的情况，以便判断术后恢复情况。

4. **角膜曲率及眼轴长度检查**　可计算手术植入的人工晶状体的度数。

【治疗要点】

目前尚无疗效肯定的药物，以手术治疗为主。如果视力下降影响生活、工作，可早日行手术治疗。

手术方法主要有：

1. **白内障囊外摘除术（ECCE）**　手术中将混浊晶状体摘除，保留完整的后囊膜，可同时联合人工晶状体（IOL）植入。

2. **超声乳化白内障吸除术（phacoemulsification）**通过超声乳化手柄高频振荡，使晶状体核呈乳糜状，通过小切口将之吸除，保留后囊膜。优点是手术时间短、切口小而不用缝线、炎症反应轻、视力恢复快，角膜散光小，可同时进行 IOL 植入，并可在表面麻醉下进行手术。

3. **飞秒白内障吸除术**　飞秒激光白内障手术系统可以通过散大的瞳孔直视整个眼前节结构，进行精确、居中的环形前囊膜切开，并在直视后囊的基础上碎核，将晶状体吸除，提高手术的安全性，可同时进行 IOL 植入。

【护理措施】

1. 白内障早期，根据医嘱指导用药　谷胱甘肽滴眼液、法可林眼液、吡诺克辛（白内停）眼液、口服维生素 C、维生素 E 等药物，以延缓白内障进展。

2. 白内障早期非手术病人　告诉病人应定期门诊随访。如果自觉头痛、眼痛、视力下降等，应立即到医院诊治，警惕急性青光眼先兆。

3. 手术前护理

（1）做好眼科手术常规。术前患眼常规滴抗生素眼药水 3 天，术日早晨行泪道冲洗、结膜囊冲洗、滴抗生素眼药水、散瞳等。

（2）指导病人抑制咳嗽和打喷嚏的方法，如用舌尖顶压上腭，以免影响手术。

（3）对于语言不通、听力差的病人，应做好眼位配合训练，即手术前与病人约定眼球转动指令，如医生拍病人下巴示意眼球下转、拍额头示意眼球上转等，以便于手术中配合。

4. 手术后护理

（1）按眼科手术后护理常规，换药、滴眼药时，要严格执行无菌操作，保持创口干燥。

（2）病情观察：注意视力、眼压、血糖、血压等变化，观察术后并发症：①出血：多见于切口或虹膜血管出血；糖尿病、视网膜裂孔或低眼压等可引起玻璃体积血。前房积血多见于 1 周内。②眼压升高：一般术后可有短暂升高，24 小时可恢复。病人自觉头痛、眼部胀痛，测量时发现眼压值升高等，根据医嘱给予降低眼压药。③眼内炎：表现眼痛、视力下降、球结膜水肿、睫状充血、局部创口分泌物增加、前房积脓、玻璃体混浊，是白内障术后最严重并发症，应立即报告医生处理。④出院后继续观察:后发性白内障、角膜散光、慢性葡萄膜炎等。

5. 安全护理

（1）向病人介绍医院环境。

（2）浴池、厕所等安置方便设施，如扶手、坐便器等，并教会病人使用。

（3）医院常用物品固定摆放，活动空间不设障碍物，以免病人跌倒。

（4）教会病人使用床旁传呼系统，鼓励其寻求帮助。

6. 健康指导

（1）向病人及家属讲解有关的护理常识，要保持个人卫生，勤洗手，禁止用手揉眼；避免负重与剧烈运动；保持大便通畅；洗头洗澡时，不要让脏水流入眼内，避免引发感染。

（2）术后配镜指导。白内障摘除术后，无晶状体眼呈高度远视状态。未植入人工晶状体者，可指导其矫正方法：框架眼镜、角膜接触镜。植入人工晶状体者，若为单焦人工晶状体，3 月后屈光状态稳定时，可予以验光配戴近用或远用镜。

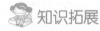 知识拓展

人工晶状体

白内障唯一确实有效的治疗方法就是手术治疗，即把病人自身不透明的晶状体拿掉，换上一个人造的晶状体，这就是人工晶状体。

1. 人工晶状体的类型

（1）按照安放的位置，分为前房固定型、虹膜固定型、后房固定型人工晶状体。

通常人工晶状体最佳的安放位置是在天然晶状体的囊袋内，也就是后房固定型人工晶状体的位置。这种方式最接近晶状体原来的生理位置，不易发生瞳孔阻滞、与角膜距离较远可避免角膜内皮的损伤，人工晶状体支撑襻生物降解作用减少、固定良好以及人工晶状体光学部凸面与后囊膜接触使术后后发性白内障的发生率下降。

（2）按照硬度，分为硬质人工晶状体和可折叠人工晶状体。

1）硬质人工晶状体：不能折叠，需要一个与晶状体光学部大小相同的手术切口（6mm左右），才能将晶状体植入眼内。这样的伤口有时需要缝线，造成一定的散光；手术后短期内反应较大，恢复时间较长。

2）可折叠人工晶状体：可以对折，甚至卷曲起来，通过植入镊或植入器将其植入，待进入眼内后，折叠的人工晶状体会自动展开，支撑在指定的位置。手术切口一般是2.8~3.2mm，切口不需要缝合，散光也比较小，恢复时间更快，缺点是价格比普通晶状体贵。可预防后发性白内障的形成，尤其适合患有糖尿病的病人。

（3）多焦点/可调节人工晶状体：上述的几种人工晶状体的共同特点是只有一个焦点，无调节力，即病人只能选择看远清楚或看近清楚的人工晶状体。而多焦人工晶状体具有多个焦点，可同时看近清楚和看远清楚。

（4）非球面人工晶状体：非球面人工晶状体减少像差，有效提高成像质量，明显提高夜间视力，接近于正常眼，尤其适于夜间行动不便的老人或司机病人。

（5）黄色人工晶状体：人工晶状体均加入紫外吸收剂阻挡紫外线，但普通人工晶状体不能阻挡蓝光，黄色人工晶状体设计目的在于阻挡蓝光，减少对黄斑的光损伤。

2. 人工晶状体植入方法　可分为一期和二期植入，白内障摘除后同时植入人工晶状体的称为一期植入；白内障摘除后间隔一定时间再植入人工晶状体的称为二期植入。临床上以一期植入多见。二期植入多见于儿童、外伤性白内障等。

3. 人工晶状体屈光度的计算　人工晶状体植入术除娴熟的手术技巧外，还必须有合适度数的人工晶状体，否则会导致术后病人视力不能达到最优状态，从而影响手术效果。推算人工晶状体度数的方法有理论公式和经验公式。现常用的是经验公式，即将角膜曲率、眼轴长度经过统计学处理，用三元回归分析法计算出人工晶状体度数的方法。最常用的是SRK公式。

第二节　糖尿病性白内障

糖尿病性白内障是指白内障的发生与糖尿病有直接关系的白内障，临床上分为两大类，一类为真性糖尿病性白内障；另一类为糖尿病病人的年龄相关性白内障。

【护理评估】

1. 了解病人糖尿病发病情况及治疗经过，目前血糖控制情况；了解有无糖尿病家族史；了解病人目前的视力情况、下降程度、生活环境等情况。

2. 真性糖尿病性白内障多发生于 30 岁以下严重的青少年糖尿病病人，多为双眼发病，进展迅速，在数天、数周或数月内可使晶状体全混浊。当血糖升高时，表现为近视；血糖降低时，表现为远视。

3. 糖尿病病人的年龄相关性白内障与非糖尿病的年龄相关性白内障的症状相似，但发病较早，进展较快，容易成熟。

【辅助检查】

1. 实验室检查　检验血糖、尿糖、糖化血红蛋白，了解病人血糖控制情况。

2. 检眼镜　检查了解晶状体混浊情况。

3. 眼电生理及光定位检查　了解视网膜、视神经的情况，以预测术后视力恢复情况。

4. 角膜曲率及眼轴长度检查　可计算术中植入人工晶状体的度数。

【治疗要点】

1. 在糖尿病性白内障的早期，积极控制血糖，视力可能有一定程度的改善。

2. 当白内障严重影响病人的工作和生活时，将血糖控制在正常范围内再行白内障摘除术和人工晶状体植入术。如有糖尿病性视网膜病变者应术前积极治疗，术后继续治疗眼底病。

【护理措施】

1. 定时监测血糖，密切观察血糖变化，待血糖控制正常后方可手术。

2. 严格无菌操作，保持创口干燥，如有较多渗血、渗液、分泌物，应及时通知医生处理。

3. 向病人及家属讲解治疗糖尿病的重要性，并指导糖尿病的药物、饮食、运动治疗（表1-7-2）。

表1-7-2　糖尿病病人健康指导

宣教类型	宣教内容
用药指导	根据血糖变化，遵医嘱应用降糖药，不可随意自行调整剂量。密切观察药物的副作用，如低血糖反应
饮食指导	应控制总热量为原则，实行低糖、低脂（以不饱和脂肪酸为主）、适当蛋白质、高纤维素（可延缓血糖吸收）、高维生素饮食。饮食治疗应特别强调定时定量
运动指导	强调因人而异、循序渐进、相对定时定量、适可而止。一般每日坚持半小时左右运动。运动时间：餐后一小时运动可达到较好降糖效果，最好不要空腹运动，以免发生低血糖。运动量简易计算方法：运动中脉率达到（170 - 年龄）

4. 手术相关护理　参照本章第一节的"【护理措施】"。

第三节　先天性白内障

先天性白内障是儿童期常见的眼病，是指胎儿发育过程中，晶状体发育生长障碍的结果，出生时即存在或出生后第1年内发生的晶状体混浊，是造成儿童失明和弱视的重要原因。按晶状体混浊的形态、部位不同，分为前极、后极、冠状、点状、绕核性、核性、膜性和全白内障，其中绕核性白内障为最常见的类型。

【护理评估】

1. 询问患儿母亲孕期是否有病毒感染、用药、接触放射线等；了解有无家族史；了解患儿发病的时间，出生时的视力情况。

2. 单侧或双侧发病。视力障碍程度因晶状体混浊发生部位和形态不同而异，有的病人视力影响不明显，有的病人视力下降明显。因患儿年龄太小，不能自诉，常依赖父母的观察才发现。

3. 常合并其他眼病　如斜视、眼球震颤、先天性小眼球、视网膜和脉络膜病变等。

4. 注意评估患儿父母的情绪状况、文化层次、经济水平等，与家属多沟通、交流，缓解患儿家属的焦虑、紧张情绪。

【辅助检查】

为明确诊断，应针对不同情况选择不同的实验室检查。例如：

1. 先天性白内障合并系统畸形时，应当完成染色体相关检查。

2. 糖尿病患儿、新生儿低血糖症者应进行血糖、尿糖和尿酮体检查。

3. 合并肾病者检查尿常规和尿氨基酸。

【治疗要点】

治疗目标是恢复视力，减少弱视和盲的发生。

1. 对视力影响不大者，一般不需治疗，可定期随访。

2. 明显影响视力者，应尽早手术，一般考虑出生3~6个月内摘除，根据不同情况选择晶状体吸除、白内障囊外摘除术或白内障超声乳化术等手术治疗。白内障手术后要积极治疗弱视。风疹病毒引起者不宜过早手术。

3. 无晶状体眼病人需进行屈光矫正和视功能训练。

屈光矫正的方法有：框架眼镜、角膜接触镜、人工晶状体植入。

【护理措施】

1. 向产妇和家属解释早期手术的必要性。

2. 手术病人参照眼科手术护理常规，全麻病人做好全麻护理。

3. 定期随访，及时进行屈光矫正和正确的弱视训练，如精细动作训练、遮盖疗法、光学药物压抑法等。

4. 健康指导

（1）患有遗传相关的白内障的产妇，注意优生优育。

（2）做好母亲怀孕期间的保健护理：预防病毒感染和代谢性疾病，特别是母体怀孕后前 3 个月内注意预防感冒、风疹、水痘、腮腺炎、疱疹等病毒感染。

（3）注意母亲怀孕期间的药物使用。

（陈燕燕　张赛今）

第八章

青光眼病人的护理

青光眼是一组以特征性视神经萎缩和视野缺损为共同特征的疾病，病理性眼压增高是其主要危险因素。正常眼压范围是 10～21mmHg，眼压大于 24mmHg 为病理性高眼压。青光眼是主要致盲性眼病之一，其有一定遗传倾向。在病人的直系亲属中，10%～15% 的个体可能发生青光眼。根据前房角形态（开角或闭角）、病因机制（明确或不明确）、发病年龄 3 个主要因素，一般将青光眼分为原发性、继发性和先天性 3 大类。原发性青光眼是病因机制尚未充分阐明的一类青光眼。根据眼压升高时前房角的状态是关闭或是开放，又可分为闭角型青光眼和开角型青光眼。因种族和解剖结构的差异，中国人以闭角型青光眼居多。根据眼压升高是骤然发生还是逐渐发展，又可分为急性闭角型青光眼和慢性闭角型青光眼。本章重点介绍急性闭角型青光眼病人的护理。

第一节 急性闭角型青光眼

急性闭角型青光眼是一种以眼压急剧升高并伴有相应症状和眼前段组织病理改变为特征的眼病，多见于 50 岁以上的中、老年人，女性更常见，男女之比约为 1∶2，病人常有远视，双眼先后或同时发病。情绪激动、暗室停留时间过长、局部或全身应用抗胆碱药物，均可使瞳孔散大，周边虹膜松弛，从而诱发本病。长时间阅读、疲劳和疼痛也是本病的常见诱因。

虽然急性闭角型青光眼的病因尚未充分阐明，但其发生必须具备两个因素，即眼球解剖结构异常和促发因素存在。眼球局部的解剖结构变异，被公认为是本病的主要发病因素。特征性的眼部解剖结构包括眼轴较短、角膜较小、前房浅、房角狭窄、晶状体较厚且位置相对靠前，使虹膜与晶状体前表面接触紧密，房水流经瞳孔的阻力增加，后方压力相对高于前房，并推挤虹膜向前膨隆，使前房变浅，房角进一步变窄，这就是闭角型青光眼的瞳孔阻滞机制。随着年龄增长，晶状体厚度增加，前房更浅，瞳孔阻滞加重，闭角型青光眼的发病率增加。情绪激动，暗室长时间停留，长时间近距离阅读或近距离用眼，气候变化、季节更换等，均可直接或间接影响自主神经功能，加重周边虹膜堵塞房角，一旦周边虹膜与小梁网发生接触，房角即告关闭，眼压急剧升高，诱发急性闭角型青光眼。

【护理评估】

了解病人有无青光眼家族史，有无促发因素存在，发病时的伴随症状以及诊疗经过和用药情况。

典型的急性闭角型青光眼有以下几个不同的临床阶段（分期）：

1. 临床前期　急性闭角型青光眼为双侧眼病，当一眼急性发作被确诊后，另一眼即使没有任何症状也可以诊断为急性闭角型青光眼的临床前期。另外，部分闭角型青光眼病人在急性发作以前，可以没有自觉症状，但具有前房浅、房角狭窄等表现，特别是在一定诱因条件下，如暗室实验后眼压明显升高者，也可诊断为本病的临床前期。

2. 先兆期　表现为一过性或反复多次的小发作。发作多出现在傍晚时分，突感雾视、虹视，可能有患侧额部疼痛，鼻根部酸胀感。以上症状历时较短，经休息后缓解或消失。若此刻检查，眼压多在 40mmHg 以上，眼局部轻度充血或不充血，角膜上皮水肿呈轻度雾状，前房极浅，房角大范围关闭，瞳孔稍扩大，光反射迟钝。小发作缓解后，除具有特征性浅前房外，一般不遗留永久性组织损害。

3. 急性发作期　表现为剧烈头痛、眼痛、畏光、流泪、雾视、虹视、视力急剧下降，常降至数指或手动，可伴有恶心、呕吐等全身症状。体征有眼睑水肿、混合充血、角膜上皮水肿、瞳孔散大、前房极浅，周边部前房几乎完全消失。瞳孔中度散大，常呈竖椭圆形，光反射消失，眼压常在50mmHg以上。

4. 间歇期　指小发作后自行缓解，房角重新开放或大部分开放，小梁尚未遭受严重损害，不用药或仅用少量缩瞳剂眼压能稳定在正常水平。

5. 慢性期　急性大发作或反复小发作后，房角广泛粘连，小梁功能已遭受严重损害，眼压中度升高，眼底可见青光眼性视盘凹陷，视力进行性下降，并有相应视野缺损。

6. 绝对期　指高眼压持续过久，眼组织，特别是视神经已遭严重破坏，视力已降至无光感且无法挽救的晚期病人，偶尔可因眼压过高或角膜变性而剧烈眼痛。

护士应了解疾病对病人日常生活、学习或工作、家庭的影响；是否存在人际关系紧张；注意病人患病后情绪的改变，是否存在焦虑、激动、易怒等情绪反应。评估家庭成员对病人的支持，如家庭氛围、经济状况等；评估病人及家庭成员对该病的认知程度。

【辅助检查】

1. 房角镜、眼前段超声生物显微镜检查　可以观察和评价前房角的结构。

2. 暗室实验　在暗室内病人清醒状态下，静坐60～120分钟，然后测量眼压，如测得的眼压超过实验前8mmHg，即为暗室实验阳性。

3. 眼压检查　可通过测量眼压确认病人的眼压值。

4. 视野检查　视野情况反映病变的严重程度。

5. 眼底检查 主要检查 C/D（杯/盘）比值。

【治疗要点】

1. 药物治疗 急性发作期，常需联合多种药物治疗，迅速降低眼压，减少组织损害。

（1）缩瞳剂：增加虹膜张力，解除周边虹膜对小梁网的阻塞，使房角重新开放。可用 1% 毛果芸香碱眼液滴眼。在急性大发作时，应在全身使用降眼压药物的同时，频滴缩瞳剂。

（2）β-肾上腺素受体阻滞剂：通过抑制房水的生成降低眼压，对瞳孔大小和功能没有影响。常用 0.5% 噻吗洛尔、0.25% 倍他洛尔滴眼液。

（3）碳酸酐酶抑制剂：通过抑制房水生成降低眼压。口服乙酰唑胺或醋甲唑胺，1% 布林佐胺眼液、2% 多佐胺眼液滴眼。

（4）高渗脱水剂：短时间内提高血浆渗透压，使玻璃体脱水，减少眼内容量。常用 20% 甘露醇溶液。

（5）辅助治疗：全身症状严重者，可给予止吐、镇静、安眠药物。局部滴用糖皮质激素有利于减轻充血及虹膜炎症反应。

2. 手术治疗 经药物治疗，眼压下降后，应进一步行手术治疗，可根据前房角和眼压情况，酌情选择手术方式，早期病例可考虑虹膜周边切除术或激光虹膜切开术，以沟通前后房，解除瞳孔阻滞，平衡前后房压力，防止虹膜周边部再与小梁网接触。如房角已有广泛粘连，小梁功能已遭受永久性损害，应选择滤过性手术。

【护理措施】

1. 心理护理 青光眼属于心因性疾病，情绪因素可作为疾病的诱因存在。不良的情绪可以诱发青光眼的急性发作，反之，疾病发生后的临床表现又可加重病人的不良情绪，形成"恶性循环"。根据青光眼病人易激动、性情急躁的特点，应告知不良情绪对疾病的影响，嘱其注意调节和控制情绪，保持良好的心理状态。

2. 药物护理 密切观察病人眼压变化、瞳孔大小，

8

遵医嘱使用降眼压药物，并观察药物的疗效和副作用。

（1）滴缩瞳药后注意观察瞳孔的大小及角膜水肿情况，每次滴完眼液后压迫泪囊区 1~2 分钟，减少药物经鼻腔黏膜的吸收。该药偶可出现胃肠道反应、头痛、头晕、流涎、多汗等全身中毒症状。

（2）使用 β-肾上腺素受体阻滞剂后应注意观察心率、脉率，发现异常及时停药并通知医生。有心功能不全、心动过缓、支气管哮喘、房室传导阻滞的病人禁用。

（3）碳酸酐酶抑制剂宜在饭后半小时服用，以减少胃肠道反应，与碳酸氢钠同服碱化尿液。该药的副作用有口唇、四肢发麻、尿路结石或血尿，如有以上情况出现应及时通知医生处理。

（4）静脉输注高渗脱水剂时，应快速滴注，250ml甘露醇应在 30 分钟内输完。注意观察心率、尿量及有无电解质紊乱，尤其是血钾的变化；注意头皮针固定稳妥，防止液体渗漏，一旦发生渗漏局部予以硫酸镁溶液冷敷。

（5）其他药物：使用镇静药后，加强病人的安全管理，防止坠床或跌倒。

3. 手术护理

（1）术前护理：采取上述综合措施，将眼压控制在正常范围之内；避免诱发因素；积极完善术前准备。

（2）术后护理：①注意观察伤口有无渗血渗液，保持敷料的清洁与干燥；②观察前房的形态和深度，如果前房形成不好，低眼压时应加压包扎；③行青光眼滤过手术的病人应注意保护滤过泡，防止滤过泡破裂；④观察病人的眼部症状，如眼痛伴同侧头痛，感到恶心、呕吐，应考虑眼压升高，应及时通知医生进行处理；⑤掌握正确的眼球按摩方法，促进房水滤过和建立有效的人工隧道。

4. 健康指导 为避免以下促发因素：①嘱咐病人短时间内不要大量饮水，一次饮水量不超过 300ml，可少量多次饮水；②保持充足的睡眠，避免情绪激动；③避免饮用兴奋性饮料，如浓茶、咖啡等；④嘱病人不要长时间阅读、看电影或在暗处长时间停留；⑤尽量侧卧或仰卧位休息，禁止俯卧位休息；因俯卧位休息可使晶状体虹膜膈向前移位，前房变浅，存在诱发青光眼急性发作的风险；⑥领口、领带、腰带不要系得太紧。

第二节　开角型青光眼

开角型青光眼的病因尚不完全明了，可能与遗传有关。其特点是眼压虽然升高，房角却始终是开放的，即房水外流受阻于小梁网-Schlemm 管系统。

【护理评估】

了解病人的视力、视野改变情况，起病缓急，有无眼胀、雾视症状；有无糖尿病、甲状腺功能低下、心血管疾患和血液流变学异常等复发诱因的存在。

发病隐匿，除少数病人在眼压升高时出现雾视、眼胀外，多数病人可无任何自觉症状，常到晚期且视功能遭受严重损害时才发觉。眼压早期表现不稳定，有时可在正常范围，测量 24 小时眼压较易发现眼压高峰和较大波动值，随病情进展，眼压逐渐升高。

眼底特征性视神经损害是诊断开角型青光眼的主要指标。视盘凹陷进行性加深扩大，盘沿宽窄不一。视盘出血和视神经纤维层缺损均属青光眼特征性视神经损害。此外，双眼视盘形态变化不对称，如杯/盘差值＞0.2，也有诊断意义。开角型青光眼的视功能改变主要是视野损害的缺损。可重复性旁中心暗点或鼻侧阶梯，常系青光眼早期损害的征象。晚期视野损害严重，可出现管状视野（图 1-8-1）。视盘损害与视野缺损有密切对应关系。

因视野缺损，病人日常生活、学习、工作和家庭严重受到影响，易产生焦虑、悲观、恐惧心理，护士应注意评估病人的心理状况，了解病人及家属对该病的认知程度；了解家庭成员及氛围、家庭经济状况等。

8

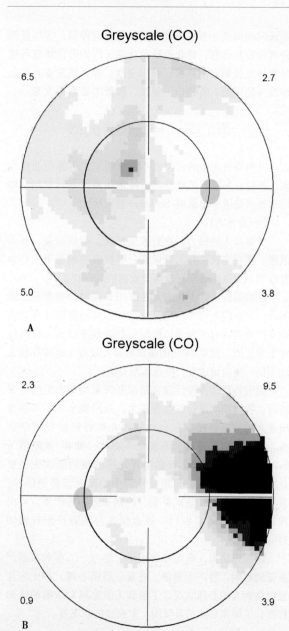

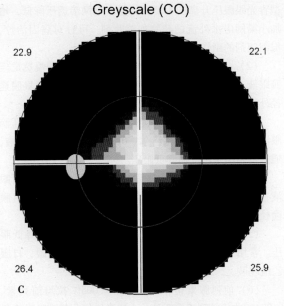

图1-8-1 青光眼视野缺损

A. 旁中心暗点 B. 鼻侧阶梯 C. 管状视野

【辅助检查】

1. 24小时眼压测量 在24小时内，每隔2~4小时测量眼压一次，并做好记录。若眼压 >24mmHg，双眼眼压差≥5mmHg，24小时眼压波动≥8mmHg 均为病理性高眼压。

2. 前房角、眼前段超声生物显微镜检查 可观察前房角结构，帮助明确诊断及协助诊治。

3. 视野、光学相干断层成像（OCT） 了解视神经的损害情况，反映病变的严重程度。

【治疗要点】

1. 药物治疗 若局部滴用1~2种药物即可使眼压控制在安全水平，病人能配合治疗并定期复查，则可先选用药物治疗。

（1）缩瞳剂：常用1%毛果芸香碱眼液滴眼。开角型青光眼眼压升高的主要原因是小梁网渗透压降低，增加小梁网房水外流的药物如缩瞳剂，可针对病因治疗，但缩瞳剂的副作用限制了其在该病的应用。

（2）α-肾上腺素受体激动剂：常用酒石酸溴莫尼定滴眼液，通过抑制房水生成和增加房水经葡萄膜巩膜途径外流而降低眼压。

（3）β-肾上腺素受体阻滞剂：是最常用的降眼压滴眼液，常用 0.5% 噻吗洛尔、0.25% 倍他洛尔滴眼液，通过抑制房水生成而降低眼压。

（4）β-肾上腺素受体激动剂：常用地匹福林滴眼液，使小梁网房水流出阻力降低，以及增加葡萄膜巩膜途径房水外流而降低眼压。

（5）碳酸酐酶抑制剂：通过抑制房水生成降低眼压。常用 1% 布林佐胺眼液、2% 多佐胺眼液滴眼，口服乙酰唑胺。

（6）前列腺素衍生物：常用 0.005% 拉坦前列素、0.004% 曲伏前列素滴眼液，主要是增加葡萄膜巩膜途径房水引流的药物。

2. 激光治疗　如药物治疗不理想，可选用氩激光小梁成形术。

3. 手术治疗　小梁切除术是最常用的术式。

4. 视神经保护治疗　钙离子通道阻滞剂、抗氧化剂具有一定的视神经保护作用。

【护理措施】

1. 心理护理　了解病人的心理状况，及时进行心理疏导，增强治疗和战胜疾病的信心。

2. 用药护理　加强用药指导，介绍用药目的及作用机制，按医嘱规范用药，保证用药效果。注意观察药物的疗效和不良反应。

3. 安全管理

（1）评估病人的自理能力和安全状况。

（2）进行安全指导，防跌倒和坠床。

（3）睡觉时床档保护，夜间休息时打开夜灯。

（4）规范病室环境，活动空间不留障碍物。

4. 健康指导

（1）告知病人注意领带、围巾系得宽松一点，不要扣上过紧的领扣，以免影响颈静脉回流，导致眼压升高。

（2）告知病人不宜吹奏小号、喇叭、单簧管等高阻力的乐器，以免在吹奏乐器时，颈静脉血液回流阻力增加，眼压上升。

（3）吸烟有损视神经，应告诫病人戒烟。

（4）中、晚期青光眼病人，由于视野缺损，所看见的范围变小，嘱咐病人不要开车。

（5）适当的体育锻炼可以起到降低眼压的作用，病人可以进行适度的运动，如散步、做操、登山等。

（6）建立青光眼病人档案，终身定期随访。

第三节　先天性青光眼

先天性青光眼系胎儿发育过程中，前房角发育异常，小梁网-Schlemm 管系统不能发挥有效的房水引流功能而使眼压升高的一类青光眼。先天性青光眼主要分为婴幼儿型青光眼和青少年型青光眼。婴幼儿型青光眼见于新生儿或婴幼儿时期，80% 在 1 岁内得到确诊。约 70% 患儿累及双眼，男性较多见。原发性婴幼儿型青光眼病因尚未充分阐明，目前认为是多基因遗传。尽管确切的发病机制未被证实，但房角结构发育异常是肯定的。

【护理评估】

了解患儿母亲孕期是否接受过何种药物治疗和感冒发热；患儿眼部主要症状，是否畏光流泪；患儿的生产方式，顺产还是难产；患病后的饮食变化和睡眠状况；以及患儿家族中有无类似疾病的发生。

畏光、流泪、眼睑痉挛是本病的三大特征性症状。新生儿或婴幼儿出现这些症状时，应做进一步检查。其体征是角膜增大，前房加深，角膜直径超过 12mm。因眼压升高，出现角膜上皮水肿，角膜外观呈毛玻璃样混浊或无光泽，迁延损害可形成不同程度的角膜混浊。眼压升高、房角异常、青光眼性视盘凹陷及眼轴长度增加，这些体征对确诊先天性青光眼十分重要，但常需要在全身麻醉下进行检查，才能充分确诊。

因患儿家长对该病的发生发展和转归缺乏了解和认识，担忧疾病的预后，存在焦虑、紧张情绪。护士应做好患儿家属情绪状况的评估，了解其家庭状况以及对疾病的认知程度。

【辅助检查】

1. 眼压检查。

2. 超声检查　了解眼轴长度和内眼情况。

3. 房角检查　角膜超声生物显微镜检查。

8

【治疗要点】

由于药物的毒副作用以及患儿的配合性差，长期药物治疗的价值有限，手术是治疗婴幼儿型青光眼的主要措施。

1. 房角切开术或小梁切开术　约80%的病例，可通过房角切开术或小梁切开术控制眼压。

2. 滤过性手术　房角切开术或小梁切开术后眼压仍然控制不理想的病例，可选用滤过性手术。由于儿童具有活跃的创伤愈合反应，滤过性手术的术后要防止滤过道瘢痕化，这仍然是一个有待解决的问题。

【护理措施】

1. 生活指导　指导家属保持患儿个人卫生，合理喂养，防止受凉感冒，保证手术的顺利进行。

2. 安全管理　需要照顾者全程陪护，向家长行安全宣教，注意患儿的安全监管，防止坠床和跌倒。

3. 手术护理

（1）术前麻醉禁食时间：日常膳食中的主要成分为碳水化合物、脂肪和蛋白质，由于其消化吸收部位和化学结构的不同，它们在胃内被排空的时间也是不同的。因此，需根据摄入食物种类的不同而制定不同的禁食时间（表1-8-1）。

表 1-8-1　全麻手术麻醉前建议禁食时间

食物种类	禁食时间（小时）
软饮料	2
母乳	4
牛奶和配方奶	6
淀粉类固体食物	6
脂肪类固体食物	8

（2）术前遵医嘱建立静脉通道，可根据患儿的千克体重输入乳酸钠平衡溶液或5%葡萄糖溶液。

（3）注意术眼的保护，防止敷料松脱及碰伤术眼。

（4）因患儿合作性和依从性都比较差，滴眼液时注意患儿头位的固定，保证滴药的效果。

（5）配合主管医生对患儿眼部情况的检查。

（6）婴幼儿抵抗力差，护士接触患儿前后应注意手卫生，避免交叉感染。

4. 健康指导

（1）教会主要照顾者正确的滴眼液方法，嘱咐其按医嘱正确的为患儿滴药，并定期随访。

（2）如患儿出现流泪、畏光等表现时应及时就医。

（3）眼压控制后应嘱咐家长带患儿看弱视门诊，在医生的指导下尽早采取措施防止弱视。

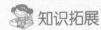 知识拓展

青光眼的手术治疗进展

青光眼，作为全球第二位致盲眼病，严重威胁着人类的视觉健康。其发病机制尚不清楚，属于一种神经变性疾病。眼压升高是青光眼发病的主要危险因素，也是引起视神经、视野损害的重要因素，因此，对于青光眼的治疗，目前眼压仍是最确切可控制的危险因素。通过药物或手术，可将眼压控制在视神经损害不进一步发展

的水平，即所谓目标眼压。药物治疗在疾病章节中已经作了介绍，此处主要了解青光眼手术治疗的一些知识。

1. 目标眼压　目标眼压值因人而异，视神经损害程度越重，其残余神经纤维对眼压的耐受性越差，因此其目标眼压值也相对越低。对晚期病例，要求眼压比一般水平更低，以防止病情进一步恶化。

2. 手术治疗

(1) 小梁切除术：是目前应用最广泛的一种青光眼滤过手术方法，控制眼压效果肯定。但小梁切除术常见的并发症为术后早期滤过强（易导致浅前房及低眼压）、滤过差（易导致术后高眼压）。如不能及时纠正则可造成角膜内皮失代偿、周边虹膜前粘连，更严重的可引发虹膜睫状体炎、并发性白内障、脉络膜脱离、黄斑囊样水肿等各类并发症，从而导致手术失败。

(2) Ex-PRESS青光眼引流器：是一种设计用于调节青光眼病人眼压的微型引流装置，适用于降眼压药物和传统手术治疗失败的青光眼病人。其原理是通过引流器将房水从前房引流到巩膜内间隙中，成功植入后它的远端穿刺到前房内，而近端位于板层巩膜瓣下，利用该装置的流体动力学结构，自动对引流程度进行控制，从而达到对眼内压进行控制的目的。由于一端植入前房作为内引流口，对于闭角型青光眼病人不适合使用 Ex-PRESS青光眼引流器，主要用于治疗开角型青光眼。

(3) Ahmed青光眼引流阀植入术：主要用于难治性青光眼的眼压控制。难治性青光眼是指眼压通过药物和常规的滤过手术很难控制到正常的一类特殊类型的青光眼，包括新生血管性青光眼、无晶状体眼或人工晶状体植入术后并发青光眼、葡萄膜炎性青光眼、先天性或发育性青光眼、已行滤过手术失败的青光眼。难治性青光眼由于眼部病情复杂，常规滤过性手术疗效差，既往的治疗方式主要是睫状体破坏手术，且手术成功率较低。Ahmed青光眼引流阀植入术的降压原理是在眼前房与结膜-筋膜下安置人工引流物，以获得永久性的房水引流通

道，该管能预防巩膜闭合，并作为导管，将房水从前房
引流到巩膜置入物内。这种装置之所以能降低眼压，是
由于压力导致液体被动流过囊壁，房水经此囊膜被动扩
散或渗透入眼眶组织的细胞间隙，被毛细血管和淋巴管
吸收，眼压因此稳定下降。采用 Ahmed 青光眼引流阀植
入术治疗难治性青光眼，操作简便、术后恢复快、并发
症少、眼压控制较理想，可保存病人残存视力，是治疗
难治性青光眼的有效方法。

（曾继红）

8

第九章

葡萄膜、视网膜和玻璃体病人的护理

第一节　葡萄膜炎

葡萄膜炎是一类由多种原因引起的发生在葡萄膜、视网膜、视网膜血管以及玻璃体的炎症。多发生于青壮年，常反复发作。按发病部位可分为前葡萄膜炎（虹膜炎、虹膜睫状体炎和前部睫状体炎）、中间葡萄膜炎、后葡萄膜炎和全葡萄膜炎。本节主要介绍急性虹膜睫状体炎。

【护理评估】

了解有无感染、外伤和免疫性疾病等病史，重点了解病人的发病时间，有无反复发作史。急性虹膜睫状体炎表现为眼痛、畏光、流泪和视力减退。常见体征：

1. 睫状充血或混合性充血是重要特征。

2. 角膜后沉着物（KP）　房水中炎症细胞纤维素沉积于角膜后表面。

3. 房水闪辉（Tyndall 现象）　是活动性炎症表现，严重者可出现前房积脓；裂隙灯下前房内光束增强，呈灰白色半透明带，称为前房闪辉。混浊的前房水内可见浮游的炎症细胞，称为 Tyndall 现象。

4. 虹膜水肿、纹理不清、粘连、膨隆，瞳孔缩小、光反射迟钝或消失。

5. 可出现并发性白内障、继发性青光眼、低眼压及眼球萎缩等并发症。

【辅助检查】

1. 眼压　了解是否继发青光眼。

2. 裂隙灯检查　可查看有无房水闪辉等体征。

【治疗要点】

立即扩瞳，积极防治并发症，同时进行病因治疗。可选用睫状肌麻痹剂、糖皮质激素、非甾体类抗炎药和抗菌药物。

【护理措施】

1. 药物护理　使用药物前向病人介绍用药的目的及药物的副作用，同时注意观察使用过程中出现的副作用。

(1) 睫状肌麻痹和散瞳剂：作用原理是预防虹膜后粘连和解除睫状肌痉挛，减轻疼痛，是治疗急性虹膜睫状体炎的首要措施。遵医嘱选用阿托品滴眼液或眼膏、东莨菪碱滴眼液等，散瞳效果不理想者可结膜下注射散瞳合剂（1% 阿托品 + 0.1% 肾上腺素 + 1% 可卡因等量混合）0.1~0.2ml。①使用时要注意药物浓度，滴用后按压泪囊区 3~5 分钟，以减少药物经鼻腔黏膜吸收引起的全身中毒反应；②观察药物副作用。如出现口干、心跳加快、面色潮红、烦躁不安、胡言乱语等症状要立即停药，同时通知医生，让病人卧床，多饮水，静脉补液；③中老年人、前房浅的病人为避免散瞳后房角堵塞，引起青光眼发作，可先用 1% 去氧肾上腺素散瞳，若无眼压升高再用阿托品。心脏病人应慎用。

(2) 糖皮质激素滴眼液：具有抗炎、抗过敏的作用。常用的有：醋酸氢化可的松滴眼液、醋酸泼尼松滴眼液、醋酸地塞米松滴眼液。①根据炎症严重程度选择眼药浓度及频率，必要时可口服或静脉使用糖皮质激素；②糖皮质激素结膜下注射或全身给药，对于很严重的病人，为了使房水中药物达到一定浓度，进行糖皮质激素结膜下注射，但一般不要重复注射；③使用时观察角膜上皮情况，如出现上皮损伤，容易引发感染；④局部应

9

用，可出现青光眼、白内障、黄斑水肿等并发症，应注意观察眼压和眼底的变化；⑤长期全身用药的病人可出现向心性肥胖、胃出血、骨质疏松等副作用。

（3）非甾体类抗炎药：因阻断前列腺素、白三烯等代谢产物而发挥抗炎作用。常用吲哚美辛、双氯芬酸钠滴眼液，注意药物反应。

（4）根据感染的病原体选择合适的抗菌药物。

2. 热敷　局部热敷能扩张血管促进血液循环，消除毒素和炎症产物，从而减轻炎症反应，并有止痛作用。

3. 疼痛的护理　评估病人疼痛的程度，指导病人及家属减轻疼痛的方法，必要时遵医嘱给予止痛剂。

4. 心理护理　由于病情常有反复，病人常情绪波动较大，应该多关心体贴病人，多给予鼓励，向病人介绍本病的特点，以增加病人战胜疾病的信心。

5. 健康指导

（1）指导病人正确的眼部护理方法，如热敷、滴眼药水等。

（2）本病易反复发作，应告知病人戒烟酒，锻炼身体，提高机体的抵抗力。

（3）散瞳期间外出可戴有色眼镜，避免强光刺激。

（4）出院后按医嘱用药，切忌自行停药。应用激素者，注意监测不良反应，如有不适及时就诊。

第二节　高血压性视网膜病变

高血压性视网膜病变是指由于高血压导致视网膜血管内壁损害的总称，可发生于任何原发性或继发性高血压病人。

【护理评估】

了解病人的高血压史、血压控制情况以及是否合并其他高血压的并发症、心血管疾病及肾病等。病人主要表现为不同程度的视力下降，与视网膜损害程度、部位有关。临床上根据病变进展和严重程度将高血压性视网膜病变分为四级（表1-9-1）。

表1-9-1　高血压性视网膜病变分级

病变严重程度	血管损害表现	眼底表现
Ⅰ级	血管收缩、变窄	视网膜小动脉反光带加宽，管径不规则，动静脉交叉处压迹虽不明显，但透过动脉管壁见不到其深面的静脉血柱
Ⅱ级	动脉硬化	视网膜动脉光带加宽，呈铜丝或银丝状外观，动静脉交叉处压迹明显，深面的静脉血管有改变，视网膜可见硬性渗出或线状小出血
Ⅲ级	渗出	棉绒斑、线性出血
Ⅳ级	渗出	在Ⅲ级基础上，伴有视乳头水肿和动脉硬化等各种并发症

【辅助检查】

1. 散瞳查眼底　可以观察眼底血管情况及疾病的分级。

2. OCT　可显示黄斑区有无病变。

【治疗要点】

积极进行全身治疗控制高血压病，将血压控制在正常范围之内。眼部采取对症治疗，如渗出或出血可使用吸收剂维生素 C、维生素 E、芦丁、碘剂及血管扩张剂。玻璃体腔内注射抗 VEGF 药物治疗。

【护理措施】

1. 做好视力下降病人的生活护理，注意病人安全。

2. 按高血压病护理常规，监测血压的变化。

3. 健康指导

（1）指导病人进低盐、低脂、低胆固醇饮食。改变不良的生活方式，如戒烟、限酒，保证充足的睡眠，适当运动，并保持乐观的情绪。

(2) 指导病人按医嘱服用降血压药物，定期测量血压、检查眼底，注意药物不良反应。

第三节 糖尿病性视网膜病变

糖尿病性视网膜病变是指在糖尿病的病程中引起的视网膜循环障碍，造成一些毛细血管无灌注区的局限性视网膜缺氧症，是糖尿病引起失明的主要并发症。

【护理评估】

了解病人的糖尿病病史、血糖控制状况，是否合并有其他糖尿病并发症。病人的主要表现为多饮、多尿、多食和体重下降等全身症状。眼部表现为不同程度的视力下降。糖尿病视网膜病变的体征为微动脉瘤、视网膜出血、新生血管、增生性玻璃体视网膜病和牵拉性视网膜脱离。糖尿病视网膜病变的临床分期见表1-9-2。

表 1-9-2 糖尿病视网膜病变的临床分期

病变严重程度	级别	临床特征
单纯型	I级	以后极部为中心，出现微血管瘤和小出血点
	II级	出现黄白色硬性渗出及出血斑
	III级	出现白色棉绒斑和出血斑
增殖型	IV级	眼底出现新生血管或并有玻璃体积血
	V级	眼底出现新生血管和纤维增殖
	VI级	眼底出现新生血管和纤维增殖，并发牵引性视网膜脱离

【辅助检查】

1. 血糖，糖化血红蛋白 确诊糖尿病。

2. 散瞳眼底检查　可查找有无新生血管和黄斑水肿；检查周边视网膜。

3. 荧光素眼底血管造影（FFA）　可检查是否出现视网膜无灌注区、有无黄斑缺血、微血管瘤和新生血管。

【治疗要点】

严格控制血糖，定期检查眼底。可通过药物治疗改善眼部局部微循环、抑制眼底新生血管形成，如口服芦丁、维生素 C，或玻璃体腔内注射抗 VEGF 药物。对微血管瘤可采用视网膜光凝术，严重病例可行玻璃体切割术。

【护理措施】

1. 视力严重下降的病人，应指导其家属在家庭和其他活动环境中如何保护病人，注意病人的安全，防止意外。

2. 告知病人控制血糖的重要性，定期监测血糖变化。

3. 激光治疗和手术治疗　对于眼底产生微血管瘤和新生血管，可以行玻璃体腔注射抗 VEGF 药物及激光治疗；眼底出血机化、玻璃体变性、视网膜牵拉、脱离等可以激光或者玻璃体手术来进行处理。

4. 观察视力、眼压变化　指导病人按医嘱用药和门诊复查，警惕新生血管性青光眼、牵引性视网膜脱离的出现。

5. 健康指导

（1）向病人或家属传授糖尿病和糖尿病视网膜病变的预防和治疗知识，强调控制血糖的意义。向病人介绍饮食治疗的目的、意义及具体措施，并监督落实。

（2）指导病人按医嘱用药，并定期复查眼底，以便能早期发现糖尿病视网膜病变，早期治疗。

（3）告知病人发现异常及时就诊，如出现眼痛、头痛、雾视、虹视、视力突然下降，可能是新生血管性青光眼的发生。

9

第四节　视网膜脱离

视网膜脱离是指视网膜的神经上皮层和色素上皮层之间的脱离。根据发病原因分为孔源性、牵拉性和渗出性视网膜脱离。

1. 孔源性视网膜脱离　发生在视网膜裂孔形成的基础上，液化的玻璃体经裂孔进入视网膜，引起视网膜脱离。多见于老年人、高度近视、眼外伤和无晶状体眼者。

2. 牵拉性视网膜脱离　指因增殖性玻璃体视网膜病变的增殖条牵拉而引起的没有裂孔的视网膜脱离。多见于糖尿病视网膜病变、视网膜静脉周围炎（又称 Eales 病）等引起的新生血管膜的牵拉，或眼球穿通伤引起的纤维组织增生的牵拉。

3. 渗出性视网膜脱离　由于病变累及视网膜或脉络膜血液循环，引起液体集聚在视网膜的神经上皮下造成的。多见于葡萄膜炎、Coats 病（又称视网膜毛细血管扩张症）、中心性浆液性脉络膜视网膜病变等。

【护理评估】

了解孔源性视网膜脱离病人有无高度近视、眼外伤史，是否为白内障摘除术后的无晶状体眼，是否为老年病人等情况；了解牵拉性视网膜脱离病人有无妊娠高血压综合征、肾炎、糖尿病等情况；了解渗出性视网膜脱离病人有无中心性浆液性脉络膜视网膜病变、葡萄膜炎、糖尿病视网膜病变、玻璃体积血等情况。病人主要表现为：

1. 眼前闪光感，黑影飘动和"飞蚊症"。

2. 黄斑区受损，中心视力下降。

3. 相对应于视网膜脱离区域的视野缺损。

4. 眼压多偏低。

【辅助检查】

1. 眼部 B 超　可显示视网膜脱离的范围、高度。

2. 眼底彩照　可以直观显示视网膜后极部的眼底

情况。

3. 欧宝全景激光眼底照相　除了有眼底彩照的优点之外，还可以显示周边部视网膜。

【治疗要点】

1. 孔源性视网膜脱离　应尽早手术封闭裂孔。常用闭合裂孔的手术方式有激光光凝、透巩膜光凝、电凝或冷凝，再在裂孔对应的巩膜外做顶压术、巩膜环扎术。复杂的视网膜脱离选择玻璃体内手术，去除混浊的屈光介质、剥除增殖膜、气体或硅油玻璃体腔内充填等，使视网膜复位。

2. 牵拉性视网膜脱离　累及黄斑区需行玻璃体手术治疗。

3. 渗出性视网膜脱离　主要是针对原发病进行治疗。

【护理措施】

1. 手术前护理

（1）嘱病人安静卧床休息，并使裂孔处于最低位，减少视网膜脱离范围扩大的机会。

（2）术眼充分散瞳，协助医生查明视网膜脱离区及裂孔是关键。散瞳后病人可出现视物模糊、行走困难等，应做好解释及安全护理。

（3）术前向病人讲述手术的大概过程以及手术前后的注意事项，鼓励病人密切配合治疗，争取早日康复。

2. 手术后护理

（1）术后病人安静卧床 1 周，双眼包扎，充分休息。

（2）体位护理

1）视网膜脱离行外路手术没有注入气体或硅油的病人，术后体位应保持裂孔最低位。

2）玻璃体腔注入气体或硅油的病人，应采取适当体位，使视网膜裂孔处于最高位，以帮助脱离的视网膜复位。后极部裂孔手术后病人可选择俯卧位或头低坐位。周边部裂孔手术后病人可采取侧卧位，如果裂孔位于 2~4 点，则右侧位；如果裂孔位于 8~10 点，则左侧位；

9

如果裂孔位于4~8点，可选择胸高头低位；如果上下方都有裂孔，可选择交替体位，即头部低位与头高位交替。严禁仰卧位，以免出现晶状体混浊、角膜混浊等并发症。

3）注气者待气体吸收后行正常卧位；注油者应采取特殊体位3~6个月。在采取特殊体位期间，应做好舒适护理，指导其定时变更体位，如俯卧位改为头低坐位；并注意观察其受压部位皮肤有无发红现象，定时按摩病人四肢肌肉，嘱其适当活动关节和四肢。可提供辅助器具如有孔床垫、有孔床单、气圈、玻切体位桌等，以帮助病人更好采取特殊卧位。

4）应告知病人和家属保持正确体位的重要性及不坚持特殊体位的严重后果，以提高病人的依从性，保证治疗效果。

（3）病情观察

1）监测眼压：玻璃体腔注气的种类包括空气和惰性气体。惰性气体可因吸收眼组织内的氮气、氧气等而膨胀，气泡体积变大，从而导致眼压升高。术后需及时评估病人眼压情况，发现眼压增高症状，如眼部胀痛、头痛、恶心、呕吐等，需及时通知医生处理，如给予降眼压药、前方穿刺，必要时适当放液放气。

2）疼痛护理：行巩膜环扎术者，术后眼部疼痛明显；玻璃体腔注气者，因气泡体积变大导致眼压升高，也可引起眼痛，甚至引起偏头痛。术后需严密观察病人有无眼痛、头痛，听取病人主诉，做好心理护理，并按医嘱给予止痛药。

3）由于术中牵拉眼肌，术后病人可出现恶心、呕吐等症状，可遵医嘱给予镇静、止吐药。

4）眼内炎等感染症状观察：观察有无眼痛、眼部分泌物增多等眼内炎症状，一旦发现马上通知医生，遵医嘱行抗菌药物治疗，必要时做细菌培养。

（4）生活护理：术后，患眼继续散瞳至少1个月，做好安全护理；饮食清淡，多食高纤维素食物，保持大便通畅。

3. 健康指导

（1）术后恢复期遵医嘱继续坚持适当体位。

（2）避免眼压升高因素：在恢复期避免用力排便、咳嗽、剧烈运动或重体力劳动等，以防视网膜再次脱离。

（3）教会病人正确滴眼药水的方法，指导其注意眼部卫生，勿用手揉眼睛。

（4）玻璃体腔注气病人1个月内勿乘飞机，勿去海拔高的地区，以免眼压增高。

（5）嘱按时用药，按时复查，如有眼痛、眼胀、突然视物模糊等请及时就诊。

第五节　玻璃体混浊

玻璃体为透明的屈光介质，是一种特殊的黏液状胶样组织，呈凝胶状态，主要由水、Ⅱ型胶原纤维网支架和交织在其中的透明质酸分子组成，玻璃体内还含有可溶性蛋白、葡萄糖、游离氨基酸和电解质等。玻璃体的正常代谢依赖于睫状体、脉络膜和视网膜的正常生理功能。玻璃体病是玻璃体受周围组织病变的影响而发生的变性、出血、渗出等病理变化，表现为玻璃体液化、后脱离、混浊等。

【护理评估】

了解眼病病史，有无高度近视、眼外伤，无晶状体眼、葡萄膜炎等。飞蚊症病人主要临床表现为眼前黑影飘动，挥之不去。散瞳后，在裂隙灯可见玻璃体内条索状漂浮物，并见视网膜上黑色投影，为玻璃体混浊。前置镜下可见玻璃体内视盘前环形条索，为玻璃体后脱离。

飞蚊症是指眼前有飘动的小黑影，多见于老年人及高度近视病人。玻璃体液化和后脱离是引起飞蚊症的主要原因。

闪光感是由视网膜受机械刺激产生，常继发于玻璃体与视网膜的急性脱离，有玻璃体后脱离的病人常主诉有闪光感。

【辅助检查】

1. 眼部 B 超检查 可了解玻璃体液化、后脱离及混浊的程度。

2. 裂隙灯或检眼镜检查 扩瞳后通过裂隙灯或检眼镜检查可见玻璃体混浊或后脱离。

【治疗要点】

认真查找病因，积极预防与治疗原发眼病。若仅有玻璃体混浊及后脱离均无特殊治疗措施，需做好解释，并定期随访。如出现视网膜裂孔或脱离应及早手术治疗。

【护理措施】

1. 鼓励病人表达自己的感受，并给予安慰与理解，告知病人黑影飘动的原因，可逐渐适应，不必过度紧张，严重影响生活者可行手术治疗。

2. 积极寻找病因，预防与治疗原发疾病。

3. 健康指导 告知病人不要从事重体力劳动和剧烈运动，按医嘱用药和定期复查，发现视力异常及时就诊。

（陈燕燕　许晶晶）

第十章

屈光不正病人及老视的护理

眼球是一个复合光学系统，光线进入眼内，通过各屈光间质后发生折射，在视网膜上形成一个倒立缩小的实像，这种生理功能称为屈光。在眼的调节静止状态下，外界平行光线经过眼的屈光系统后，在视网膜黄斑中心凹处聚焦，这种屈光状态称为正视（图1-10-1）。若平行光线不能在视网膜黄斑中心凹上聚焦，形成一个弥散的环，则称为屈光不正。屈光不正可分为近视、远视和散光等。

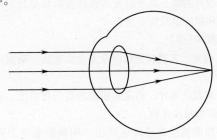

图1-10-1　正视眼

第一节　近　视

在眼的调节静止状态下，平行光线经过眼的屈光系统屈折后，聚焦在视网膜之前，这种屈光状态称为近视

（图 1-10-2）。近视眼按度数可分为：轻度为 ≤ − 3.00D，中度为 − 3.25D ～ − 6.00D，高度为 > − 6.00D。近视按屈光成分可分为：屈光性近视、轴性近视、混合性近视。

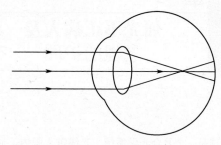

图 1-10-2　近视眼

【护理评估】

了解有无家族史。近视最突出的症状是远视力下降，但近视力正常（眼底和玻璃体发生变性者除外）。近视初期常有远视力波动，注视远处物体时喜眯眼，容易产生视疲劳；重者可发展为外隐斜或外斜视，斜视眼为近视度数较高的眼。高度近视者眼球前后径变长，可有眼球突出和眼底退行性变化。

【辅助检查】

1. 验光　客观验光法以及主觉验光法，确定近视及度数。

2. 角膜曲率计　测定角膜前表面的弯曲度，确定角膜散光的轴位及度数。

3. 检眼镜检查或眼底照相　明确眼底是否有其他病变。

【治疗要点】

矫治方法主要有配戴框架眼镜、角膜接触镜（隐形眼镜）和屈光手术。

1. 屈光矫正　配戴框架眼镜、角膜接触镜（隐形眼镜）。须先经准验光确定近视度数，应用合适的凹透镜使光线发散，进入眼屈光系统后聚焦在视网膜上。

2. 屈光手术

（1）角膜屈光手术：分为非激光与激光角膜屈光手术。

1）激光角膜屈光手术：是用电脑控制激光的能量强度、发射频率和光圈大小等参数，利用激光的高光子能量直接对角膜光学区进行切削，改变角膜曲率以矫正近视和散光。常见手术方式见表1-10-1。

表1-10-1 准分子激光手术方式和适应证

手术名称	手术适应证
PRK（准分子激光屈光性角膜切削术）	度数在 −1.00D ~ −6.00D
LASIK（准分子激光原位角膜磨镶术）	度数在 −1.00D ~ −12.00D、角膜厚度足够的病人，是目前最常用的方法
LASEK（准分子激光上皮瓣下角膜磨镶术）	度数在 −1.00D ~ −6.00D、角膜相对较薄的病人
Epi-LASIK（机械法准分子激光上皮瓣下角膜磨镶术）	角膜太薄或太扁平而不适合接受 LASIK 手术的病人
SMILE（小切口飞秒激光基质透镜取出术）	度数在 −1.00D ~ −6.00D，角膜厚度大于 480μm，角膜曲率在 39.00D ~ 48.00D，角膜直径大于 11mm

2）非激光角膜屈光手术：主要有放射状角膜切开术、角膜基质环植入术、散光性角膜切开术、角膜胶原交联术。

（2）眼内屈光手术：目前已开展的手术治疗方法有白内障摘除及人工晶状体植入术、透明晶状体摘除及人工晶状体植入术、有晶状体眼人工晶状体植入术。

（3）巩膜屈光手术：如后巩膜加固术、巩膜扩张术等。

【护理措施】

1. 向病人及家长解释近视视力矫正的重要性及可能的并发症，纠正"戴眼镜会加深近视度数"的错误认知。建议在睫状肌麻痹状态下验光，以取得较为准确的矫正度数。

2. 框架眼镜　其特点是安全、简便、经济。配戴前须先经准确验光确定近视度数。镜片选择以获得最佳视力的最低度数的凹透镜为宜。指导病人和家属学会眼镜的护理：①坚持双手摘戴眼镜；②眼镜应戴在脸部的正确位置；③镜片沾上灰尘时，请用流水冲洗，再以眼镜专用布或软纸擦干；④参加剧烈运动时不要戴眼镜，以免眼镜受到碰撞；⑤眼镜摘下后应放入眼镜盒内，避免挤压和磨损。

3. 角膜接触镜（隐形眼镜）　其特点是可以增加视野，减少两眼像差，并有较佳的美容效果。根据材料不同可分为：①软镜：验配较简单，配戴舒适；②硬性透气性接触镜（RGP）：特点是透氧性强、抗蛋白沉淀、光学成像质量佳，但验配较复杂，必须严格规范验配、定期复查；③角膜塑型镜（OK镜）：也是高透氧性硬镜，通过压迫角膜中央区，逐步使角膜的弯曲度变平，从而降低近视度数，提高裸眼视力。

角膜接触镜的护理要点：①养成良好的卫生习惯，取、戴前均应仔细洗手；②避免超时配戴和过夜配戴，初次戴镜一般第一天戴5~6小时，然后每天延长1~2小时，至1周后每日可戴镜12~16小时；③定时复查，如有异物感、灼痛感马上停戴；④定期更换镜片；⑤游泳时不能戴镜片；⑥如果戴镜后刺激症状强烈，应摘下重新清洗后再戴。

4. 角膜屈光手术护理

（1）手术前护理：①向病人详细解释不同手术方法的优缺点和适应证，帮助病人选择合适的术式。②对选择PRK、LASEK、Epi-LASIK手术的病人要告知手术当天疼痛较为明显，并指导减轻疼痛的技巧。③告知病人

10

术后短时期内视力可能不稳定，也有因调节适应问题出现看近物时有重影，均属于正常情况。④平时戴角膜接触镜者，须在停戴48～72小时后方可进行手术前眼部检查；长期戴软镜者须停戴1～2周；戴硬镜者须停戴4～6周；⑤协助病人进行全面的眼部检查，包括视力、屈光度、眼底、瞳孔直径、角膜地形图、角膜厚度等。

（2）手术后护理：①嘱病人严格遵医嘱用药；②PRK、LASEK、Epi-LASIK手术病人术后有较明显的疼痛，但24小时内会逐渐减轻，如果疼痛加剧，应立即就诊；③遵医嘱复查视力、眼压、角膜上皮愈合情况等，如出现眼前黑点、暗影飘动、突然视力下降，应立即门诊复查；④禁止揉眼睛，避免碰伤眼睛，近期内避免游泳和剧烈运动，1周内避免看书、看报、使用电脑等；⑤洗脸洗头时，避免脏水进入眼内；⑥外出戴防紫外线的太阳镜。

5. 眼内屈光手术　目前已开展的手术治疗方法有白内障摘除及人工晶状体植入术、透明晶状体摘除及人工晶状体植入术、有晶状体眼人工晶状体植入术。护理措施可参考第一部分第七章的相关内容。

6. 巩膜屈光手术　指在巩膜上施行的手术，如目前开展的后巩膜加固术。后巩膜加固术是将异体巩膜或非生物材料制成各种形状的条带或条块，加强巩膜的抵抗力，阻止近视的发展。

7. 健康指导　指导病人养成良好的用眼卫生习惯：①避免用眼过度：注意眼睛劳逸结合，不要长时间近距离视物；②养成良好的读写习惯和姿势；③定期检查视力，根据屈光检查结果及时调整眼镜度数；④高度近视病人应避免剧烈运动，如打篮球和跳水等，防止视网膜脱离。

第二节　远　视

在眼的调节静止状态下，平行光线经眼的屈光系统屈折后，焦点聚在视网膜后面的屈光状态称为远视（图1-10-3）。远视眼按度数可分为：轻度为 ≤ +3.00D，中

度为 + 3.25D ~ + 5.00D，高度为 > + 5.00D。远视按屈光成分可分为：轴性远视、屈光性远视和混合性远视。

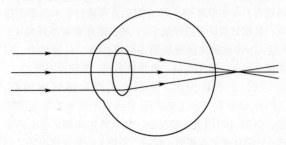

图 1-10-3　远视眼

【护理评估】

视疲劳是远视病人的重要症状，表现为视物模糊、头痛、眼球胀痛、眉弓部胀痛、畏光、流泪等。闭目休息后，症状减轻或消失。因屈光度、调节力不等，视力下降程度亦有差别：①远近视力均好：轻度远视青少年，由于其调节力强，视力可无影响；②远视力好，近视力差：见于远视程度较高，或因年龄增加而调节力减弱者；③远近视力均差：见于高度远视，极度使用调节仍不能代偿。远视程度较重的幼儿易诱发内斜视。同时产生斜视性弱视。眼底可表现为假性视乳头炎。

【辅助检查】

1. 验光　客观验光法以及主觉验光法，确定远视及度数。

2. 角膜曲率计　测定角膜前表面的弯曲度，确定角膜散光的轴位及度数。

【治疗要点】

治疗方法选择凸透镜矫正。轻度远视一般无需配镜；若伴内斜、远视程度高、视疲劳、视力障碍时，则需配镜矫正；内斜视者应予全矫正。

【护理措施】

1. 定期视力检查，建议每半年复查一次。根据屈光检查结果及时调整眼镜镜度数。注意眼位变化，斜视病人应及早进行斜视矫正和正位视训练。

2. 指导家属配合睫状肌麻痹剂验光，为了获得人眼在调节静止状态下的屈光度数，通常选用阿托品眼膏或双星明滴眼液等睫状肌麻痹剂，使瞳孔散大，睫状肌松弛，又称散瞳验光。睫状肌麻痹剂使用方法：每天3次，连续使用3天，再测视力。药物使用期间，患儿视力模糊，家长要给予生活上帮助，防止跌倒。

3. 指导正确用眼的方法；眼镜、角膜接触镜的配戴护理方法同本章第一节的相关部分。

4. 屈光手术的护理参考本章第一节的相关部分。

5. 健康指导

（1）向病人及家属宣传远视眼的相关知识，原则上远视眼的屈光检查应在睫状肌麻痹状态下进行，用凸透镜片矫正。

（2）12周岁以下儿童或检查过程中调节能力强的病人应采用睫状肌麻痹剂验光。

（3）轻度远视，如无症状则不需矫正；如有视疲劳和内斜视，虽然远视度数低也应戴镜矫正；中度远视或中年以上病人，应戴镜矫正，以增进视力、消除视疲劳和防止内斜视。

第三节 散 光

散光是由于眼球各屈光面在各径线（子午线）的屈光力不等，从而使外界光线不能在视网膜上形成清晰物像的一种屈光不正现象。

【护理评估】

因散光的度数和轴位不同，视力下降的程度也不同。低度散光视力影响不大；高度散光看远及看近均不清楚，似有重影。易出现视疲劳，表现为头痛、眼胀、流泪、看近物不能持久、单眼复视等。看远看近均喜眯眼。出现代偿头位，利用头位倾斜和斜颈等自我调节，以求得较清晰的视力。幼年时期的高度散光易引起弱视。

【辅助检查】

1. 眼底检查　可见视盘呈垂直椭圆形，边缘模糊。

2. 角膜地形图　测定各种不规则散光。

3. 角膜曲率计　可测定角膜前表面的弯曲度。

【治疗要点】

1. 轻度散光，如无影响视力，不需矫正；如影响视力，则应矫正。

2. 规则散光可戴框架眼镜矫正；不规则散光可试用硬性透气性接触镜（RGP）矫正；高度散光以及不规则散光可采用准分子激光屈光性角膜手术。

【护理措施】

1. 向病人及家属讲解散光的相关知识，发现散光及时矫正，指导病人戴镜，防止弱视发生。硬性透气性接触镜（RGP）矫正需要 1~2 周戴镜适应期，病人会有异物感、视力波动及干涩等症状，以后感觉会逐渐变好。

2. 用眼卫生知识、戴镜知识和手术治疗的相关护理参考本章第一节的相关部分。

第四节　老　视

随着年龄增加，晶状体弹性减弱，睫状肌功能减低，眼的调节功能日益减退，约在 40~45 岁开始，出现阅读等近距离工作困难的现象，称为老视，又称老花，是一种生理现象。

【护理评估】

主要表现为视近物困难，常将注视目标放得远些才能看清。在光线弱的环境下，近视力更差，伴随视疲劳、头痛、眼胀、流泪、看近物不能持久、单眼复视、视力不稳定、看书错行等。

【辅助检查】

验光可以确定老视的程度。

【治疗要点】

矫正方法常选择框架眼镜、角膜接触镜，也可选择屈光手术。在准确验光确定老视度数后，选择合适的凹透镜，以弥补看近时调节力的不足。目前有 3 种配镜方式，即单光镜、双光镜和渐变多焦点镜。

【护理措施】

1. 对于老视者的检查应首先仔细询问病史，了解被检查者的视觉需求和存在的视觉问题，进行必要的眼健康状态检查和全身基本健康状况的了解，针对其近、中距离视觉状态进行检查。

2. 了解老视者工作性质和阅读习惯，选择合适的镜片，使阅读保持持久的清晰和舒适，缓解视疲劳症状。

3. 选择单光眼镜以满足近用阅读需求，但不能满足看远矫正要求。

4. 双光眼镜是将两种不同屈光力磨合在同一镜片上，成为两个区域的镜片。验配双光镜，必须使子片定位准确，这样配戴者才能获得清晰的远、近视力和足够的远、近视野。双光镜弥补了单光镜不能兼顾远近的不足，但外观上不够美观，且常出现像跳现象。

5. 渐变多焦点镜是通过改变镜片前表面曲率半径而使镜片屈光力发生变化，提供自远点到近点全程、连续的清晰视觉，具有更加自然的调节使用；良好、自然的中间视觉；视觉自然，符合生理光学。但渐变多焦镜片的阅读区比一般双光镜片的位置要低，阅读时须将头抬高才能使眼球向下转至阅读区，存在中、近距离视野相对狭小；眼位、头位运动相对增加等缺点。验配前需要对配戴者详细地解释，使配戴者对渐变镜有初步的认识，同时了解配戴者的视觉需求，如最习惯工作距离、特殊视觉需求、与视觉有关的头部运动等。渐变镜给配戴者带来新的视觉感受，因此需要定期随访，了解配戴者的适应过程，并及时了解其屈光状态、眼镜配适情况的变化。

（施颖辉）

第十一章

斜视及弱视病人的护理

斜视指任何一眼视轴偏离的临床现象，表现为眼位不正，多为眼外肌或支配眼外肌的神经功能异常所致。斜视根据眼球运动及斜视角有无变化分为共同性斜视和非共同性斜视；根据融合功能分为隐斜和显斜（包括间歇性斜视和恒定性斜视）；根据注视情况分为交替性斜视和单眼性斜视；根据发病年龄分为先天性斜视和获得性斜视；根据偏斜方向分为水平斜视［包括内斜视（图1-11-1）和外斜视（图1-11-2）］、垂直斜视（包括上斜视和下斜视）、旋转斜视（包括内旋转斜视和外旋转斜视）和混合型斜视。

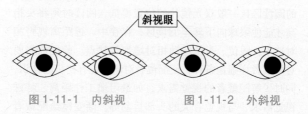

图 1-11-1　内斜视　　　　图 1-11-2　外斜视

第一节　共同性斜视

共同性斜视是指双眼轴分离，并且在向各方向注视时偏斜度均相同的一类斜视。

【护理评估】

眼轴不平行，一眼偏斜。遮盖健眼，眼球运动基本正常。双眼各方向注视时，斜视角皆相等，即第一斜视角（健眼固视时，斜视眼的偏斜角度）与第二斜视角（斜视眼固视时，健眼偏斜的角度）相等。无复视，亦无代偿头位。在散瞳下进行屈光检查，常发现斜视病人有屈光不正和弱视。

【辅助检查】

1. 遮盖法 交替遮盖法用于检测有无斜视；遮盖-去遮盖法可鉴别隐斜和显斜。

2. 角膜映光法（Hirschberg test） 是测定斜视角最简单的方法。

3. 三棱镜法 测量的棱镜度数即为患眼的斜视度数。

4. 同视机法 可精确测量斜视的度数。

【治疗要点】

矫正屈光不正，同时治疗弱视和正位视训练。如经非手术治疗半年后仍然偏斜者，应及时行斜视手术矫正眼位。

【护理措施】

1. 通过沟通交流，使病人感受到护士的关心、爱心，解除自卑心理。

2. 斜视矫治手术前护理

（1）按外眼手术常规准备。对于需全麻手术的患儿，应做好禁食禁饮及全麻复苏准备，并教会家属如何配合手术。

（2）为评估术后发生复视的可能性，需做三棱镜耐受试验或角膜缘牵引缝线试验。如可能发生融合无力性复视者，一般不宜手术。

（3）成人共同性斜视只能手术改善外观，要做好耐心细致地解释工作。

3. 斜视矫治手术后护理

（1）术后双眼纱布遮盖，使手术眼得到充分休息，防止肌肉缝线因眼球转动而被撕脱。告诉患儿及家属不要提早做眼球运动或自行观察眼位矫正情况。

11

（2）观察病人有无恶心呕吐现象，教其减轻恶心感的方法，如舌尖抵着硬腭等，以缓解症状。严重者遵医嘱给予肌内注射止吐药物。

（3）密切观察术后感染症状，如发现分泌物增多，应报告医生，及时更换敷料。

（4）观察眼位、视力变化。如果出现复视，告诉家长鼓励患儿看清晰的物像，不要刻意寻找复视造成的物像。复视现象一般在手术1周后渐渐消失。戴针孔镜，让病人自行控制眼球运动，以防撕开缝线。

（5）斜视矫正手术后要再次检查视力，根据结果决定是否继续进行弱视及正位视训练，以巩固和提高视功能。

4. 健康指导　指导患儿及家属配合训练，力争早日建立正常的双眼视功能。

（1）矫正屈光不正：内斜伴远视、外斜伴近视或散光应全部矫正。对于使用阿托品散瞳验光的患儿，应向其家长介绍阿托品的具体用法，并告知使用后有持续约3周时间的畏光和视近模糊的情况，嘱其不必紧张。

（2）指导患儿及家属配合训练，力争早日建立正常的双眼视功能。

第二节　非共同性斜视

非共同性斜视根据眼球运动限制的原因分为两种：一种是由于神经肌肉麻痹引起的麻痹性斜视；另一种是由于粘连、嵌顿等机械性限制引起的限制性斜视。本节重点介绍麻痹性斜视。

【护理评估】

眼球运动受限且向麻痹肌正常作用方向的对侧偏斜；第二斜视角大于第一斜视角。为避免或减轻复视的干扰，头向麻痹肌作用方向偏斜，表现为代偿头位（眼性斜颈）。遮盖一眼则代偿头位消失。可出现复视，伴头晕和恶心、呕吐等症状，遮盖一眼，症状可消失。先天性眼肌麻痹，可无复视症状。

【辅助检查】

1. 眼球运动试验　可通过眼球 6 个方位的运动观察哪只眼睛运动落后或过度，从而来判断哪一条眼外肌麻痹。

2. 红玻片试验法　可判断哪一条眼外肌麻痹，是常用的比较精确的检查麻痹性斜视的方法。

3. Parks 三步法　诊断垂直肌麻痹的有效方法。

【治疗要点】

先天性麻痹性斜视如有代偿头位和斜视角较大等以手术治疗为主；后天性麻痹性斜视以病因治疗和对症处理为主；对暂时不能消除复视者，可遮盖一眼（最好是健眼），以克服复视；对病因消除后药物治疗半年以上无效者可考虑手术治疗。

【护理措施】

1. 向病人及其家属解释疾病有关知识、治疗方法和预后的信息，增强治疗信心。应告知病人术后复视仍有可能存在，使病人和家属对手术有客观认识。

2. 指导遮盖疗法，告诉病人遮盖一眼（最好是健眼），可消除因复视引起的全身不适和预防拮抗肌的挛缩。严密观察，在挛缩发生前施行手术。

3. 支持疗法护理，遵医嘱肌内注射维生素 B_1、维生素 B_{12}，针灸及理疗，以促进麻痹肌的恢复。

4. 按外眼手术常规护理，术后早期监测生命体征，密切观察病人是否有眩晕、复视等症状。

5. 手术治疗后应再次仔细检查病人的双眼视功能情况，指导双眼视功能训练。

6. 健康指导

（1）消除引起麻痹性斜视的病因，积极治疗感冒、脑炎、颅内肿瘤、高血压、糖尿病或外伤等疾病。

（2）对于有弱视的病人，应向病人及其家长详细讲解弱视治疗的措施和注意事项，鼓励其坚持规范训练。

（3）保持身心健康，生活有规律，锻炼身体，增强体质。

11

（4）斜视手术后的病人，指导病人按医嘱用药，定期随访。

第三节　弱　视

弱视指单眼或双眼最好矫正视力低于0.8，而眼部无明显器质性病变的一种视觉状态。弱视是一种可治疗的视力缺损性常见眼病。早发现、早治疗弱视，预后好。

弱视按发病机制的不同可分为：斜视性弱视、屈光参差性弱视、形觉剥夺性弱视和屈光不正性弱视。

【护理评估】

1. 视力减退，其最佳矫正视力低于0.8，达不到该年龄层的正常视力。临床上将屈光矫正后视力在0.6～0.8者定为轻度弱视，0.2～0.5者为中度弱视，≤0.1者为重度弱视。中重度弱视者常伴有斜视和眼球震颤。

2. 拥挤现象　患儿对排列成行的视标分辨力较单个视标差，对比敏感度功能降低。

3. 双眼单视功能障碍。

【辅助检查】

弱视表现为视力减退，但在暗淡光线下，弱视眼的视力改变不大。临床上弱视患儿往往无主诉，常在视觉检查时发现异常。为了保证视力检查的准确性，建议在充分散瞳后检查更准确。常用的检查视力的方法：

1. 2岁以内婴幼儿

（1）观察法：婴幼儿视力检查比较困难，不伴有斜视的弱视则更不易发现。可用临床观察法衡量婴幼儿的视力。如交替遮盖法：先后交替遮盖患儿的一只眼，观察和比较他的反应；或用一张有趣的图片或玩具引逗他，连续移动，根据他的单眼注视和追随运动来估计他的视力。

（2）视动性眼震颤方法：利用能旋转的黑色条纹的眼震鼓，观察眼动状态。

2. 2～4岁儿童　图形视力表或E视力表检测，有拥挤现象。

3. 5 岁以上儿童　与成人一样，用 E 视力表检测。

[治疗要点]

弱视治疗的效果取决于年龄、弱视程度和对治疗的依从性等。首先应去除形觉剥夺因素，如白内障、上睑下垂；其次应配戴合适的眼镜；再则，对于单眼的斜视性弱视、屈光参差性弱视，在矫正屈光不正后用遮盖法治疗，即遮盖视力较好眼，强迫弱视眼注视。

[护理措施]

1. 向患儿和家属详细解释弱视的危害性、可逆性、治疗方法及可能发生的情况、注意事项等，取得他们的信任和合作。

2. 常规遮盖疗法　指导患儿遮盖视力较好眼，即优势眼，消除双眼相互竞争中优势眼对弱视眼的抑制作用，强迫弱视眼注视，同时使大脑使用被抑制眼，提高弱视眼的固视能力和视力。这是弱视患儿最有效、最常用的治疗方法。遮盖期间鼓励患儿用弱视眼做描画、写字、编织、穿珠子等精细目力的作业。遮盖健眼要严格和彻底，避免病人偷看而影响疗效，同时警惕发生遮盖性弱视。具体遮盖时间及程度应根据患儿年龄大小、双眼视力相差情况作适当调整。

3. 后像疗法　指导患儿平时遮盖弱视眼，治疗时盖健眼，用强光炫耀弱视眼（黄斑中心凹 3°~5° 用黑影遮盖保护），再在闪烁的灯光下，注视某一视标，此时被保护的黄斑区可见视标，而被炫耀过的旁黄斑区则看不见视标。每天 2~3 次，每次 15~20 分钟。

4. 其他治疗方法　压抑疗法是利用过矫或欠矫镜片或睫状肌麻痹剂抑制健眼看远或（和）看近视力的方法，视觉刺激疗法（光栅疗法），红色滤光胶片疗法等。

5. 调节性内斜视经镜片全矫后，应每半年至 1 年检眼 1 次，避免长期戴足远视镜片而引起调节麻痹。

6. 定期随访　为巩固疗效、防止弱视复发，所有治愈者均应随访观察，一直到视觉成熟期，随访时间一般为 3 年。

（施颖辉）

第十一章

眼保健和低视力康复

第一节 眼保健

儿童和青少年时期是用眼最多的时候，因为他们学业负担重及受电视、电脑的诱惑多，而这段时间也恰是生长发育的加速期，稍不注意就会近视。有数据显示近视发病率在小学生为35%~38%，初中生为60%，高中生为70%。每天使用电脑的上班族，长期注视电脑荧光屏，已经成为视觉疲劳的主要人群。因此，做好眼保健成为一件迫在眉睫的事。

【护理评估】

评估病人有无出现近视的表现，如远视力下降、眯眼等；有无出现视疲劳表现，如眼及眼眶周围疼痛、视物模糊、眼睛干等。

【护理措施】

1. 看电视、电脑时要特别注意保护视力

（1）电视机的位置和距离：电视机尽可能放置在光线比较柔和的角落，高度要适当，电视机的屏幕中心最好和眼睛处在同一水平线上或稍低一些。看电视时，最好坐在屏幕的正前方，如果坐在旁侧，观察角不应小于45°。电脑高度则最好以屏幕上端位于水平视线向下30°为宜，屏幕可向上略倾斜10°。这样可以减少眼角膜的暴露面积，减轻干眼症。

（2）电视机的对比度和房间的亮度：电视机的对比度要合适。最好在室内开一盏瓦数较低、光线比较柔和的小灯泡，有罩的更好，以调节室内的背景亮度，使眼睛不感到疲劳。

2. 读书写字姿势要正确　从小培养正确的写字、读书姿势，要做到"三个一"：手离笔尖一寸、眼离书本一尺、胸离桌边一拳。

3. 用对光源　照明光线的强弱与近视也有明显关系。光线太强会刺激眼睛，太弱会使眼睛疲劳，应该选用稳定性好的光源，如白炽灯、台灯等。照明应位于人眼左前方 40～50cm 外，这样可以使书面或作业面上没有阴影。最好选用无反光的纸张书写。

4. 良好的用眼卫生习惯　避免用眼过度，注意劳逸结合，不要长时间近距离视物。看书学习 1 小时左右，要让眼睛休息 5～10 分钟，看看远处的景物，让眼睛肌肉得到锻炼。

5. 做好眼保健操　眼保健操是根据中医学推拿、按摩的理论，通过经络穴位结合医学医疗组合而成。做操时，用手指末端在眼周围相关的穴位上进行自我按摩。通过按摩引起温柔的刺激，增强眼的血液循环，改善神经的营养，消除眼睛的疲劳，增强视功能的作用。

12

做眼保健操时要注意保持两手清洁，两眼轻闭，思想要集中，全身肌肉放松，按节拍进行，每天上、下午各做一次，应坚持不懈。按揉穴位要准确，手法要适当，不要过分用力，以按摩处有点酸胀的感觉为好。

6. 注意饮食和营养平衡　维生素 A 素有"护眼之神"之称，是预防干眼、视力衰退、夜盲症的良方，以胡萝卜及绿色蔬菜和红枣中含量最多。维生素 B 是视觉神经的营养来源之一，维生素 B_1 不足眼睛容易疲劳，维生素 B_2 不足容易引起角膜炎，以芝麻、大豆、鲜奶、麦芽等食物中含量较丰富。维生素 C 是组成晶状体的成分之一，缺乏维生素 C 容易患白内障，以青椒、黄瓜、菜花、小白菜、鲜枣、生梨、橘子等食物中含量最高。

7. 多进行球类运动　球类运动特别是快速移动的球类运动，对眼睛也有保健作用。因为在进行球类运动时，双眼必须紧紧盯着穿梭往来、忽远忽近、旋转多变的快速来回物体，使眼球内部不断运转，血液循环增强，眼神经功能提高，因而能使眼睛的疲劳消除或减轻，起到预防近视的作用。

第二节　视疲劳

视疲劳是眼科常见的一种症状，是一种在用眼后发生的眼部和眼眶周围的感觉模糊但又确实存在的不适感。

【护理评估】

了解病人工作性质、用眼情况、全身健康状况以及有无屈光、眼肌和调节方面的异常。

视疲劳不是独立的疾病，而是由于各种原因引起的一组疲劳综合征。常见症状有近距离工作不能持久，出现眼及眼眶周围疼痛、视物模糊、眼睛干涩、流泪等，严重者头痛、恶心、眩晕。其与下列因素有关：①眼部因素：如近视、远视、结膜角膜炎、泪液分泌减少等；②全身因素：如神经官能症；③心理因素、环境因素：如光照不足或过强、注视目标过小过细等。

【治疗要点】

根据引起视疲劳的原因进行针对性治疗。

【护理措施】

1. 注意保护眼睛，避免强光、高温刺激，使用能提供明暗对比的柔和灯光，减弱电脑屏幕的光线，让屏幕的亮度降低。

2. 保证休息，看书、看电视或电脑屏幕不可时间过长，连续用眼 1 小时，应让眼充分休息 10～15 分钟。

3. 读书写字、操作电脑保持正确的姿势，书本和眼睛保持约 30cm 的距离。

4. 常做眼保健操。

5. 禁用阿托品类抑制腺体分泌的药物。

6. 注意饮食和营养的平衡，平时多吃些粗粮、蔬菜、薯类、豆类、核桃、枸杞、猪肝、水果等含有维生素、蛋白质和纤维素的食物；间断补充鱼肝油丸等。

7. 如眼干症状较重，可经眼科医生同意后适当使用人工泪液或 1% 甲基纤维素滴眼。

8. 如为屈光不正引起，应嘱病人及时配戴合适的眼镜，以解除眼过度调节引起的视疲劳。

第三节　防盲治盲和低视力康复

盲和低视力是指一种视觉状态，根据 WHO 1973 年提出的盲和视力损伤的分类标准，低视力指双眼中视力较好眼的最佳矫正视力低于 0.3，但大于等于 0.05，盲指双眼中视力较好眼的最佳矫正视力低于 0.05 或视野半径≤10°者。

主要致盲原因为：白内障、角膜病、沙眼、屈光不正和弱视、葡萄膜视网膜病、青光眼、儿童盲等。白内障是我国致盲的首要原因，而老年性白内障盲是一种可治性盲，因此大力开展白内障复明手术，可以明显降低我国盲的患病率。

【护理评估】

了解有无引起盲和低视力的原发性疾病及有无家族史。

WHO 于 1973 年提出了盲和视力损伤的分类标准，将盲和视力损伤分为 5 级。我国于 1979 年第二届全国眼科学术会议上决定采用这一标准。具体见表 1-12-1。

12

表 1-12-1 视力损伤的分类（WHO，1973）

视力损伤		最好矫正视力	
类别	级别	较好眼	较差眼
低视力	1 级	<0.3	≥0.12
	2 级	<0.1	≥0.05（指数/3m）
盲	3 级	<0.05	≥0.02（指数/1m）
	4 级	<0.02	LP（光感）
	5 级	NLP（无光感）	

注：如中心视力好而视野缩小，以注视点为中心，视野半径≤10°，而>5°者为3级盲；如视野半径≤5°者为4级盲。世界上不同国家采用不同的诊断盲的标准。如有些国家采用以下标准：①经济盲者：双眼中较好眼的视力<0.1，但≥0.05者；②社会盲者：双眼中较好眼的视力<0.05者

【辅助检查】

根据其原发疾病选用检查方法，常用的方法有测视力、验光、视野检查，可以确定不同程度的盲。

【治疗要点】

应用手术复明、药物治疗、改善环境卫生等手段积极治疗可治性盲，如白内障，尽可能保存和恢复病人视力；对于虽然经积极治疗但仍处于盲或低视力状态的病人，应积极采取康复措施如助视器等，来提高残余视力。

【护理措施】

1. 积极治疗可治性盲，提高视力　如白内障和角膜病可通过手术复明；沙眼可通过手术治疗、抗生素治疗、清洁面部和改善环境卫生（SAFE 防治策略）等手段控制其发病和严重程度；角膜炎病人应积极治疗和预防，适时行角膜移植术来提高视力；对于青光眼、糖尿病性眼病等不可逆性致盲眼病，应强调早发现、早诊断、早治疗，避免发展到盲的状态；加强孕期保健、优生优育宣传，减少儿童盲的发生。

2. 提高自我护理能力　对于已经发展到盲的病人，应协助病人尽快适应盲人生活，提高其自我护理能力，减少各种受伤的危险。如病人生活和居住地环境没有障碍物；生活用品和家具等固定摆放、不随意更改位置；外出时有人陪伴或正确使用盲杖等。

老年盲人可对其进行以上适应家庭生活方面的训练。年轻的盲人则需要进一步进行生活、教育、工作等比较全面的训练，如教授盲文、学习一技之长，使其能够适应社会生活。

对于确实不能自我护理的病人，应教会其正确寻求他人帮助的方法，如寻求家属、医护人员的帮助，告知其电话号码等。

3. 低视力康复训练　对于仍有部分视力的盲人和低视力病人，应对其进行低视力康复训练，采用助视器等方法来提高他们的视力，使他们能够利用残余视力工作和学习，以获得较高的生活质量。

（1）助视器类型：助视器可分为光学性助视器和非光学性助视器。光学性助视器又分远用和近用两种。常用的光学性助视器有眼镜助视器、手持放大镜、立式放大镜、望远镜等，还有近年来推出的闭路电视（CCTV）和电脑软件。最常用的是眼镜式助视器（图1-12-1）。非光学助视器包括大字体印刷读物、改善照明系统设备、有声设备、便携式电子助视器（图1-12-2）等。

12

低视力病人因工作、生活及学习的不同要求，常常需要一种以上的助视器。

（2）助视器选用步骤：①验光：确定患眼屈光度数，以及最佳矫正远视力及最佳近视力；②确定目标视力；③计算所需的放大倍率；④提供不同类型的助视器给病人试用，确定最适合病人的助视器。

（3）低视力康复训练方法：①告知病人助视器的作用及正确使用方法，使其积极配合训练；②将和目标材料大小相类似或稍大的材料提供给病人训练。训练应从简单到复杂，从静止到运动。

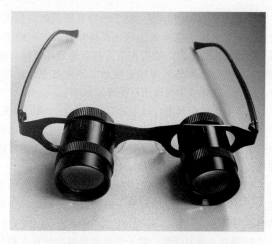

图 1-12-1 眼镜式助视器

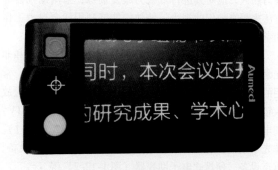

图 1-12-2 便携式电子助视器

（4）儿童低视力康复训练：儿童处于器官发育期，任何生理缺陷必将对儿童的身心健康带来不利影响。特别视觉器官是获得信息的最主要的来源，视觉缺陷对儿童的身心发育影响更大。对于儿童低视力病人，早发现、早治疗、早接受康复训练是非常重要。

适用于儿童的常用的远用助视器有：眼镜式助视器、单筒或双筒望远镜式助视器；近用助视器有：眼镜式助视器、手持式放大镜、立式放大镜或闭路电视系统。

（5）老年低视力康复训练：对老年低视力病人进行康复训练的目的是通过学习和使用助视器来提高其生活自理能力，增强其自信心，使其尽可能独立生活。训练方法主要是通过验光配镜和配戴助视器。病人对助视器的选择目的必须明确。对于知识型老人，首先是解决阅读和书写问题，而且要求不同距离、不同环境下的视力改善和增进。如果老人患病前就极少阅读，则助视器只要能满足其家庭日常活动即可。

适用于老人的常用助视器有：眼镜式助视器、手持式助视器和立式放大镜。

（施颖辉）

第十二章

眼部常用药物护理

第一节 抗细菌类药物

一、氨基糖苷类

药物名称	适应证	用法用量	护理指导
妥布霉素滴眼液（托百士、信妥明）	适用于革兰氏阴性杆菌，尤其是铜绿假单胞菌所致的外眼及附属器的局部感染	① 滴眼 3~4 次/天，不能用于眼内注射 ②严重者白天滴用眼液，晚上涂用眼膏	①放置 8~30℃ 保存。保持瓶口周围的清洁，用后关紧瓶盖，开盖 4 周后不再使用； ②注意观察不良反应：眼局部的毒副作用与过敏反应，可表现为眼睑发痒与红肿、结膜红斑等，有潜在的耳毒性和肾毒性； ③有氨基糖苷类抗生素过敏史，对本药品也可以出现过敏；

续表

药物名称	适应证	用法用量	护理指导
妥布霉素滴眼液（托百士、信妥明）			④长期应用将导致非敏感性菌株的过度生长，注意观察二重感染，甚至可引起真菌感染
妥布霉素地塞米松滴眼液（典必殊）	本品的妥布霉素适用于葡萄球菌、链球菌、革兰氏阴性杆菌所致的感染；地塞米松可抑制各种因素引起的炎症反应。用于各种急慢性结膜炎、泪囊炎、外周性角膜炎；手术前后的预防和治疗感染和炎症	每4～6小时一次，特殊情况遵医嘱	①放置8～30℃保存。保持瓶口周围的清洁，用后关紧瓶盖，开盖4周后不再使用；②滴眼液之前应将药液充分摇匀；③注意观察不良反应。与抗生素相关的不良反应有：局部眼毒性和过敏反应，可表现出眼睑刺痒、水肿、结膜充血等；与激素成分有关的不良反应：眼压升高并导致青光眼。在合用抗生素和激素后可发生二重感染，长期使用激素后易发生角膜真菌感染。发生过敏反应立即停药；使用过程中注意监测眼压；

13

续表

药物名称	适应证	用法用量	护理指导
妥布霉素地塞米松滴眼液（典必殊）			④用该眼液过程中不能戴角膜接触镜； ⑤症状改善停药时，要注意逐渐减少，直至停用
庆大霉素滴眼液	抗菌谱广，对革兰氏阴性菌和阳性菌都有作用，可用于细菌性结膜炎、睑腺炎	滴眼 3～4 次/天	①放置 8～30℃保存。保持瓶口周围的清洁，用后关紧瓶盖，开盖 4 周后不再使用； ②注意观察不良反应：可有轻度刺激性；过敏反应少见，如滴药后出现充血、眼痒、水肿等症状，应停药

13

二、喹诺酮类

药物名称	适应证	用法用量	护理指导
氧氟沙星滴眼液（泰利必妥）	广谱抗菌药，对革兰氏阴性菌和阳性菌、沙眼衣原体都有作用。可用于细菌性结膜	滴眼 3 次/天，根据症状可适当增减	①放置 8～30℃保存。保持瓶口周围的清洁，用后关紧瓶盖，开盖 4 周后不再使用； ②注意观察不良反应：轻者出现眼刺

续表

药物名称	适应证	用法用量	护理指导
氧氟沙星滴眼液（泰利必妥）	炎、角膜炎、泪囊炎、术后感染等眼病		激感、眼睑瘙痒、结膜充血、眼痛等；严重者出现红斑、丘疹、呼吸困难、血压降低、眼睑水肿等过敏反应，甚至发生休克，应立即停药；③该药不宜长期使用
盐酸左氧氟沙星滴眼液（海伦）	抗菌谱广、抗菌作用强。治疗敏感菌引起的细菌性结膜炎、细菌性角膜炎	滴眼 3~5 次/天，推荐疗程：细菌性结膜炎7 天；细菌性角膜炎9~14 天	①放置 8~30℃保存。保持瓶口周围的清洁，用后关紧瓶盖，开盖4 周后不再使用；②注意观察不良反应：轻者出现暂时性视力下降、发热、一过性眼睛灼热、眼痛、咽炎及畏光；严重者出现红斑、皮疹、眼睑水肿、呼吸困难、血压下降等过敏反应，应立即停药；其他不良反应可见：过敏、眼干、瘙痒；③滴眼液之前应取下角膜接触镜；④孕妇、哺乳期妇女不建议使用

13

续表

药物名称	适应证	用法用量	护理指导
环丙沙星滴眼液	抗菌谱广，对需氧革兰氏阴性杆菌的抗菌活性高，用于敏感菌引起的外眼感染	滴眼3~6次/天，疗程6~14天	①放置8~30℃保存。保持瓶口周围的清洁，用后关紧瓶盖，开盖4周后不再使用；②有局部一过性刺激症状。可产生局部烧灼和异物感

三、大环内酯类

药物名称	适应证	用法用量	护理指导
红霉素眼膏	主要作用于革兰氏阳性菌，对耐药性金葡菌有效；对螺旋体、衣原体、支原体、立克次体等也有效。用于细菌性结膜炎、角膜炎、沙眼	眼膏涂眼，2~3次/天，或每晚1次	①放置8~30℃保存。保持瓶口周围的清洁，用后关紧瓶盖，开盖4周后不再使用；②注意观察不良反应：涂眼后有刺激及烧灼感；③每次涂眼膏时应将前端的眼膏疑为污染而挤去少许。涂眼膏时不要触及眼睑和睫毛，避免污染

13

第二节 抗病毒类及抗真菌类药物

一、抗病毒类

药物名称	适应证	用法用量	护理指导
更昔洛韦眼用凝胶（丽科明）	单疱病毒性角膜炎、病毒性结膜炎	滴眼4次/天	①放置 8～30℃ 保存。保持瓶口周围的清洁，用后关紧瓶盖，开盖4周后不再使用；②注意观察不良反应：短暂的眼痒、烧灼感、针刺感及轻微视物模糊，但很快消失；③对更昔洛韦过敏者禁用
阿昔洛韦滴眼液（无环鸟苷）	单疱病毒性角膜炎、病毒性结膜炎	滴眼，每2小时1次	①放置 8～30℃ 保存。保持瓶口周围的清洁，用后关紧瓶盖，开盖4周后不再使用；②注意观察不良反应：滴眼可引起轻度疼痛和烧灼感，病人易耐受；③在寒冷气候下易析出结晶，用时需使之溶解；④孕妇及哺乳期妇女慎用

13

续表

药物名称	适应证	用法用量	护理指导
碘苷滴眼液（疱疹净）	单疱病毒性角膜炎、眼带状疱疹病毒感染性眼病	滴眼，3～4次/天；眼膏涂眼，睡前用	①放置 8～30℃保存。保持瓶口周围的清洁，用后关紧瓶盖，开盖 4 周后不再使用；②注意观察不良反应：用药后可出现畏光、局部充血、水肿、眼痒或疼痛不适；长期滴眼可引起接触性皮炎、点状角膜炎、滤泡性结膜炎，并可延缓角膜实质层创伤的愈合；③碘剂过敏者禁用；④应用时限不宜超过 3 周，因碘苷属于非选择性抗病毒药物，眼表毒性较大

二、抗真菌类

药物名称	适应证	用法用量	护理指导
那他霉素滴眼液	适用于真菌感染引起的角膜炎、结膜炎、眼睑炎，包括腐皮镰刀菌角膜炎	遵医嘱滴眼	①放置 2～8℃冰箱内保存。或在 8～24℃室温下保存。保持瓶口周围的清洁，用后关紧瓶盖，开盖 4 周后不

13

续表

药物名称	适应证	用法用量	护理指导
那他霉素滴眼液			再使用； ②注意观察不良反应：少见。有报道发生球结膜水肿和充血的病例
两性霉素B滴眼液	广谱抗真菌药物，治疗真菌性眼眶蜂窝织炎、眼内炎、角膜溃疡及其他外眼真菌感染	滴眼，每1~2小时1次	①放置8~30℃保存。保持瓶口周围的清洁，用后关紧瓶盖，开盖4周后不再使用； ②注意观察不良反应：全身用药毒性较大，滴眼有轻度刺激性； ③用5%葡萄糖溶液配制眼液，禁用生理盐水配制

第三节 抗炎药物

一、糖皮质激素

药物名称	适应证	用法用量	护理指导
地塞米松滴眼液	具有抗炎、免疫抑制和减轻组织细胞损伤等作用。治疗急性虹膜睫状	遵医嘱，根据病情选择溶液浓度和滴药次数	①放置8~30℃保存。保持瓶口周围的清洁，用后关紧瓶盖，开盖4周后不再使用；

13

续表

药物名称	适应证	用法用量	护理指导
地塞米松滴眼液	体炎、巩膜炎及过敏性结膜炎，以及防止手术炎症和促进水肿吸收		②注意观察不良反应：长期使用可致激素性青光眼和白内障，诱发感染或使潜在病灶扩散；③长期使用激素眼液应定期监测眼压；④角膜炎时慎用激素眼液，真菌性角膜炎禁用激素眼液
醋酸泼尼龙甲基纤维素混悬液（百力特）	治疗免疫性结膜炎、眼睑炎、巩膜炎、非疱疹性角膜炎	滴眼，2～4次/天，开始治疗的24～48小时，剂量可酌情增加	①放置8～30℃保存。保持瓶口周围的清洁，用后关紧瓶盖，开盖4周后不再使用；②注意观察不良反应：长期使用可导致非敏感菌过度生长，后囊膜下白内障、眼压升高，眼部的真菌和病毒感染的病人长期使用时，可导致角膜溃疡穿孔；③不宜中途终止治疗，应逐步减量停药；④用前应充分摇匀

药物名称	适应证	用法用量	护理指导
醋酸泼尼龙甲基纤维素混悬液（百力特）			眼液； ⑤用药后若出现眼部慢性炎症的表现，应考虑角膜真菌感染的可能
氟米龙滴眼液（氟美童）	具有抑制机械、化学或免疫因素所诱发的炎性反应。治疗外眼及眼前段的炎症疾病	滴眼，2~4次/天；可根据年龄、症状适当调整	①放置 8~30℃ 保存。保持瓶口周围的清洁，用后关紧瓶盖，开盖 4 周后不再使用； ②注意观察不良反应：可出现眼睑炎、刺激感、结膜充血、伤口延迟愈合等一般不良反应，连续用药数周后可能会发生高眼压或青光眼，诱发疱疹性角膜炎、真菌性角膜炎等严重不良反应。如有不适及时停药； ③使用前应充分摇匀药液； ④如有病毒性角膜炎、真菌性眼病、结核性眼病或角膜溃疡即将穿孔时禁用本眼液，滴药后可使原有疾病加重或引起角膜穿孔

13

续表

药物名称	适应证	用法用量	护理指导
氯替泼诺混悬滴眼液（露达舒）	治疗眼睑和结膜炎、葡萄膜炎、角膜和眼前节的炎症；对皮质类固醇敏感的炎症；治疗各种眼部术后的炎症	滴眼，4次/天	①放置 8～30℃保存。保持瓶口周围的清洁，用后关紧瓶盖，开盖4周后不再使用；②注意观察不良反应：少数病人可出现头痛、鼻炎、咽炎等症状，长期滴药可出现眼压升高、继发眼部感染；③滴药前应充分摇匀；④长期滴药的病人应监测眼压

二、非甾体抗炎药

药物名称	适应证	用法用量	护理指导
普拉洛芬滴眼液（普南扑灵）	对葡萄膜炎、结膜炎、结膜水肿、过敏性结膜炎具有明显的抗炎作用	滴眼，4次/天	①放置 8～30℃保存。保持瓶口周围的清洁，用后关紧瓶盖，开盖4周后不再使用；②注意观察不良反应：可出现局部刺激症状，如刺激感、结膜充血、瘙痒感、眼睑发炎、

13

续表

药物名称	适应证	用法用量	护理指导
普拉洛芬滴眼液（普南扑灵）			弥漫性表层角膜炎、异物感、结膜水肿等；③眼液应避光保存，避免阳光直接照射；④使用时要注意：感染性眼病应用该药时可能会掩盖症状；⑤滴眼时，注意避免污染药液及瓶口
双氯芬酸钠滴眼液（迪非）	治疗葡萄膜炎、角膜炎、巩膜炎、抑制角膜新生血管的形成，治疗眼内手术后或各种眼部损伤后的炎症反应	滴眼，4~6次/天	①放置8~30℃保存。保持瓶口周围的清洁，用后关紧瓶盖，开盖4周后不再使用；②滴药后注意观察药物的不良反应，如短暂烧灼感、刺痛、流泪等，极少数病人可出现结膜充血、视物模糊。如有不适应立即停药；③溶液变色或浑浊，不要使用；④戴接触镜者禁用

13

第四节　抗青光眼药物

一、拟胆碱药

药物名称	适应证	用法用量	护理指导
硝酸毛果芸香碱滴眼液（真瑞）	治疗慢性青光眼、急性闭角型青光眼、缩瞳等	遵医嘱滴眼，根据病情调整滴药次数	①放置 8~30℃ 保存。保持瓶口周围的清洁，用后关紧瓶盖，开盖 4 周后不再使用；②注意观察不良反应：眼刺痛、烧灼感、结膜充血以及睫状肌痉挛，浅表角膜炎，颞侧或眼周痛，诱发近视，流涎、出汗、胃肠道反应和支气管痉挛，长期使用可能会出现晶状体混浊；③每次滴药后压迫内眦部 1~2 分钟，避免吸收过多引起全身不良反应。用药期间密切监测眼压变化；④注意使用的禁忌证：哮喘、急性角膜炎者禁用；⑤用药后注意：瞳孔缩小后常引起暗适应困难，嘱咐病人不要夜间开车或从事照明不好的工作

二、肾上腺素受体阻断药

药物名称	适应证	用法用量	护理指导
复方噻吗洛尔滴眼液（弗迪）	治疗各型青光眼及高眼压症	滴眼，2次/天	①放置 8～30℃ 保存。保持瓶口周围的清洁，用后关紧瓶盖，开盖4周后不再使用；②注意观察不良反应：轻微的眼部刺激感、结膜充血、嗜睡和头痛，极少数病人可出现可逆性的眼干、点状角膜损伤、轻度结膜炎和眼睑炎，可导致心律降低和血压下降，可能导致支气管痉挛、心律不齐等，如有不适应立即停药；③注意每次滴药后压迫内眦部1～2分钟，避免吸收过多，引起全身不良反应；④注意使用的禁忌证：心功能不全、心率过缓或房室外传导阻滞、哮喘或重度阻塞性肺疾患、急性虹膜炎、

药物名称	适应证	用法用量	护理指导
复方噻吗洛尔滴眼液（弗迪）			角膜损伤以及对本品过敏的病人禁用；⑤糖尿病人应注意监测血糖，因眼液中含有 β-受体阻断剂，可能掩盖因糖尿病低血糖引起的症状；⑥过量用药可引起心率过缓、低血压、嗜睡和头昏，每次滴眼后应压迫泪囊部 1~2 分钟
盐酸卡替洛尔滴眼液（美开朗）	减少房水生成，对高眼压和正常眼压病人均有降眼压作用	滴眼，2次/天	①放置 8~30℃保存。保持瓶口周围的清洁，用后关紧瓶盖，开盖 4 周后不再使用；②注意观察药物的不良反应：视物模糊、畏光、角膜着色，出现暂时性眼烧灼感、眼刺痛及流泪、结膜充血；长期连续用于无晶状体眼或有眼底病者，偶可发生黄斑水肿；全身不良反应可有心率减慢、

续表

药物名称	适应证	用法用量	护理指导
盐酸卡替洛尔滴眼液（美开朗）			呼吸困难、无力、头痛、头晕等。如有不适应立即停药；③有支气管哮喘或严重慢性阻塞性肺部疾病者禁用；④因眼液中含有β-受体阻断剂，可能掩盖因糖尿病低血糖引起的症状，接受胰岛素注射或降糖药的糖尿病病人应注意监测血糖；⑤对有明显心脏疾病的病人在用药期间应监测心率；⑥与其他眼液联合使用时，应间隔5分钟以上
盐酸倍他洛尔滴眼液（贝特舒）	减少房水生成，治疗开角型青光眼、高眼压症	滴眼，2次/天	①放置 8～30℃ 保存。保持瓶口周围的清洁，用后关紧瓶盖，开盖4周后不再使用；②注意观察不良反应：偶有暂时性的不适感、视物模糊、异物感、畏光、流

续表

药物名称	适应证	用法用量	护理指导
盐酸倍他洛尔滴眼液（贝特舒）			泪、眼干、分泌物增多、过敏反应。如有不适应立即停药；③盐酸倍他洛尔不具有缩瞳作用，在控制因闭角型青光眼引起的高眼压时需要联合使用缩瞳剂
盐酸左布诺洛尔滴眼液（贝他根）	减少房水生成，治疗开角型青光眼、高眼压症	滴眼，1~2次/天	①放置 8~30℃ 保存。保持瓶口周围的清洁，用后关紧瓶盖，开盖4周后不再使用；②注意观察不良反应：一过性的眼烧灼感、刺激感、心率下降。如有不适应立即停药；③自发性低血糖及正在接受胰岛素注射或降糖药的糖尿病病人慎用或使用期间应监测血糖；④有明显心脏疾病的病人在用药期间应监测脉搏或心率；⑤戴软性角膜接触镜病人不宜使用

13

三、拟前列腺素药

药物名称	适应证	用法用量	护理指导
曲伏前列素滴眼液（苏为坦）	增加葡萄膜巩膜通路、促使房水外流，治疗开角型青光眼、高眼压症	滴眼，每晚1次	①放置8~30℃保存。保持瓶口周围的清洁，用后关紧瓶盖，开盖4周后不再使用；②注意观察不良反应：结膜充血、视力下降、眼部不适、异物感、疼痛、瘙痒、眼睑炎、畏光和流泪等。一旦出现眼部症状，尤其是结膜炎和眼睑反应，应停药；③戴软性角膜接触镜的病人在用药前应取出角膜接触镜，在滴药后15分钟可重新戴镜
拉坦前列素滴眼液（适利达）	增加葡萄膜巩膜通路、促使房水外流，治疗开角型青光眼、高眼压症	滴眼，每晚1次，降压作用可维持24小时	①放置8~30℃保存。保持瓶口周围的清洁，用后关紧瓶盖，开盖4周后不再使用；②注意观察不良反应：结膜充血，短时点状角膜炎，虹膜色素加深、异物

13

续表

药物名称	适应证	用法用量	护理指导
拉坦前列素滴眼液（适利达）			感、睫毛变化（变深、变粗、变长、数量增加）； ③使用时注意：每天只滴药1次，因为用药次数增加会削弱降眼压效果； ④使用前应告知病人有眼睛颜色改变的可能性

四、碳酸酐酶抑制剂

药物名称	适应证	用法用量	护理指导
贝美前列素滴眼液（卢美根）	用于降低对其他降眼压制剂不能耐受或不够敏感者，多次用药无法达到目标眼压值的开角型青光眼、高眼压症病人的眼压	滴眼，每日1次	①放置8~30℃保存。保持瓶口周围的清洁，用后关紧瓶盖，开盖4周后不再使用； ②注意观察不良反应：结膜充血、睫毛增生、眼部瘙痒、眼睛干涩、眼部烧灼感、异物感等； ③告知病人，使用此药后可能会出现睫毛变长、颜色加深，眼部皮肤颜色

13

药物名称	适应证	用法用量	护理指导
贝美前列素滴眼液（卢美根）			加深的现象，此现象可能是永久的；④滴眼液前应当摘下角膜接触镜，并在滴药 15 分钟后再戴。因眼液中含有的苯扎氯胺会被软性眼镜吸收
布林佐胺滴眼液（派立明）	减少房水的生成，治疗各种类型的青光眼	滴眼，2次/天	①放置 8～30℃保存。保持瓶口周围的清洁，用后关紧瓶盖，开盖 4 周后不再使用；②注意观察不良反应：视物模糊，眼部烧灼感、异物感和结膜充血，与噻吗洛尔联合使用时可见角膜糜烂。全身吸收后可出现味觉异常、头痛、胸痛、脱发、皮炎；③对磺胺类药物过敏者禁用
多佐胺滴眼液（舒净露）	减少房水生成，扩张眼内血管	滴眼，2次/天	①放置 8～30℃保存。保持瓶口周围的清洁，用后关紧瓶盖，开盖 4 周后不再使用；

13

续表

药物名称	适应证	用法用量	护理指导
多佐胺滴眼液（舒净露）			②注意观察不良反应：眼部烧灼感和刺痛、口干、头痛、恶心、疲劳、皮疹、尿路结石等； ③用药过程中注意眼压的变化

五、肾上腺素受体激动剂

药物名称	适应证	用法用量	护理指导
酒石酸溴莫尼定滴眼液（阿法根）	双重作用机制，既减少房水的生成，又增加葡萄膜巩膜的外流	滴眼，2次/天	①放置 8 ~ 30℃ 保存。保持瓶口周围的清洁，用后关紧瓶盖，开盖 4 周后不再使用； ②注意观察不良反应：较多见，主要有口干、结膜充血、烧灼感及刺痛感、头痛、视物模糊、疲劳、倦怠、眼部过敏反应以及眼部瘙痒；中度不良反应有畏光、眼睑红斑、眼部干燥、流泪、头晕、胃肠道症状、虚弱

13

续表

药物名称	适应证	用法用量	护理指导
酒石酸溴莫尼定滴眼液（阿法根）			无力；严重不良反应有结膜出血、味觉异常、精神抑郁、高血压、焦虑、心悸、鼻干及晕厥； ③有严重心血管疾患的病人应慎用； ④个别病人可能产生疲劳、倦怠，滴药后应避免从事危险职业

第五节　散瞳与睫状肌麻痹药

药物名称	适应证	用法用量	护理指导
硫酸阿托品滴眼液	用于散瞳，治疗虹膜睫状体炎	滴眼，3次/天，特殊情况遵医嘱	①放置 8～30℃保存。保持瓶口周围的清洁，用后关紧瓶盖，开盖 4 周后不再使用； ②注意观察不良反应：用药后可能产生视力下降，短暂的眼部烧灼感、刺痛、畏光，并可因全身吸收出现口干，皮肤、黏膜干

13

续表

药物名称	适应证	用法用量	护理指导
硫酸阿托品滴眼液			燥，发热，面部潮红，心动过速等现象；少数病人可出现眼睑发痒、红肿，结膜充血等过敏现象。如果出现眼睑过敏反应或接触性皮炎应立即停药； ③闭角型青光眼病人禁用；婴幼儿也不要用阿托品眼液滴眼；角膜穿孔或即将穿孔的角膜溃疡病人慎用阿托品； ④注意每次滴药后压迫内眦 3~5 分钟，避免引起全身中毒反应； ⑤用药后出现瞳孔散大、畏光、视物模糊，告诉病人避免开车或从事其他有危险的活动；外出时建议病人戴太阳镜，避免阳光刺激

13

续表

药物名称	适应证	用法用量	护理指导
复方托吡卡胺滴眼液（美多丽）	用于诊断及治疗为目的的散瞳和调节麻痹	滴眼，遵医嘱，根据病情及症状调整用药次数	①放置 8～30℃保存。保持瓶口周围的清洁，用后关紧瓶盖，开盖 4 周后不再使用；②注意观察不良反应：局部不良反应包括眼睑炎、瘙痒感、结膜炎、角膜上皮功能障碍、眼压升高；全身不良反应包括口渴、面色潮红、心率加快、血压上升等。如出现过敏症状时立即停药；③用药后瞳孔散大，应避免驾车、高空作业等危险工作

13

第六节　其他常用眼药

一、促角膜上皮生长药

药物名称	适应证	用法用量	护理指导
小牛血去蛋白提取物眼用凝胶（速高捷）	刺激细胞再生和加速组织修复，用于各种原因引起的角膜	滴眼，3～4 次/天，或遵医嘱	①为了保持药品的生物活性，不宜将药品置于高温环境中（不宜高于 20℃），并应避光；

续表

药物名称	适应证	用法用量	护理指导
小牛血去蛋白提取物眼用凝胶（速高捷）	溃疡、角膜损伤、大疱性角膜炎、角膜变性等		②使用时管口不要触及眼部，用后关紧瓶盖，并于打开后1周内用完； ③不良反应少，个别病人用后偶有一过性眼刺激；孕产妇慎用，以防止对胎儿和婴儿的潜在副作用
重组牛碱性成纤维细胞生长因子滴眼液（贝复舒）	促进组织修复和再生，用于各种原因引起的角膜上皮细胞缺损和点状角膜病变	滴眼，4~6次/天，或遵医嘱	①本品为蛋白类药物，应避免置于高温或冰冻环境中，应置于2~8℃冷藏； ②注意药物的保存，避免使用过程中污染眼液

二、人工泪液和眼用润滑剂

药物名称	适应证	用法用量	护理指导
右旋糖酐羟丙甲基纤维素滴眼液（泪然）	保持角膜湿润和稳定泪膜的作用。减轻眼部干燥引起的灼热感、刺激感等不适症状	滴眼，滴药次数遵医嘱或根据病情选择	①放置8~30℃保存。保持瓶口周围的清洁，用后关紧瓶盖，开盖4周后不再使用； ②注意观察不良反应，偶尔使用后出

13

续表

药物名称	适应证	用法用量	护理指导
右旋糖酐羟丙甲基纤维素滴眼液（泪然）			现眼部疼痛、视物模糊、持续充血及刺激感加重，或者滴药后病情加重或持续 72 小时以上应停药就医
羧甲基纤维素钠滴眼液（潇莱威或瑞新）	缓解眼部干燥或各种刺激引起的不适感	滴眼，滴药次数遵医嘱或根据病情选择	①单剂量包装，为防止污染，勿将瓶口触及任何物体表面，不得重复使用，用后即弃；②注意观察不良反应，偶尔使用后出现眼部疼痛、视物模糊、持续充血及刺激感加重，或者滴药后病情加重或持续 72 小时以上应停药就医

13

三、抗过敏药

药物名称	适应证	用法用量	护理指导
色甘酸钠滴眼液	预防及治疗春季过敏性结膜炎、卡他性结膜炎、结膜炎	滴眼，4次/天	①放置 8 ~ 30℃ 保存。保持瓶口周围的清洁，用后关紧瓶盖，开盖 4 周后不再使用；②注意观察不良反

续表

药物名称	适应证	用法用量	护理指导
色甘酸钠滴眼液			应：眼部刺激感和过敏反应，如对本品过敏或过敏体质者慎用或停药；③注意药品避光保存
富马酸依美斯汀滴眼液（埃美丁）	缓解过敏性结膜炎的症状和体征	滴眼，2次/天	①放置 8 ~ 30℃ 保存。保持瓶口周围的清洁，用后关紧瓶盖，开盖 4 周后不再使用；②注意观察不良反应：头痛，易梦、乏力、怪味、视物模糊、眼干、眼部灼热或刺痛、充血、瘙痒、鼻炎和鼻窦炎等。如有不适应停药；③未取下角膜接触镜的病人不能滴用该眼液
盐酸奥洛他定滴眼液（帕坦洛）	治疗过敏性结膜炎的症状和体征	滴眼，2次/天，间隔6~8小时以上	①放置 8 ~ 30℃ 保存。保持瓶口周围的清洁，用后关紧瓶盖，开盖 4 周后不再使用；②注意观察不良反应：头痛，易梦、

13

续表

药物名称	适应证	用法用量	护理指导
盐酸奥洛他定滴眼液（帕坦洛）			乏力、怪味、视物模糊、眼干、眼部灼热或刺痛、充血、瘙痒、鼻炎和鼻窦炎等。如有不适应停药； ③未取下角膜接触镜的病人不能滴用该眼液

四、表面麻醉药

药物名称	适应证	用法用量	护理指导
丁卡因溶液	用于角膜异物剔除、眼表接触检查、眼手术前表面麻醉等	滴眼，1~2滴/次	①如果采用医院自制，要做到每日现配现用，在配制溶液时应严格执行无菌操作，避免药液被污染； ②注意观察不良反应：短暂烧灼感，影响角膜上皮的再生，吸收过多时可导致心脏传导系统和中枢神经系统抑制等，如有不适应停药； ③角膜上皮有损伤时，避免该溶液频繁滴眼，以免影响角膜的愈合

13

续表

药物名称	适应证	用法用量	护理指导
盐酸奥布卡因滴眼液（倍诺喜）	眼科表面麻醉	滴眼，可根据年龄和体质适当增减	①置 8 ~ 30℃保存。保持瓶口周围的清洁，用后关紧瓶盖，开盖 4 周后不再使用；②注意观察不良反应：可有眼睑及角膜糜烂，严重过敏反应少见，如出现恶心、红斑、皮疹等症状时应立即停药并予以处理；③对本药的药理成分或对苯甲酸酯类局麻剂有过敏史的病人禁用

五、免疫抑制药

药物名称	适应证	用法用量	护理指导
环孢素滴眼液	用于干燥性结角膜炎、角膜移植术后抗排斥反应	滴眼，根据医嘱用药	①本药品注意避光，在 8 ~ 30℃保存。环孢素滴眼液低温贮存时，有凝固倾向，可呈轻微凝固状或有轻微烟雾状或见少量絮状物，如果出现这些情况，使用时将环

13

续表

药物名称	适应证	用法用量	护理指导
环孢素滴眼液			孢素滴眼液放置在室温下（25～30℃），并轻微振摇直至其消失成溶液状； ②注意观察不良反应：刺激感，结膜轻度充血，眼周可出现脱毛现象，停止用药后脱毛可再生； ③本药为油剂，滴多种眼液时，滴药顺序为透明眼液、混悬液、油性眼液； ④对本品过敏者禁用

13

（曾继红）

参考文献

1. 陈燕燕. 眼耳鼻咽喉口腔科护理学. 第 3 版. 北京：人民卫生出版社，2014.

2. 赵堪兴，杨培增. 眼科学. 第 8 版. 北京：人民卫生出版社，2013.

3. 瞿佳. 眼科学. 北京：高等教育出版社，2009.

4. 陈燕燕. 眼科护理手册. 北京：人民卫生出版社，2009.

5. 邓应平，周光耀. 县级医院继续医学教育培训系列教材．眼耳鼻喉分册．北京：人民卫生出版社，2014.

6. 陈红，杨蓉．成人护理学（下册）．北京：人民卫生出版社，2012.

7. 席淑新．眼耳鼻喉科护理．上海：复旦大学出版社，2015.

8. 曾继红，何为民．眼科护理手册．第2版．北京：科学出版社，2015.

13

第二部分

耳鼻咽喉科疾病病人的护理

第一章

耳鼻咽喉科护理管理

耳鼻咽喉科的护理管理包括门诊、治疗室及病房三个主要部分，规范的管理对保证耳鼻咽喉科病人的顺利就诊、完成治疗、加快康复具有重要作用。

第一节 门诊及治疗室的管理

(一) 环境管理

1. 合理安排病人的就诊次序，对急重症如气道异物、外伤、鼻出血、呼吸困难、耳源性并发症等病人应安排急诊就诊，并密切配合医生做好抢救工作。老弱、幼小病人安排优先就诊。

2. 诊室应布局合理，通风良好，配备综合诊疗台和耳鼻咽喉科所需的特殊光源，定期维修保养，保证处于良好的备用状态。各诊室及治疗室备好洗手液、手烘干设备 (或擦手纸)、污染器械桶和污敷料桶，垃圾分类处理，保持治疗室台面及地面整洁。

3. 为婴幼儿病人检查时，协助医生固定头部，以保证患儿安全，并做好安抚工作，减少患儿哭闹。

(二) 人员及质量管理

1. 因耳鼻咽喉护理操作种类较多且复杂，对技术要求较高，应尽量选拔资深护理人员，并保证人员的相对固定。

2. 做好专科理论和操作技能的培训,经考核合格后方可独立上岗。开展新技术或使用新设备前均需要进行培训和考核。

3. 督促护士执行操作时严格按照规范流程进行,治疗前、后做好病人的核对、解释和健康教育工作,发现疑问及时与医生联系。损伤性的检查或操作前应检查有无谈话签字单,治疗经过及结果及时在病历卡中记录并签名。治疗过程中如果发生特殊情况或并发症,应与医生做好面对面沟通,妥善处置病人状况,减少病人进一步损害的可能。

(三)物品管理

1. 开诊前检查并添补诊疗桌上的各种常用检查器械、药品和敷料,备齐各种办公用品,并按固定位置放好。使用后的器材做好清洗和消毒。

2. 治疗室内无菌器械、敷料、药品等放置有序,数量适中。

3. 治疗室内配备抢救车、氧气、吸引器等急救物品,配备治疗床,以备治疗过程中病人发生意外时抢救之用。做好抢救药品和器械的管理,保证处于备用状态,安全使用。

4. 酒精灯内酒精适时添加,注意安全,防止烫伤病人或工作人员,使用火柴时需注意消除火灾隐患。有条件的医院可使用电加热器取代酒精灯。

第二节　病房的管理

(一)病区布局

1. 在离医护办公室较近处设置急诊病房和重症病房,收治急诊病人和危重症病人,利于集中管理,并方便抢救和观察。

2. 设置专门的检查室,用于医生进行耳鼻咽喉科的常见检查及术后病人换药,检查室内配备各种耳鼻咽喉科专科的检查器械、光源、敷料、药品、各种无菌包,配备一治疗床，配备氧气、吸引器等抢救物品。

3. 病房空间足够，床间距适当，床旁配备供氧和吸引设备（有条件的医院配备中心供氧和中心吸引设施）。

（二）质量和安全管理

1. 正确及时地为病人进行各种治疗，做好手术前后的各项护理工作；及时观察治疗效果、病情变化，做好护理记录，为医生诊治提供准确信息；保证病人住院期间的安全，促进住院病人的康复。

2. 为病人和家属提供疾病相关的健康教育，传播自我护理知识和技能，满足病人各种生理和心理的需要。

3. 协调护士、医生、工勤人员做好病人住院期间的各项治疗和护理工作，为住院病人提供安全、舒适、整洁、安静的治疗和休养环境。

第三节　耳鼻咽喉科医院感染的控制

（一）制度及流程管理

制订和完善相关制度和流程，如消毒隔离制度、各种耳鼻咽喉科器械包括内镜使用后的处置细则、手卫生制度、血源性病原体的职业暴露制度和处置流程，多种耐药菌和特殊感染的管理制度和处置流程等，定期培训、考核，对执行情况进行跟踪反馈，持续质量改进。

（二）环境管理

1. 保持诊疗区域环境清洁，督促医生护士在执行操作过程中严格遵守消毒隔离原则，防止交叉感染。治疗室及检查室内均需提供一次性抗菌液体/快速手消毒剂、一次性擦手纸/烘干手设备。病人床旁或每间病房外配备快速手消毒剂，方便医护人员及探视家属快速手消毒，降低医院感染的潜在风险。

2. 病区内所有地面每日用清水或清洁剂湿式擦拭，不同区域清洁用具分开使用，标识清楚，用后采用500mg/L含氯制剂消毒后悬挂晾干。凡与病人有表面接触的治疗用物及台面均应采用含氯消毒制剂擦拭。当地面被血液、呕吐物等污染时，立即使用含氯制剂擦拭。

3. 病人的床栏、床头柜等应每日擦拭，一人一巾。

4. 多重耐药菌流行或医院感染暴发时，及时进行床旁隔离，并按医院感染科的要求进行消毒处理。病人出院、转科、死亡等离开病床后，床单位需终末消毒。未配备空气消毒设施的治疗室和检查室应每日用紫外线消毒。

（三）物品管理

1. 各种消毒液配置符合规定，定点放置，标记清晰，对使用中的化学消毒剂按规定进行浓度监测。

2. 前鼻镜、间接喉镜、压舌板等一人一用，不得重复使用，用后集中送供应室灭菌消毒。电耳镜每位病人使用后采用75%乙醇擦拭消毒。洗耳球每人一只，使用后乙醇浸泡。各种穿刺针、剪刀等器械，使用后即置于多酶液中浸泡，集中清洗后送供应室高压灭菌。雾化吸入器面罩一人一用，管道每日消毒。对于不耐高温高压的器械采用环氧己烷消毒灭菌。

（席淑新）

第二章

耳鼻咽喉科常用护理技术操作

第一节　额镜使用法

操作目的	将光线聚焦反射到检查/治疗的部位，以便于检查者观察或治疗。
用物准备	光源、额镜。
操作步骤	1. 洗手，戴口罩。 2. 核对病人姓名。 3. 向病人解释操作目的、方法、注意事项，取得配合。 4. 检查者戴额镜前先调节双球关节的松紧度，以镜面能向各方向转动但又不松脱为宜。 5. 将额带调节至适合头围，戴于头上。 6. 病人取舒适坐位，检查部位面向操作者。 7. 检查时将双球关节拉直，使额面与镜面平行，检查者的左眼或右眼平视时正对镜孔（图2-2-1）。 8. 调整光源、额镜及病人头位的方向，将光线聚焦反射到检查部位。

续表

注意事项	1. 保持检查者瞳孔、镜孔、聚光焦点及检查部位呈一条直线。 2. 检查时，检查者单眼通过镜孔看到聚光焦点照射的检查部位，但要保证另一只眼保持自然睁开，切忌挤眼、眯眼及闭眼。 3. 检查者姿势要保持舒适及端正，不要做歪头、扭颈或弯腰等动作来迁就光源。
质量标准	病人感觉舒适；检查者姿势端正；聚光清晰，检查部位观察清楚。

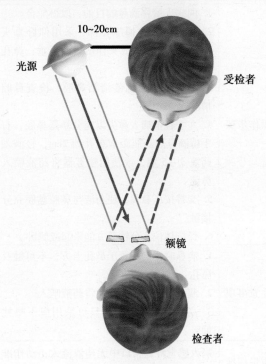

图 2-2-1　额镜使用示意图

第二节　鼻科常用操作

一、滴鼻法

操作目的	1. 鼻腔炎症时局部给药。 2. 保持鼻腔润滑，防止干燥结痂。 3. 收缩或湿润鼻腔黏膜，用于检查或治疗鼻腔、鼻窦疾病。
用物准备	治疗盘、滴鼻药、生理盐水、棉签、手电筒，需要时备滴管或喷雾器。
操作步骤	1. 向病人解释滴鼻的目的，取得配合。 2. 指导病人先擤净鼻涕，采用仰卧垂头位，肩下垫枕头或头伸出床沿下垂，鼻孔朝天。 3. 用生理盐水棉签清洁鼻腔，检查鼻腔情况。 4. 左手轻推病人鼻尖以充分暴露鼻腔，右手持滴鼻药药瓶距前鼻孔约2cm，轻滴入药液3~5滴，或使用喷雾器将药液喷入鼻腔。 5. 交替按压鼻翼，使药液与鼻腔黏膜充分接触。 6. 保持体位5分钟后方能坐起或侧卧。
注意事项	1. 滴鼻时，滴瓶置于鼻孔上方，不可触及鼻孔，以免污染药液。 2. 滴药时勿吞咽，以免将药液咽入。 3. 高血压或老龄病人只可采用肩下垫枕仰卧。
质量标准	病人感觉舒适，口中无药液流入；动作准确轻柔，药物无浪费。

二、剪鼻毛法

操作目的	鼻腔手术前常规准备，清洁术野，预防感染。
用物准备	消毒弯盘、弯头小剪刀、棉签、金霉素油膏、纱布、额镜。
操作步骤	1. 向病人解释操作目的和方法，取得配合。 2. 病人取坐位，擤净鼻涕，清洁鼻腔，头稍后仰，固定。 3. 戴额镜检查鼻前庭及鼻腔情况，进一步清洁鼻腔。 4. 将金霉素油膏用棉签均匀涂在剪刀两叶。 5. 右手持剪刀，左手持纱布固定鼻部。 6. 剪刀弯头朝向鼻腔，剪刀贴住鼻毛根部，将鼻前庭四周鼻毛剪下。 7. 检查鼻毛有无残留。用棉签或纱布清洁落在鼻前庭的鼻毛。
注意事项	1. 剪鼻毛时，动作要轻柔，勿伤及鼻黏膜。 2. 小儿病人或不能配合者，剪鼻毛可能会伤及鼻内肿物者不剪鼻毛。
质量标准	病人感觉舒适；动作准确轻柔，鼻毛无残留，鼻黏膜无损伤。

2

三、鼻窦负压置换疗法

操作目的	1. 利用负压吸引器，使鼻窦腔形成负压，吸出鼻窦内分泌物。 2. 使药物进入窦腔内，达到治疗鼻窦炎症的目的。
用物准备	负压吸引器、治疗盘、一次性引流管、一次性橄榄头、干棉球、一次性换药碗、1%麻黄碱滴鼻液、0.9%氯化钠注射液、按医嘱准备抗生素药液。
操作步骤	1. 向病人解释操作的目的、方法、注意事项，取得配合。 2. 连接吸引器、引流管和橄榄头，调节负压在24kPa以下。 3. 指导病人擤尽鼻涕。取仰卧位，肩下垫枕，使颏部与外耳道口连线与床面垂直。 4. 嘱病人张口呼吸，两侧鼻孔内分别滴入1%麻黄碱滴鼻液3~5滴，用干棉球按压鼻翼，使药液与鼻腔黏膜充分接触，保持头位不动1~2分钟。 5. 再将抗生素药液缓缓滴入鼻腔，每侧2~3ml。 6. 将连接吸引器的置换橄榄头塞入一侧鼻孔，对侧前鼻孔用手指按压封闭，嘱病人均匀地发出"开-开-开"的声音，使软腭上提，间断关闭鼻咽腔，同步开启吸引器负压吸引1~2秒，使鼻腔形成负压，将鼻窦腔内脓液排出，药液进入。上述操作重复6~8次。 7. 同法吸引另一侧鼻腔。

续表

操作步骤	8. 治疗时如鼻腔分泌物过多，可用 0.9% 氯化钠注射液冲洗橄榄头后再吸引。 9. 吸引完毕，再次向鼻腔内滴入 1% 麻黄碱滴鼻液 2~3 滴，休息 3~5 分钟后坐起。 10. 协助病人擦净口腔和鼻腔分泌物，告知治疗后注意事项。
注意事项	1. 鼻腔急性炎症期、鼻出血、鼻部手术后伤口未愈、高血压病人，不宜进行负压置换治疗。 2. 操作过程中密切观察病人的反应及置换物的色、量、性质，有出血或病人自诉头痛、耳痛等不适，应立即停止操作。 3. 每次抽吸时间不宜过长，吸引器负压不可超过 24kPa，以免引起出血或头痛。 4. 操作完毕嘱病人 1 小时内避免用力擤鼻及弯腰，以免鼻黏膜损伤引起出血。
质量标准	病人感觉舒适；动作准确轻柔，达到治疗目的。

四、鼻腔冲洗

操作目的	1. 清洁鼻腔，以助鼻腔脓涕或脓痂等排出。 2. 功能性鼻内镜手术后、鼻及鼻咽肿瘤放疗后保持鼻腔引流通畅，减轻黏膜充血水肿。 3. 治疗萎缩性鼻炎、干酪性鼻炎、鼻腔真菌感染等。

2

续表

用物准备	鼻腔冲洗器和脸盆（病人自备）、治疗盘、小毛巾，遵医嘱备鼻腔冲洗液。
操作步骤	1. 向病人解释鼻腔冲洗的目的、方法及过程，取得配合。 2. 鼻腔冲洗器中按医嘱准备冲洗液或生理盐水，保持温度在 35~37℃。 3. 携用物至病床边，指导病人轻轻擤净鼻涕，检查鼻腔情况。 4. 病人取坐位，颌下接脸盆，冲洗时，略低头并张嘴，冲洗左侧鼻孔时头向右侧。左手持冲洗器橄榄头，塞入一侧前鼻孔并固定，右手按压手柄，使液体进入鼻腔，继而流入鼻咽部，再由对侧鼻腔或口腔流出。重复按压，直至将水容器中液体用去一半。 5. 按上述步骤冲洗对侧鼻腔，直至将容器中液体用完。 6. 冲洗毕，嘱病人轻轻擤出鼻内存液，用小毛巾擦干鼻面部残留的液体。 7. 用清水将鼻腔冲洗器冲洗干净、晾干，备用。
注意事项	1. 鼻腔有急性炎症时禁止冲洗，以免炎症扩散。 2. 冲洗应先从阻塞较重侧鼻腔开始，以免引起鼻咽部压力增高，导致中耳及鼻窦的并发症。 3. 鼻腔冲洗水流压力适宜，冲洗液温度以接近体温为宜。 4. 冲洗时嘱病人不要谈话，以免引起呛咳。
质量标准	病人感觉舒适；动作准确轻柔，鼻腔黏膜清洁。

2

五、前后鼻孔填塞法

操作目的	鼻腔止血。
用物准备	治疗盘、额镜、前鼻镜、剪刀、枪状镊、血管钳、无菌凡士林纱条、无菌棉球、一次性导尿管、预制的带引线锥形纱球、压舌板。
操作步骤	前鼻孔填塞术： 1. 将无菌凡士林纱条的一端双叠 10 ~ 12cm，将折叠一端放进鼻腔后上方嵌紧。 2. 将折叠部分上、下分开，使短的一段平贴鼻腔上部，长的一段平贴鼻腔底，形成一向外开口的"口袋"。 3. 将纱条的长段填入"口袋"深处，自上而下，从后向前进行连续填塞，使纱条紧紧填满整个鼻腔。 4. 剪去前鼻孔外面多余的纱条，用棉球紧塞前鼻孔。 5. 填塞完毕，须检查是否仍有鲜血经后鼻孔流入咽部。如仍出血，需取出纱条重新填塞或改用后鼻孔填塞术。 后鼻孔填塞术： 1. 将一根细的导尿管从出血侧鼻底放入口咽并用血管钳从口腔拉出，将预制的锥形纱球的丝线系在导尿管尖端，按原方向将导尿管回抽。 2. 借另一手或血管钳的帮助将锥形纱球送入口腔；另一手逐渐拉动导尿管使锥形纱球越过软腭，将锥形纱球尖端拉进后鼻孔。 3. 取下导尿管，将已引出前鼻孔的线头拉紧，然后进行油纱条前鼻孔填塞。 4. 再将锥形纱球丝线系在一个纱布卷上，并固定在病人的前鼻孔。底部一线自口腔引出，松松地固定在唇边，以便纱球由口腔取出。

2

续表

注意事项	1. 鼻腔填塞物通常在 24 ~ 48 小时后一次或分次取出,以免发生鼻窦或中耳感染。 2. 在挟取线头或纱球时切忌滑脱,以防纱球坠入喉咽阻塞呼吸道。 3. 对出血剧烈者或血液病鼻出血者,可适当延长填塞时间至 72 小时,但须使用足量抗生素,以预防感染。 4. 操作过程中应注意严格无菌操作,以防感染。
质量标准	动作准确轻柔,达到止血效果,病人痛苦小。

六、上颌窦穿刺冲洗法

操作目的	1. 明确上颌窦病变的诊断。 2. 治疗上颌窦炎症。
用物准备	前鼻镜、棉片和棉签、上颌窦穿刺针、橡皮管接头、20ml 注射器、治疗碗(内盛温生理盐水)、深弯盘(内盛冲洗流出液)、1% 丁卡因、1:1000 肾上腺素、额镜。
操作步骤	1. 病人取坐位,擤净鼻涕。向病人解释操作目的、方法,取得配合。 2. 将浸有 1% 丁卡因及 1:1000 肾上腺素的卷棉子置入下鼻道穿刺部位进行表面麻醉 5 ~ 10 分钟。 3. 若穿刺右侧上颌窦,操作者右手拇指、示指紧握穿刺针中段,掌心顶住针柄,针头斜面朝向鼻中隔,经鼻孔深入下鼻道顶端,置于距下鼻甲前端约 1 ~ 1.5cm 下鼻甲附着处(此处骨质较薄)(图 2-2-2)。

2

操作步骤	4. 左手固定病人头部，右手持针向外眦方向稍用力，即能穿入窦腔，并有空腔感。若穿刺左侧，用左手持针，右手固定头部。 5. 抽出针芯，嘱病人头向健侧倾斜，观察针管内有无黄褐色液体流出，如有，则可能为上颌窦囊肿，不可再冲洗。 6. 嘱病人用手托住弯盘于下颌，用 20ml 注射器回抽是否有空气，证实在腔内，抽吸温生理盐水，连接橡皮管与穿刺针，然后缓缓推注生理盐水进行冲洗，观察有无脓液流出。反复冲洗，直至冲净。根据医嘱注入抗生素药液，并嘱病人头侧向患侧 3 分钟，防止药液漏出。 7. 插入针芯，拔出针头，用消毒棉片置于下鼻道穿刺处压迫止血，嘱病人 2 小时后自行取出。 8. 穿刺冲洗完毕，根据脓液的质和量记录于病史卡上： （1）质：Ⅰ期呈黏液性，不溶于水；Ⅱ期呈黏脓性，半溶于水，能使水变浑浊；Ⅲ期呈脓性，全溶于水。 （2）量："＋"为少量；"＋＋"为中等量；"＋＋＋"为大量。 （3）冲出液清洁时记为"－"，即阴性；冲出液无明显脓液，但不完全清洁为"±"，即可疑。 （4）冲洗液若呈黄色或有血块、臭味也应注明。

2

注意事项	1. 穿刺部位及方向一定要正确，用力不可过大，穿刺不可过深，防止穿入眶内或面颊部软组织，引起眶内或面颊部气肿或感染。在未确定刺入上颌窦之前不可进行冲洗。 2. 窦腔内不可注入空气，以免万一针头刺入血管而发生气栓。 3. 如果病人在穿刺过程中发生晕厥等意外情况，立即拔出穿刺针，让病人平卧休息，测量生命体征，必要时采取给氧等急救措施，密切观察。 4. 如注入液体时遇到阻力，可能是穿刺针头不在窦腔内，或穿入窦腔内软组织如息肉，也可能是窦口阻塞，此时应改变穿刺针头方向，或以麻黄碱或肾上腺素棉片收敛中鼻道，如仍有阻力，应停止操作，不可强行冲洗。 5. 拔针后如有出血，应妥善止血。出血较多，可用 0.1% 肾上腺素棉片紧填下鼻道止血，并告知病人 3~5 天内排鼻涕时带有少量血液为正常现象，出血较多及时到医院处理。 6. 儿童穿刺应慎重。高血压、血液病、急性炎症期病人禁忌穿刺。
质量标准	定位准确，动作轻柔，冲洗彻底，病人痛苦小，操作后鼻腔无出血。

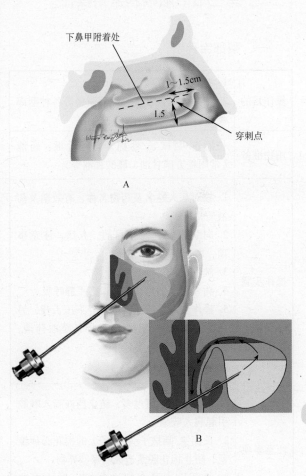

图 2-2-2 上颌窦穿刺术示意图

第三节　咽喉科常用操作

一、咽部涂药法

操作目的	1. 减轻咽部疼痛。 2. 治疗急慢性咽炎、咽部溃疡等各种咽部炎症。
用物准备	长棉签/咽拭子/卷棉子、压舌板、药液（常用复方碘甘油、硼酸甘油等）。
操作步骤	1. 核对病人姓名及药物名称、有效期及药液质量。 2. 向病人解释操作目的、方法、注意事项，取得配合。 3. 洗手，戴口罩。 4. 病人取适宜坐位，张口，平静呼吸。 5. 操作者一手持压舌板轻轻下压舌背，另一手持长棉签/咽拭子/卷棉子蘸取药液，涂于病人咽部炎症部位。 6. 涂抹频次遵医嘱。
注意事项	1. 一次蘸药不可过多，防止药液滴入喉腔引起病人咳嗽。 2. 长棉签/咽拭子/卷棉子上的棉花必须缠紧，防止棉花脱落造成咽喉部异物。 3. 涂药后不可立即进食/水，防止影响药效。
质量标准	病人感觉舒适；药液无浪费；局部疼痛症状减轻。

二、喉部雾化吸入法

操作目的	治疗喉部炎症。
用物准备	喷雾器、雾化药液、清洁纱布或纸巾、5ml 注射器、砂轮。
操作步骤	1. 核对病人姓名及药物名称、有效期及药液质量。 2. 向病人解释操作目的、方法、注意事项，取得配合。 3. 洗手，戴口罩。 4. 根据医嘱加药，按无菌原则加药至喷雾器内。 5. 连接喷雾器于雾化器上，根据医嘱调节雾量及时间。 6. 病人取舒适坐位，将喷雾器上端开口处放入病人口腔深部，打开雾化器。告知病人用口吸气，用鼻呼气。 7. 吸入完毕，关闭开关及电源。 8. 整理用物，洗手，摘口罩。 9. 按要求消毒用物。
注意事项	1. 治疗前先确认雾化器及喷雾器是否完好。 2. 压力、雾量及时间应严格遵从医嘱。 3. 声带水肿或充血病人应禁声、禁食刺激性食物、禁烟酒，以便提高治疗效果。
质量标准	病人感觉舒适；药液无浪费。

2

三、扁桃体周围脓肿穿刺抽脓和（或）切开排脓法

操作目的	切开引流，减轻/缓解症状，促进炎症消退。
用物准备	额镜、光源、2% 丁卡因及喷雾器、16 ~ 28 号粗针头、20ml 无针注射器、清洁纱布或纸巾、治疗盘、直角压舌板、扩张钳。
操作步骤	1. 向病人解释操作目的、方法、注意事项，取得配合。 2. 洗手，戴口罩。 3. 病人取舒适坐位，双手托住治疗盘于口角旁。 4. 用 2% 丁卡因及喷雾器做表面麻醉 2 次。 5. 一手持直角压舌板压住舌背；另一手用 20ml 无针注射器连接粗针头在最隆起的软化点处做穿刺抽脓。定位：前上型，在悬雍垂根部作水平线，舌腭弓游离缘下端作垂直线的交点做穿刺；后上型，在咽腭弓作垂直线的交点做穿刺。 6. 将扩张钳通入以穿刺点为中心的脓腔内，扩张切口以便排脓，告知病人将脓液吐入治疗盘内。 7. 整理用物，洗手，摘口罩。 8. 按要求消毒用物。
注意事项	1. 穿刺时注意方向，应避开距扁桃体外缘约 1 ~ 2cm 的颈动脉。 2. 穿刺时注意深度，刺入脓腔即可，避免刺入扁桃体组织。 3. 穿刺/切开引流术后密切观察口腔内有无出血，如有出血可用干棉球按压止血。

2

续表

注意事项	4. 穿刺/切开引流术后 2 小时方可进温凉流食或软食。 5. 用漱口水含漱数次，以保持口腔清洁。
质量标准	病人术后无出血；术后穿刺部位脓腔缩小或局部疼痛等症状减轻。

第四节　耳科常用操作

一、外耳道冲洗法

操作目的	冲洗出外耳道耵聍栓塞或不易取出的碎软耵聍、微小异物等。
用物准备	弯盘、治疗碗、耳注射冲洗器（或 50ml 注射器）、温生理盐水、纱布、额镜、治疗巾。
操作步骤	1. 核对病人姓名、耳别。 2. 向病人解释操作目的、方法、注意事项，取得配合。 3. 洗手，戴口罩。 4. 病人取坐位，头略偏向对侧，患耳稍向上，同侧颈部及肩部围以治疗巾，病人手托弯盘紧贴耳垂下方颈部皮肤。 5. 左手将耳廓向后上牵拉（如系婴幼儿则向后下牵拉），使外耳道呈一直线。 6. 右手持耳注射冲洗器（或 50ml 注射器），将温生理盐水朝外耳道后上壁方向冲洗，借回流力量冲出耵聍或异物。 7. 用纱布擦干耳廓，用棉签擦净耳道内残留的水。

2

续表

操作步骤	8. 额镜检查外耳道内是否清洁，检查外耳道及鼓膜有无损伤。 9. 如有残留异物，可再次冲洗至彻底冲净为止。
注意事项	1. 冲洗液接近体温，不应过冷或过热，以免刺激迷路，引起眩晕、恶心呕吐等症状。 2. 冲洗时不可对准鼓膜，用力不宜过大，以免损伤鼓膜；不可将注射冲洗器紧塞外耳道内，以致水不能流出；亦不可对准耵聍或异物，以免将其冲至外耳道深部，更不利于取出。 3. 如耵聍一次冲洗不净，须继续滴药，软化后再冲洗。 4. 外耳道及鼓膜如有损伤，应请医生处理。 5. 有鼓膜穿孔或有中耳流脓史者不可冲洗，鼓膜及外耳道炎症期间慎用。
质量标准	病人感觉舒适；动作准确轻柔；外耳道清洁。

二、外耳道滴药法

操作目的	治疗中耳炎或外耳道炎；软化耵聍，麻醉或杀死外耳道昆虫类异物。
用物准备	滴耳液、消毒棉球。
操作步骤	1. 核对病人姓名、耳别、药名、剂量、浓度、时间、方法。 2. 向病人解释操作目的、方法、注意事项，取得配合。

操作步骤	3. 洗手，戴口罩。 4. 病人取侧卧或坐位，头侧向健侧，患耳向上。 5. 左手将耳廓向后上牵拉（如系婴幼儿则向后下牵拉），使外耳道呈一直线。 6. 右手将滴耳液顺外耳道后壁缓缓滴入药液 2～3 滴。 7. 用手指轻轻按压耳屏数次，以造成外耳道空气压力的变化，驱使药液进入中耳腔。 8. 保持体位 3～4 分钟，使药液与中耳腔充分接触。 9. 外耳道口塞入干棉球，以免药液流出。 10. 观察病人反应。
注意事项	1. 滴药前，必须将外耳道脓液洗净。 2. 滴耳液接近体温，不应过冷或过热，以免刺激迷路，引起眩晕、恶心呕吐等症状。 3. 如遇耵聍栓塞，可直接滴入药液，每次药量可稍多，以不溢出外耳道口为度，每日 5～6 次，3 日后做外耳道冲洗或取出。 4. 如遇耳道昆虫类异物，可滴入乙醚、乙醇（有鼓膜穿孔者不用）使其麻醉，或滴入植物油类，使其窒息，然后冲出或取出。
质量标准	病人感觉舒适；动作准确轻柔，无药液溢出。

2

三、鼓膜穿刺抽液法

操作目的	抽出鼓室内积液，减轻耳闷感，提高听力。
用物准备	2%丁卡因溶液、苯扎溴铵酊溶液、消毒纱布、2ml注射器、鼓膜穿刺针、额镜、耳镜、75%乙醇、消毒棉球。
操作步骤	1. 将丁卡因溶液、苯扎溴铵酊溶液适当加温。 2. 核对病人姓名、耳别、药名、剂量、浓度、时间、方法。 3. 向病人解释操作目的、方法、注意事项，取得配合。 4. 洗手，戴口罩。 5. 病人取坐位，头侧卧于桌面，患耳向上。 6. 向患耳滴入2%丁卡因溶液1次，做表面麻醉。 7. 向患耳滴入苯扎溴铵酊溶液消毒鼓膜和外耳道，用纱布擦干外耳道口。 8. 用乙醇棉球消毒耳镜，并置入外耳道。 9. 连接注射器与鼓膜穿刺针，调整额镜聚光于外耳道。 10. 将针头沿耳镜底壁缓慢进入外耳道，刺入鼓膜紧张部的前下象限或后下象限（图2-2-3），一手固定针筒，另一手抽吸积液。 11. 抽吸完毕，缓慢将针头拔出，退出外耳道。 12. 用消毒棉球塞于外耳道口。 13. 记录抽出液体的总量，观察其形态，必要时送实验室检查。 14. 观察病人反应。

2

续表

注意事项	1. 注意滴入耳内溶液温度适宜。 2. 穿刺时，针头的方向应与鼓膜垂直，不得向后上方倾斜，以免损伤听骨，或刺入蜗窗、前庭窗。 3. 刺入鼓膜的深度不宜过深，位置在最低部，以便抽尽积液。 4. 穿刺针刺入鼓室后，一定要固定好针头位置；否则，抽吸液体时针头可能会顺势脱出鼓室，而误判为鼓室无积液。 5. 操作时嘱病人头勿动，以免损伤中耳内其他结构。 6. 嘱病人 2 日后将棉球自行取出，1 周内不要洗头，以免脏水进入外耳道。
质量标准	动作准确轻柔；穿刺成功，积液抽净。

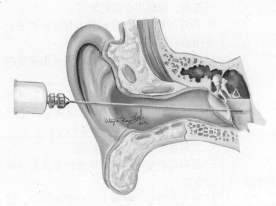

图 2-2-3　鼓膜穿刺位置示意图

2

四、耳部手术备皮法

操作目的	使手术野清洁，有利于手术进行；预防术后切口感染。
用物准备	梳子、皮筋、发夹、凡士林、剪刀、3%过氧化氢溶液、生理盐水、棉签。
操作步骤	1. 核对病人姓名、耳别、手术方式。 2. 向病人解释操作目的、方法、注意事项，取得配合。 3. 男性病人请理发师根据手术名称剃除耳廓周围头发：耳部手术剃除 5～6cm；侧颅底手术剃除 9～10cm；前颅底手术应将头发全部剃光。洗净头部或沐浴全身。 4. 女性病人请理发师根据手术名称剃除耳廓周围头发，洗净头部或沐浴全身。将病人头发梳理整齐，沿患侧头发 2～3cm 处将头发分为两部分，健侧头发用发夹或皮筋固定好，将患侧头发均匀涂凡士林，从前部头发开始，将所有患侧头发梳成贴发三股辫，最后用皮筋扎紧。 5. 将露出的短小头发用凡士林粘在辫子上或用剪刀剪掉。 6. 将健侧头发梳理整齐，长发可用皮筋与辫子一起固定。 7. 病人取坐位，检查外耳道，有脓液或分泌物时，分别用 3%过氧化氢溶液及生理盐水清洁外耳道，并用棉签拭干。
注意事项	1. 发辫尽量编紧，防止松脱。 2. 最后应将发夹取下，切勿将金属发夹留于头部。 3. 编完发辫后，嘱病人朝向健侧卧位，以免弄乱发辫。
质量标准	病人感觉舒适；动作轻柔；备皮区皮肤无破损、擦伤等。

2

五、耳部加压包扎法

操作目的	耳部手术或外伤后用于固定敷料，保护手术切口，利于引流；用于局部压迫止血。
用物准备	绷带一卷、20cm 长纱条一根、无菌纱布数块、胶布一卷。
操作步骤	1. 核对病人姓名、耳别、手术方式。 2. 向病人解释操作目的、方法、注意事项，取得配合。 3. 病人取坐位或卧位，将纱条放于患侧额部（眉毛外侧），将无菌纱布覆盖伤部，用胶布固定。 4. 将绷带先绕额部 2 周（包左耳向左绕，包右耳向右绕），然后由上至下包患侧耳部，经后枕部绕到对侧耳廓上方，绕额部一周；再由上至下包患耳，重复上述动作至绷带包完，使敷料固定，患耳及敷料全部包住。 5. 用胶布固定绷带尾部。 6. 用纱条将绷带扎起，使额部绷带高于眼眶。
注意事项	1. 包扎时应注意保持患耳正常解剖形态。 2. 固定于额部的绷带不可太低，需高于眉毛，以免压迫眼球，影响视线。 3. 绷带的松紧应适度，太松会引起绷带和敷料的脱落；太紧会使病人感到头痛。 4. 单耳包扎时，绷带应高于健侧耳廓，避免压迫引起不适。
质量标准	病人感觉舒适；动作准确轻柔；松紧适宜。

2

（王柳如　庞湃　吉晓丽）

第三章

耳鼻咽喉科急症病人的护理

耳鼻咽喉及其相关头颈区是呼吸及消化的必经通道，常见的急症有鼻出血、急性会厌炎、小儿急性喉炎、喉阻塞、气管支气管异物等，可危及病人生命，均需要紧急处理。

第一节 鼻 出 血

鼻出血是临床常见症状之一，常由鼻腔、鼻窦疾病引起，也可由某些全身疾病所致，但以前者多见。

【护理评估】

根据病因、年龄、出血的部位、出血量及出血次数不同，鼻出血症状及体征变化较大。轻者仅涕中带血或倒吸血涕；重者可为一侧或双侧鼻腔血流如注，同时经口涌出。出血可间歇反复，亦可呈持续性。长期反复出血病人呈贫血貌，一次大量出血可致休克。

1. 儿童及青少年出血多在鼻中隔前下方的"利特尔动脉丛"；中老年出血部位多在鼻腔后段鼻咽静脉丛或鼻中隔后部的动脉，出血量多且较凶猛，不易止血。

2. 出血量多少不一，可从涕中带血直至血流如注。局部原因引起出血者多为单侧出血，全身性疾病多引起双侧或交替性出血。病人在短时间内失血量达 500ml 时，可出现头昏、口渴、乏力、面色苍白；失血量在

500~1000ml 时，可出现出汗、血压下降、脉速而无力等休克症状。

【辅助检查】

1. 鼻腔及鼻咽部检查　初步了解病人的出血部位，判断有无新生物，病情稳定后行鼻内镜检查，了解鼻咽部有无病变。

2. 实验室检查　包括全血细胞计数、出血和凝血时间、凝血酶原时间、凝血因子等其他相关检查，了解病人的全身情况。

【治疗要点】

对鼻出血的处理应采取局部及全身治疗相结合的综合治疗。治疗原则：长期、反复、少量出血应查找病因；大量出血的病人应先止血，再进行针对病因的检查和治疗。情绪紧张和恐惧者，应予以安慰，使之镇静，必要时给予镇静剂。

1. 全身治疗　因全身疾病引起的鼻出血者应积极治疗原发疾病。并视病情使用镇静剂、止血剂、维生素及抗生素等药物，同时给予补液、输血及氧疗等治疗措施。

2. 局部治疗（表2-3-1）

表2-3-1　鼻出血的局部治疗

止血法	适用范围	处理方法
简易止血法	出血量较少且出血点明确者	嘱病人用手指捏紧两侧鼻翼（要压迫鼻中隔前下部）10~15分钟，同时用冷水袋或冷湿毛巾敷前额和后颈，以促使血管收缩，减少出血；或用浸以1%麻黄碱或0.1%肾上腺素的棉片置入鼻腔，收缩鼻腔黏膜及血管，以便暂时止血

3

止血法	适用范围	处理方法
化学药物烧灼法或射频/微波烧灼法	反复少量出血且出血点明确者	临床上常用的化学药物有30%～50%的硝酸银或30%的三氯醋酸。烧灼时要注意范围越小越好，避免烧灼过深、烧灼时间过长。射频及微波烧灼前应用1%丁卡因局部麻醉，同时应用1%麻黄碱或0.1%肾上腺素收缩鼻腔黏膜及血管。烧灼法应避免同时烧灼鼻中隔两侧对称部位，以免损伤正常组织或引起鼻中隔穿孔，烧灼后涂以软膏保护创面
前鼻孔或前后鼻孔填塞止血术	对于出血较剧烈、渗血面较大或出血部位不明者	根据不同病因、出血量和出血部位选择适宜的填塞方法： 1. 鼻腔可吸收性材料填塞可吸收材料如淀粉海绵、明胶止血海绵或纤维蛋白绵等，较适用于血液病所致的鼻黏膜弥漫性出血、出血部位明确，且量较小或范围较小的鼻出血。填塞时仍须加以压力，必要时可加用小块凡士林油纱条以加大压力。此法的优点是填塞物可被组织吸收，可避免因取出填塞物时造成鼻黏膜损伤而再出血；

续表

止血法	适用范围	处理方法
前鼻孔或前后鼻孔填塞止血术	对于出血较剧烈、渗血面较大或出血部位不明者	2. 鼻腔不可吸收材料填塞较常用，不可吸收材料有膨胀海绵、藻酸钙纤维敷料、凡士林油纱条、抗生素油膏纱条、碘仿纱条和气囊或水囊等。填塞后如仍有血液流出，则需改为后鼻孔填塞法； 3. 后鼻孔填塞法 适用于前鼻孔填塞未能止血者，出血部位深、出血量大，无法迅速找到出血点的病人。 注意鼻腔填塞时间：凡士林油纱条填塞时间一般为1~2天；膨胀海绵、藻酸钙纤维敷料、气囊或水囊等不含抗菌防腐材料者填塞时间一般为48~72小时；抗生素油纱条和碘仿纱条填塞可适当增长留置时间，但最多不超过5~6天
血管结扎术或栓塞术	严重出血，鼻腔填塞无效的病人	在鼻内镜、血管造影等技术辅助下，找到出血的血管给予结扎或栓塞

3

【护理措施】

（一）前后鼻孔填塞病人的护理

1. 填塞时注意事项

（1）填塞前向病人说明鼻腔填塞的必要性，操作过程中可能出现的疼痛等不适，以取得配合。

（2）填塞过程中应安抚病人情绪，避免过度紧张，做好医生的配合工作。

（3）填塞后病人取半卧位或头高位，卧床休息，减少活动。

2. 病情观察

（1）密切观察病人的生命体征及尿量变化，有异常应及时通知医生。

（2）嘱病人勿将血液咽下，以免刺激胃部引起呕吐，同时有助于掌握出血量。

（3）观察病人有无嗜睡、反应迟钝等症状，尤其是年老体弱者，必要时遵医嘱给予吸氧。

（4）注意观察后鼻孔纱球丝线的固定是否牢固，发现松动、断裂，及时处理，防止后鼻孔纱球脱落引起病人窒息。

（5）观察鼻腔有无活动性出血，准备好床旁侧灯、负压吸引装置、鼻腔止血包，以备病人再次出血时紧急处理。

3. 填塞后注意事项

（1）勿用力打喷嚏、剧烈咳嗽、擤鼻、做弯腰低头等大幅度动作；勿用力摒气，以防鼻腔内压力过大，引起再出血及纱条松动。

（2）保护鼻腔免受外力碰撞。

（3）不可自行将鼻腔填塞物撤除。

（4）保持大便通畅。

（5）做好口腔护理，每次进食后用含漱液漱口，防止病人口唇干裂、口腔感染。

4. 用药护理　遵医嘱使用抗生素、止血药，补充血容量。观察用药后不良反应。

5. 饮食护理 协助病人进温凉的流质或半流质饮食，少量多餐，增加液体摄入。

6. 心理护理 告知病人前后鼻孔填塞的时间，使之有心理准备，增加其耐受不适的能力。

（二）血管栓塞术或结扎术病人的护理

行血管栓塞术或结扎术者，需向病人及家属解释手术的必要性，做好术前准备。

（三）鼻内镜下止血术病人的护理

行鼻内镜下止血术者，术后应特别注意观察病人有无再次出血。

（四）健康指导

1. 用药指导 出院后如需继续用药，教会病人正确用药的方法。收缩鼻腔黏膜类药物连续使用不宜超过7天。油类滴鼻液需密封保存，避免干燥。

2. 饮食 进食富含维生素及纤维素的食物，多饮水，保持大便通畅。忌辛辣刺激性食物、禁烟酒。撤除鼻腔填塞物前，嘱病人进食含糖量高、易消化饮食，如八宝粥等，防止撤除填塞物时病人晕厥。

3. 预防鼻出血

（1）嘱病人积极治疗相关的鼻部疾病及全身性疾病。

（2）日常生活规律，戒挖鼻习惯。增加居住空间湿度，涂以油类滴鼻液，以防鼻腔黏膜干燥。

（3）撤除鼻腔填塞物后2小时内宜卧床休息。

（4）避免用力打喷嚏，有喷嚏感时可按压人中或深吸气来缓解。打喷嚏时张开嘴，可减小鼻腔压力。

（5）出院后4～6周内避免用力擤鼻、重体力的劳动及剧烈运动。

（6）教会病人简易止血法，少量出血可自行处理。出血量较多立即去医院就诊。

3

【应急程序】

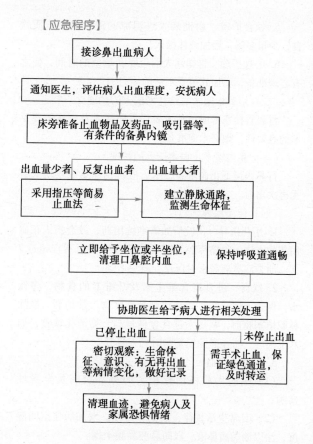

第二节　急性会厌炎

急性会厌炎又称急性声门上喉炎，是一种危及生命的严重感染，可引起喉阻塞而导致窒息死亡。成人、儿童均可发生，全年均可发病，但冬、春两季较多见。

【护理评估】

1. 症状

（1）全身症状：多数病人起病急，有畏寒、发热、乏力等症状，体温多在 38～39℃。儿童及年老体弱者，症状更重。

（2）局部症状：咽喉痛剧烈，吞咽时加重，严重时唾液也难以咽下，出现吞咽困难。说话含糊不清。会厌高度肿胀可引起吸气性呼吸困难，严重者可引起窒息。急性会厌炎病情变化快，应高度重视。

2. 体征　病人呈急性面容，颈部压痛，严重者可有呼吸困难。间接喉镜下见会厌充血、肿胀，严重时呈球形，有时可见黄白色脓点。喉内结构常因会厌的遮盖无法看到。

3. 评估病人对疾病的认知情况，说明疾病的严重后果，不可掉以轻心。

【辅助检查】

1. 间接喉镜检查　适合于能配合者，检查时要在安全的情况下进行，避免不必要的刺激，防止发生意外。

2. 影像学检查　适用于儿童等不能配合者，对喉部进行 X 线颈侧位片检查，可协助诊断。

3. 实验室检查　血常规检查可见白细胞升高。

【治疗要点】

以抗感染和保持呼吸道通畅为治疗原则。本病起病急，进展快，一旦确诊，需住院治疗、尽快给予足量的抗生素和糖皮质激素，如头孢类抗生素、地塞米松等。做好随时建立人工气道的准备（插管、气管切开及环甲膜切开术）。

【护理措施】

1. 病情观察　急性会厌炎起病急、症状重、病情变化快。

（1）严密观察病人的呼吸型态，有无吸气性呼吸困难、吸气性软组织凹陷、吸气性喉喘鸣等喉阻塞症状，有异常情况应及时通知医生，必要时予以吸氧、监测血氧饱和度。

（2）观察病人的体温变化，高热者给予物理降温或遵医嘱药物降温。

2. 预防窒息

（1）向病人及家属讲解急性会厌炎的特点及危害，告知其不可离开病区，积极配合治疗及护理。

（2）遵医嘱给予足量的抗生素和激素类药物，并观察用药效果。

3

（3）严重呼吸困难者做好气管切开术前准备，气管切开术者按气管切开术后护理。

3. 减轻疼痛 向病人讲解喉痛的原因及药物的疗效，增加其治疗的信心。嘱病人卧床休息，减少发音，避免剧烈咳嗽，以减轻对会厌的刺激。

4. 饮食护理 进流质或半流质饮食，以无刺激性清淡温凉饮食为宜，保持口腔清洁，进食后用含漱液漱口。

5. 健康指导

（1）嘱病人积极治疗邻近器官的感染，过敏所致者应避免接触过敏原。

（2）保持生活规律，劳逸结合，禁烟酒。

（3）如发生剧烈吞咽疼痛立即去医院就诊。

（4）广泛宣传急性会厌炎的危害及预防措施。

【应急程序】

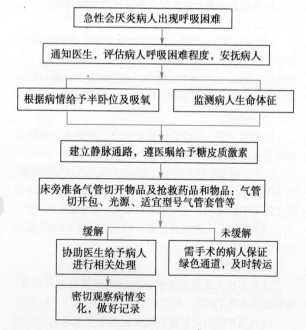

急性会厌炎病人出现呼吸困难

↓

通知医生，评估病人呼吸困难程度，安抚病人

↓

根据病情给予半卧位及吸氧 ｜ 监测病人生命体征

↓

建立静脉通路，遵医嘱给予糖皮质激素

↓

床旁准备气管切开物品及抢救药品和物品：气管切开包、光源、适宜型号气管套管等

↓

缓解 ｜ 未缓解

协助医生给予病人进行相关处理 ｜ 需手术的病人保证绿色通道，及时转运

↓

密切观察病情变化，做好记录

第三节 小儿急性喉炎

小儿喉部黏膜下组织较疏松，炎症时容易发生肿胀，而且小儿的喉腔和声门较小，因此小儿急性喉炎时容易发生喉阻塞，引起呼吸困难。小儿急性喉炎一般好发于6个月~3岁的儿童。因小儿咳嗽力较成人弱，无法将下呼吸道和喉部的分泌物咳出，故病情较成人重，如不及时诊疗，会危及生命。

【护理评估】

1. 症状

（1）全身症状：多数患儿起病急，有发热、咳嗽、咳痰等症状。

（2）局部症状：声嘶、犬吠样咳嗽、吸气性喉喘鸣及吸气性呼吸困难，严重者出现吸气性呼吸困难，患儿鼻翼扇动，出现"三凹征"。如不及时治疗，患儿可出现面色苍白、发绀、神志不清，最终因呼吸循环衰竭而死亡。

2. 体征 可见喉部黏膜充血、肿胀，声带由白色变为粉红色或红色，可有黏脓性分泌物附着。声门下黏膜向中间隆起。

【辅助检查】

1. 间接喉镜检查 适合于能配合者，检查时要在安全的情况下进行，避免不必要的刺激，防止发生意外。

2. 实验室检查 血常规检查可见白细胞升高。

【治疗要点】

以抗感染和保持呼吸道通畅为治疗原则。本病起病急，应尽早诊疗。尽快给予足量的抗生素和糖皮质激素，如头孢类抗生素、地塞米松等。做好随时建立人工气道的准备（插管、气管切开术及环甲膜切开术）。给氧、解痉、化痰及全身支持疗法。

【护理措施】

1. 预防窒息

（1）尽量避免患儿哭闹，护理动作轻柔，态度和蒿，消除其紧张恐惧心理。

（2）遵医嘱给予足量的抗生素和激素类药物，并观察用药效果。

（3）备齐抢救用品：床旁备好氧气装置、雾化吸入器、气管切开包、适宜型号的气管套管、光源和负压吸引装置等。严重呼吸困难者，需做好气管切开术前准备，术后病人按气管切开术后护理。

2. 健康指导

（1）嘱患儿家属积极治疗急性上呼吸道感染及急性上呼吸道相关传染病，过敏所致者应避免接触过敏原。

（2）保持生活规律，加强锻炼，提高机体免疫力。

（3）告知家属此病的危险性及预防措施：①冬季应保持室内通风；②避免去人多拥挤等公共场所；③在患儿感冒时不可随意应用镇咳、镇静药物，防止加重呼吸困难。

（4）患儿如出现犬吠样咳嗽、呼吸困难等症状应及时就医，避免延误病情。

【应急程序】

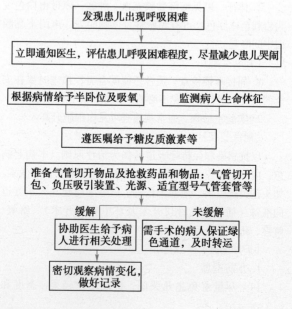

第四节　喉阻塞

喉阻塞又称喉梗阻，是因喉部或其邻近组织的病变，使喉部通道（特别是声门处）发生阻塞，引起的呼吸困难，是耳鼻咽喉头颈外科常见的急症之一，严重者可引起窒息死亡。幼儿发生喉阻塞较成人多。

【护理评估】

（一）临床表现

1. 吸气性呼吸困难　是喉阻塞的主要症状。在吸气时气流将声带斜面向下、向内推压，使声带向中线靠拢。当喉部黏膜充血肿胀或声带固定时，声带无法做出正常情况下的外展动作来开大声门裂，使本已变狭的声门更加狭窄，以致造成吸气时呼吸困难进一步加重。表现为吸气时间延长，吸气深而慢。呼气时气流向上推开声带，使声门裂吸气时变大，故呼气困难不明显。因此表现为以吸气性呼吸困难为主的呼吸困难。

2. 吸气性喉喘鸣　吸入的气流，通过狭窄的声门裂，形成气流旋涡冲击声带，声带颤动而发出一种尖锐的喉喘鸣声，其声音的大小与喉阻塞程度呈正比。

3. 吸气性软组织凹陷　因病人吸气困难，吸入气体不易进入肺部，所以胸腹部的辅助呼吸肌均加强运动，扩张胸部，以辅助呼吸，但肺叶不能相应地膨胀，造成胸腔内负压增加，将胸壁及其周围的软组织吸入，于吸气时出现向内凹陷（颈部：胸骨上窝和锁骨上、下窝；胸部：肋间隙；腹部：剑突下和上腹部），称为"四凹征"，其程度常随呼吸困难的程度而异。因儿童的肌张力较弱，凹陷征象更为显著。

4. 声嘶　常有声音嘶哑，甚至失声。其病变发生于声带。

5. 发绀　病人因缺氧出现面色、口唇及指（趾）甲青紫，端坐呼吸，烦躁不安，无法入睡。严重者出现窒息、脉搏细速、心力衰竭，最终昏迷而死亡。

（二）临床分度

根据病情的轻重，准确地掌握治疗原则及手术时机，临床上常将喉阻塞分为 4 度：

一度：安静时无呼吸困难。活动或哭闹时有轻度吸气性呼吸困难、稍有吸气性喉喘鸣及胸廓周围软组织凹陷。

二度：安静时有轻度吸气期呼吸困难、吸气性喉喘鸣和吸气性胸廓周围软组织凹陷；活动时加重，但不影响睡眠和进食，亦无烦躁不安等缺氧症状。脉搏尚正常。

三度：吸气性呼吸困难明显，喉喘鸣声甚响，吸气性胸廓周围软组织凹陷明显。并因缺氧而出现烦躁不安，不易入睡，不愿进食，脉搏加快等症状。

四度：呼吸极度困难。病人坐卧不安，手足乱动，出冷汗，面色苍白或发绀，定向力丧失，心律不齐，脉搏细速，昏迷、大小便失禁等。若不及时抢救，可因窒息导致呼吸、心搏骤停而死亡。

【治疗要点】

呼吸困难的程度是选择治疗方法的主要依据。同时要结合病因、病情及病人耐受乏氧的能力（儿童、老人、孕妇一般耐受乏氧的能力较差）等采用药物或手术治疗。

一度和二度：明确病因，积极进行病因治疗。若由炎症引起，使用足量抗生素和糖皮质激素，严密观察呼吸，大多可避免气管切开。若为异物，应迅速取出；若为喉肿瘤、喉外伤等病因不能一时去除者，应考虑行气管切开。

三度：若由炎症引起，喉阻塞时间较短，可行药物治疗，同时密切观察呼吸，并做好气管切开准备。若经保守治疗未见好转，病人全身状况较差，应尽早行气管切开，以免造成窒息或心力衰竭。若为喉肿瘤者，应立即行气管切开。

四度：要分秒必争，因地制宜，立即行气管切开术。紧急情况下，可先行环甲膜切开术或气管插管术，再行气管切开术。

【护理措施】

(一) 一般护理

护理重点是保持呼吸道通畅。

1. 遵医嘱及时用药,注意观察用药效果及不良反应,必要时给予低流量吸氧及雾化吸入。如为气管异物、双侧声带瘫痪、喉部肿瘤、喉外伤等引起的呼吸困难,做好术前准备,以便随时手术。

2. 病人取半卧位,卧床休息,尽量减少活动量和活动范围,以减少耗氧量,避免加重呼吸困难或发生意外。小儿病人尽量减少任何外界刺激,避免因哭闹而加重呼吸困难。

3. 病情观察 严密观察病人的意识状态、呼吸、血压、脉搏、血氧饱和度、面色、口唇颜色等变化。对于二度、三度喉阻塞的病人,需做好气管切开术的准备工作:床旁备气管切开包、适宜型号的气管套管 (表2-3-2)、灯和负压吸引装置等;四度喉阻塞的病人应立即协助医生行气管切开术。

(二) 气管切开术病人的护理

气管切开术是一种切开颈段气管前壁并插入气管套管,使病人直接经气管套管呼吸和排痰的一种急救手术。一般在第2~4气管环处切开气管,过高易损伤环状软骨而导致喉狭窄;过低则易发生大出血,危及生命。

1. 术前护理

(1) 病情观察:严密观察病人呼吸困难及喉阻塞的程度,备好氧气、负压吸引装置、吸痰管、床头侧灯、气管切开包、适当型号的气管套管及抢救用品等,病情危重者紧急情况下可行床旁气管切开术。

(2) 病情允许者完善术前检查:检查时须医护人员陪同。告知病人不可随意离开病房,防止发生意外。

(3) 术前禁食水,如时间允许,为病人更换宽松的病号服。如情况紧急,应立即送病人入手术室行气管切开术。

3

表 2-3-2　金属气管套管型号选用表

型号	00	0	1	2	3	4	5	6
内径(mm)	4.0	4.5	5.5	6.0	7.0	8.0	9.0	10
长度(mm)	40	45	55	60	65	70	75	80
适用年龄	1~5个月	1岁	2岁	3~5岁	6~12岁	13~18岁	成年女性	成年男性

3

2. 术后护理

（1）保持呼吸道通畅：①保持室内适宜的温湿度：温度 20~25℃，湿度 60%~70%；②及时吸出气道内痰液；③每 4~6 小时清洗气管套管内套管一次，清洗消毒后及时放回，以防堵管；④痰液黏稠者使用雾化吸入或定时于气管套管内滴入湿化液；⑤鼓励病人有效咳嗽；⑥颈前给予遮盖潮湿纱布（单手握不滴水为宜），防止灰尘及异物掉入，也可湿化气道。

（2）病情观察：①密切观察病人呼吸及体温变化；②观察气管套管系带松紧度，以一指为宜，过紧可致病人不适，过松可致脱管；③观察气管套管周围皮肤情况及痰液性质；④观察气管切口周围有无皮下气肿（即皮下握雪感）、纵隔气肿、气胸、出血等并发症的发生。

（3）休息与活动：全麻未清醒前去枕平卧，头偏向一侧。局麻及全麻清醒后采取平卧位或健侧卧位或半卧位，次日可起床轻微活动。头部适当制动，勿过度活动、摇摆。

（4）预防感染：①每日清洁消毒气管切口，更换气管垫布；②遵医嘱使用抗生素；③密切观察病人切口渗血、渗液情况；④鼓励病人下床活动，定时翻身叩背；⑤做好口腔清洁；⑥进营养丰富的半流质饮食，注意增加蛋白质、维生素的摄入，以增强机体抵抗力。

更换气管垫法：病人取坐位或卧位，取下污染的气管垫，根据需要吸痰。用消毒棉球擦去切口周围渗血、渗液及痰液。将清洁气管垫置于气管套管翼下，系带固定。注意消毒切口或放入清洁气管垫时，动作要轻柔、幅度不宜过大，避免将气管套管拉出，引起危险。

（5）预防脱管：①经常检查气管套管系带松紧度，气管套管系带应打 3 个外科结，松紧以能伸进 1 个手指为宜。告知病人及家属不可自行更换系带；尤其是术后局部肿胀消退后，必须重新调整系带松紧度。②嘱病人于剧烈咳嗽时可用手轻轻抵住气管套管翼部。③取放气管套管内套管时，注意保护气管套管外套管。

3

（6）预防再次发生呼吸困难：气管切开后病人出现呼吸困难，应考虑以下3种原因：①套管内管阻塞：迅速拔出套管内管，呼吸困难状况即改善，说明套管内套阻塞，需清洁消毒后再放入；②套管外管或下呼吸道阻塞：拔出套管内套后病人呼吸困难状况无改善，在滴入湿化液并进行深部吸痰后，呼吸困难状况得以缓解；③气管套管脱出：脱管的原因多为气管套管缚带太松或为活结易解开；气管套管太短或颈部粗肿；皮下气肿；气管切口过低及剧烈咳嗽、挣扎等。如发生脱管，须立即通知医生并协助重新插入气管套管。

（7）拔管及护理：经治疗和护理后，病人喉阻塞及下呼吸道阻塞的症状解除，呼吸恢复正常，即可考虑拔管。拔管前要试堵管24～48小时，如病人在堵管情况下睡眠及活动时呼吸平稳，方可拔管，如堵管过程中病人出现呼吸困难，应立即拔除堵管塞子。拔管后1～2日内严密观察呼吸情况，嘱病人勿离开病区，并在病人床旁准备好紧急气管切开用品，以便病人发生呼吸困难时急用。

3. 健康指导

（1）对于戴管出院的病人，需教会病人或家属以下方法：①消毒内套管、更换套管垫的方法；②湿化气道、增加空气湿度的方法；③外出时注意遮盖气管套管口，以防异物吸入；④洗澡时谨防水流入气管套管；⑤如发生脱管或再次呼吸困难，立即到医院就诊。

（2）喉阻塞由炎症、异物吸入、药物过敏等多种原因引起，后果严重。因此，应通过各种途径向公众宣传喉阻塞的原因和后果以及预防喉阻塞的方法，包括增强免疫力，防止上呼吸道感染；养成良好的进食习惯，家长不给小儿吃豆类、花生、瓜子等带壳食物，防止异物吸入；喉外伤病人及早到医院诊治；有药物过敏史者避免与过敏原接触等。

【应急程序】

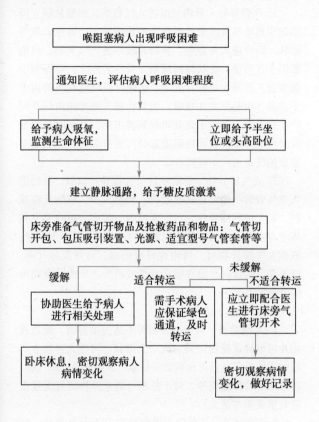

喉阻塞病人出现呼吸困难

通知医生，评估病人呼吸困难程度

给予病人吸氧，监测生命体征

立即给予半坐位或头高卧位

建立静脉通路，给予糖皮质激素

床旁准备气管切开物品及抢救药品和物品：气管切开包、包压吸引装置、光源、适宜型号气管套管等

缓解

适合转运

未缓解

不适合转运

协助医生给予病人进行相关处理

需手术病人应保证绿色通道，及时转运

应立即配合医生进行床旁气管切开术

卧床休息，密切观察病人病情变化

密切观察病情变化，做好记录

第五节　气管、支气管异物

3

　　气管、支气管异物是耳鼻咽喉科最常见的临床急诊之一，多发生于 5 岁以下小儿，3 岁以下最多，偶见于成人。按异物种类分为内源性及外源性两类。前者为呼吸道内的干痂、假膜、血凝块、干酪样物等阻塞所引起；后者为外界物质误吸进入气管、支气管内所致。通常所指的气管、支气管异物是指外源性异物。

【护理评估】

1. 气管异物　异物经喉进入气管后,刺激黏膜立即引起剧烈呛咳及反射性喉痉挛而出现憋气、面色青紫等症状,而后进入安静期。异物若较小进入气管后,可能贴附于气管壁,症状暂时缓解。异物若较大,可即刻引起窒息。若异物较轻且光滑,会随呼吸气流在气管内上下活动,引起阵发性咳嗽。当异物被气流冲向声门下时产生拍击声,手置于此处可触到撞击感,严重时会引发反射性喉痉挛。当异物阻塞部分气管管腔时,气流通过变窄的气道可产生哮鸣音。

2. 支气管异物　早期症状与气管异物相似。异物进入支气管后,停留在支气管内,刺激减少,咳嗽反而减轻。若为植物性异物,可引起咳嗽、痰多、喘鸣及发热等全身症状;如为一侧支气管异物,呼吸困难多不明显;双侧支气管异物时,可出现呼吸困难。可并发肺气肿、肺不张。听诊时患侧呼吸音减低或消失,导致肺炎则可闻及湿啰音。

【辅助检查】

1. X线检查　可明确金属等不透光的异物,胸透或拍片可以确定异物位置、大小及形状。可透光异物在X线中不能显示,但可出现如下征象:纵隔摆动、肺气肿、肺不张、肺部感染等,对于推断可透光异物的有无及位置有重要参考意义。

2. 肺部CT　可有助于确定异物有无及其部位,如果是3D-CT对于诊断和治疗的意义更大。

3. 支气管镜检查　是气管、支气管异物确定诊断的金标准,并可同时取出异物。

【治疗要点】

呼吸道异物有危及生命的可能,异物取出是唯一的治疗方法。应及时诊断,尽早行异物取出术。手术方法包括经直接喉镜异物取出术和经支气管镜异物取出术。

【护理措施】

（一）术前护理

1. 完善术前检查。

2. 病情观察　严密观察病人的呼吸情况，持续监测血氧饱和度变化，保持呼吸道通畅。如有呼吸困难，立即通知医生，及时予以处理。准备气管切开包、氧气、负压吸引装置等急救物品，做好紧急气管切开准备。

3. 如病情允许为病人做好术前准备；如病情危急，则直接行异物取出术。

（二）术后护理

1. 全麻未清醒前去枕平卧，头偏向一侧。手术当天卧床休息，少讲话，患儿避免哭闹，防止并发症发生。

2. 病情观察

（1）严密监测生命体征变化，尤其是呼吸及血氧饱和度变化情况，如再次出现呼吸困难，提示喉头水肿发生，应立即通知医生给予处理。

（2）如体温升高、间断咳嗽、呼吸道分泌物增加，应考虑异物是否完全取出。

3. 如术后无恶心、呕吐，全麻清醒后可进流质或半流质的饮食，避免过热。

4. 健康指导

（1）嘱患儿及家属养成良好习惯：避免口含食物或玩具玩耍；进食时避免嬉笑、哭闹及打骂；2 岁以下小儿避免进食花生、瓜子、豆类等整粒食物；避免小儿接触可放入口中的玩具及部件。

（2）昏迷、全麻及重症病人，应取下义齿、拔除松动牙齿，随时吸出口腔内分泌物，加强看护。

（3）通过宣教，使病人及家属充分认识气管、支气管异物的危险性及严重性，防止再次发生。

3

【应急程序】

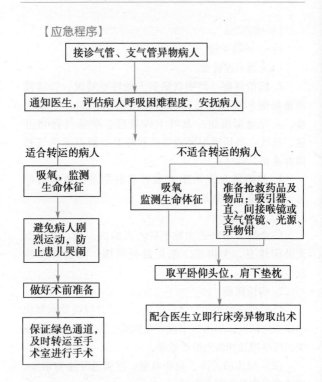

第六节 食管异物

食管异物是耳鼻咽喉科常见急症之一，多见于老人及儿童。病人因误咽导致食物嵌顿于食管内，部位以食管入口最常见。最常见的异物有：鱼刺、枣核、鸡骨、义齿、硬币等。

【护理评估】

症状常与异物性质、大小、形状、停留的部位和时间以及有无继发感染等有关，表现为吞咽困难、吞咽疼痛，疼痛部位多在颈根部、胸骨上窝、胸骨后或背部；呈痛苦面容，流涎，做吞咽动作时疼痛加重，不敢活动颈部。异物大者可出现呼吸困难，重者可引起窒息而死亡。处理不当可致食管穿孔或损伤性食管炎、颈部皮下气肿或纵隔气肿、食管周围炎及颈间隙感染、纵隔炎、大血管破裂出血、气管食管瘘等并发症。

【辅助检查】

1. 间接喉镜检查　异物位于食管上段，有时可见梨状窝积液。

2. 影像学检查　X线片、食管钡剂检查，或吞服少许钡剂，可确定异物是否存在及所在部位。CT扫描可明确异物与颈部大血管的关系，也可判断是否存在并发症。

3. 食管镜检查　可以明确诊断，如发现异物，可及时取出。

【治疗要点】

对确诊或高度怀疑食管异物病人，应尽早行食管镜检查，发现异物及时取出。

1. 取出异物　可经硬食管镜、纤维食管镜或电子食管镜取出异物。用以上方法难以取出时，可考虑应用颈侧切开或开胸术取异物。

2. 一般治疗　食管异物病人如超过24小时进食困难，术前应给予补液治疗。术中损伤食管黏膜或疑有穿孔者，应行胃管鼻饲饮食。局部感染时，应给予足量抗生素。

3. 出现严重并发症，如食管周围脓肿或咽后壁脓肿，应行颈侧切开引流。对出现食管穿孔、纵隔脓肿者，应立即请胸外科协助处理。

【护理措施】

（一）术前护理

1. 确诊后立即告知病人禁食水，向其讲解禁食水的重要性。

2. 完善术前检查。

3. 密切观察生命体征变化、吞咽困难及疼痛的程度，有无胸痛、呼吸困难等，有异常情况应及时告知医生。

4. 术前半小时遵医嘱给予苯巴比妥、阿托品肌内注射。

（二）术后护理

1. 饮食护理　全麻清醒后并经检查证明食管无穿孔、无损伤、异物完全取出后，方可进流质或半流质饮

3

食。有食管穿孔者，应给予鼻饲流质饮食，注意水、电解质平衡。

2. 病情观察　观察生命体征变化，若出现高热、局部疼痛加重、吞咽时呛咳、大量呕血或便血等情况，应及时通知医生。

3. 健康指导

（1）告知病人进食不宜过于匆忙，尤其吃带有骨刺类的食物时，要仔细将骨刺剔除，以防误咽。

（2）老年人如有活动义齿时，进食要特别小心，避免进食如年糕、粽子等黏性强的食物，义齿损坏要及时修整，睡眠前取下，全麻或昏迷的病人有活动义齿需及时取下。

（3）指导病人养成良好习惯：儿童避免将硬币、玩具、笔帽等放在口内玩耍。

（4）误咽异物后应立即就医，切忌用吞咽馒头、韭菜等方法企图强行将异物推下，此做法会加重损伤，出现并发症，增加手术的难度和风险。

【应急程序】

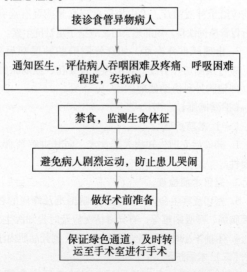

（王柳如　庞　湃）

第四章 ●●●●

鼻科病人的护理

鼻科常见疾病有炎症、肿瘤、外伤等，不同种类的疾病，局部有不同程度的表现，多无全身症状，或全身症状不明显。

第一节 外鼻及鼻腔炎症

外鼻及鼻腔炎症属鼻科常见疾病，由病毒、细菌、变应原、各种理化因素所致，亦可由某些全身性疾病引起。

一、鼻疖

鼻疖是鼻前庭或鼻尖部的毛囊、皮脂腺或汗腺的局限性急性化脓性炎症，金黄色葡萄球菌为主要致病菌。

【护理评估】

因鼻前庭处皮肤缺乏皮下组织，皮肤与软骨膜直接相连，故发生疖肿时，疼痛剧烈。鼻疖局部红肿热痛，呈局限性隆起，下颌下淋巴结可肿大、有压痛，部分病人可伴低热和全身不适。约在 1 周内，疖肿成熟后自行破溃排出脓栓而愈合。部分重症者炎症向深层扩散，波及软骨膜致鼻翼或鼻尖部软骨膜炎。炎症向上方扩散，引起颊部及上唇蜂窝织炎。鼻疖最严重的颅内并发症为海绵窦栓塞，多因挤压疖肿使感染扩散，经内眦静脉、眼上下静脉进入海绵窦所致，临床表现为寒战、高热、头剧痛、患侧眼睑及结膜水肿、眼球突出、固定或失明等。

【治疗要点】

1. 疖未成熟时，可用1%氧化氨基汞软膏、10%鱼石脂软膏或抗生素软膏涂抹，配合理疗等。

2. 疖成熟后，可在无菌操作下持尖刀片挑破脓头后用小镊子钳出脓栓，注意勿切及周围浸润部分，切忌挤压。

3. 疖破溃后，局部清洁消毒，破口涂以抗生素软膏。

4. 合并海绵窦感染者，应给予足量抗生素，及时请眼科和神经科会诊，以协助治疗。

【护理措施】

1. 预防海绵窦血栓性静脉炎

（1）切忌挤压。

（2）保持局部清洁，炎症晚期避免热敷。

（3）密切观察有无寒战、高热、剧烈头痛、结膜水肿等症状。

（4）按医嘱使用抗生素。

2. 疼痛护理

（1）向病人解释疼痛的原因及疾病过程，鼓励病人树立信心。

（2）疖肿已成熟者，尽早在无菌操作下切开排脓。

（3）按医嘱使用消炎止痛药物。

3. 健康指导

（1）讲解本病的特点及预防措施，鼓励病人戒除挖鼻及拔鼻毛的不良习惯。

（2）糖尿病者应积极治疗，控制血糖及尿糖。

（3）若已发生鼻疖，应避免撞击患部，切忌挤压；未成熟者忌行切开。

4

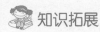 知识拓展

海绵窦血栓性静脉炎：由于面部静脉无瓣膜，血液可双向流动，当疖肿被挤压或不慎撞击时，疖肿部位压力增高，使感染沿鼻前庭和上唇丰富的血管网扩散，继之经小静脉流入内眦静脉，又经眼上、下静脉逆向流动汇入海绵窦而发病。其临床表现为寒战、高热、头痛剧烈、患侧眼睑及结膜水肿、眼球突出固定、视神经水肿，甚至失明，严重者危及生命。

二、急性鼻炎

急性鼻炎是由病毒感染引起的鼻腔黏膜急性炎症性疾病，四季均可发病，但以冬季多见。

【护理评估】

1. 局部症状　初期表现为鼻内干燥、灼热感或痒感和喷嚏，继而出现鼻塞、水样鼻涕、嗅觉减退和闭塞性鼻音。继发细菌感染后，鼻涕变为黏液性、黏脓性或脓性。

2. 全身症状　因个体而异，轻重不一，也可进行性加重。多数表现为全身不适、倦怠、头痛和发热（37～38℃）等。小儿全身症状较成人重，多有高热（39℃以上），甚至惊厥，常伴有消化道症状，如呕吐、腹泻等。若无并发症，上述症状逐渐减轻乃至消失，病程约7～10天。

3. 并发症　感染向前蔓延可引起鼻前庭炎；经鼻窦开口向鼻窦内蔓延，可引起急性化脓性鼻窦炎；经咽鼓管向中耳扩散，可引起急性中耳炎；经鼻咽部向下扩散，可致急性咽炎、喉炎、气管炎及支气管炎，小儿、老人及抵抗力低下者，还可并发肺炎。

【辅助检查】

1. 鼻腔检查可见鼻黏膜充血、肿胀，下鼻甲充血、肿大，总鼻道或鼻底有较多分泌物。

2. 合并细菌感染者可出现白细胞升高。

4

【治疗要点】

以支持和对症治疗为主，同时预防并发症。

1. 局部治疗　鼻内用减充血剂，首选盐酸羟甲唑啉喷雾剂，亦可用 1%（小儿用 0.5%）麻黄碱生理盐水滴鼻，使黏膜肿胀减轻，改善鼻腔通气、引流。此类药物连续使用不宜超过 7 天，最长不超过 10 天。

2. 全身治疗　抗病毒治疗，口服板蓝根、维 C 银翘片等。合并细菌感染或可疑并发症时，全身应用抗生素。发热者给予解热镇痛药。

【护理措施】

1. 指导病人多饮水，进富含维生素 C、易消化饮食，少吃生冷、辛辣刺激食物。

2. 注意观察病人体温变化，高热者予以温水擦浴或冰敷等物理降温，必要时按医嘱使用解热镇痛药。

3. 指导病人正确滴鼻、擤鼻（左、右侧鼻腔分次擤鼻）。

4. 指导病人流感流行期间勿到人员密集的场所，居室注意开窗通风。患病期间，外出戴口罩，勤洗手，避免传播他人。

三、慢性鼻炎

慢性鼻炎是鼻腔黏膜和黏膜下层的慢性炎症性疾病。以鼻腔黏膜肿胀、分泌物增多、无明确致病微生物感染或反复发作为特点，病程持续 3 个月以上。

【护理评估】

慢性单纯性鼻炎表现为间隙性或交替性鼻塞，一般流黏液涕，继发感染时可有脓涕，可出现头痛、头昏、咽干、咽痛等症状。慢性肥厚性鼻炎鼻塞表现为持续性、无交替，鼻涕不多，黏液性或黏脓性，不易擤出，常有闭塞性鼻音、耳鸣和耳闭塞感以及头昏、头痛、咽干、咽痛等症状。少数病人可有嗅觉减退。

慢性单纯性鼻炎查体可见鼻腔黏膜充血，下鼻甲肿胀，表面光滑、柔软、富有弹性，对减充血剂敏感。慢

4

性肥厚性鼻炎查体可见下鼻甲黏膜肥厚，鼻甲骨肥大，黏膜表面不平，呈结节状或桑葚样，对减充血剂不敏感。

【辅助检查】

1. 鼻腔检查 可见鼻黏膜充血、肿胀，下鼻甲充血、肿大，总鼻道或鼻底有较多分泌物。

2. 合并细菌感染者可出现白细胞升高。

【治疗要点】

去除病因，恢复鼻腔通气功能。

1. 局部治疗

（1）鼻内用糖皮质激素：慢性鼻炎首选用药，具有良好的抗炎作用，并最终产生减充血效果。可根据需要较长期应用，疗效和安全性好。

（2）鼻内用减充血剂：一般只在慢性鼻炎伴发急性感染时选用，可用0.5%~1%麻黄碱生理盐水滴鼻液滴鼻，此类药物长期使用可引起药物性鼻炎，一般不宜超过10天。禁用萘甲唑啉（滴鼻净），因已证实其可引起药物性鼻炎。

（3）鼻腔清洗：鼻内分泌物较多或较黏稠者，可用生理盐水清洗鼻腔，以清除鼻内分泌物，改善鼻腔通气。

2. 慢性肥厚性鼻炎 黏膜肥厚、对减充血剂不敏感者，可行下鼻甲黏膜下下鼻甲骨质部分切除术（切除范围以不超过下鼻甲的1/3为宜）或下鼻甲骨折外移术。

【护理措施】

1. 向病人介绍滴鼻药的作用，并教会正确的滴鼻法及喷雾剂使用法。

2. 协助病人清洗鼻腔，清除鼻腔内分泌物，保持鼻腔清洁通畅。教会病人正确的擤鼻方法，一侧擤净再擤另一侧，或将鼻涕吸入口中后吐出。

3. 症状严重者卧床休息，保持居室温湿度适宜。

4. 健康指导

（1）改善生活和工作环境，远离粉尘、有害化学气体和温湿度急剧变化的环境。

（2）嘱病人养成良好的生活习惯，加强体能锻炼，增强抵抗力。

（3）注意劳逸结合，避免过度劳累。

（4）改变饮食习惯，禁烟酒，少吃生冷、辛辣刺激性食物。

（5）积极治疗鼻部其他疾病及全身慢性疾病。

四、变应性鼻炎

变应性鼻炎是发生在鼻黏膜的变态反应性疾病，普通人群患病率为10%～25%，以鼻痒、喷嚏、鼻分泌亢进、鼻黏膜肿胀等为主要特点。分为常年性变应性鼻炎和季节性变应性鼻炎，后者又称"花粉症"。

【护理评估】

以鼻痒、阵发性喷嚏、大量水样鼻涕和鼻塞为主要症状，部分病人有嗅觉减退，季节性鼻炎可伴有眼痒和结膜充血。并发症主要有变应性鼻窦炎、支气管哮喘和分泌性中耳炎等。变应性鼻炎与支气管哮喘两者常同时存在，前者先于后者发生是哮喘的一个危险因素，因此提出了"同一个气道，同一种疾病"的概念。

【辅助检查】

1. 鼻镜检查　常年性者鼻黏膜为苍白、充血或浅蓝色；季节性者在花粉播散期鼻黏膜明显水肿，这些变化以下鼻甲最为明显。

2. 疑为常年性变态反应性鼻炎的病人，可做特异性皮肤试验查找致敏变应原，或做鼻黏膜激发试验和体外特异性 IgE 检测。疑为花粉症者应以花粉浸液做特异性皮肤试验。

【治疗要点】

根据变应性鼻炎分类和程度，采用阶梯式治疗方法，其主要治疗原则：①避免接触变应原；②非特异性治疗（药物治疗）；③特异性治疗（免疫治疗）。

1. 非特异性治疗　包括使用糖皮质激素、抗组胺药、肥大细胞稳定剂、减充血剂治疗等。

2. 特异性治疗

（1）避免与变应原接触：避免暴露于致敏物是最有效的治疗方法，花粉症病人在致敏花粉播散季节可离开花粉播散区，但常年性变应性鼻炎的致敏物大多为常年存在的吸入性致敏物，常难以避免，因此，特异性免疫治疗至关重要。

（2）变应原特异性免疫治疗：主要用于治疗吸入变应原所致的Ⅰ型变态反应。通过反复和递增变应原剂量的方法注射特异性变应原，提高病人对致敏变应原的耐受能力，达到再次暴露于致敏变应原后不再发病或症状明显减轻的目的。

【护理措施】

1. 讲述该疾病的普遍性，减轻病人焦虑。

2. 嘱病人坚持正确用药，介绍所用药物的名称及作用。

3. 教会病人正确的滴鼻方法和正确使用鼻喷雾剂的方法。

4. 明确变应原者可采用特异性免疫治疗，鼓励病人坚持治疗。

5. 健康指导

（1）尽量避免接触变应原。

（2）加强体能锻炼，增强体质。

（3）注意鼻腔清洁，经常清洗鼻腔。

（4）养成良好的生活及卫生习惯，注意保暖，预防上呼吸道感染。

（5）保持室内清洁无尘，以减少变应原，可用吸尘器或湿抹布经常打扫房间。

4

第二节　鼻息肉

鼻息肉是鼻腔和鼻窦黏膜的常见慢性疾病，以极度水肿的鼻黏膜在中鼻道形成单发或多发息肉为临床特征。各年龄均有发病，男女比例约为2:1。

【护理评估】

1. 症状

（1）鼻塞：多为双侧发病，单侧者较少，常表现为双侧鼻塞并逐渐加重为持续性，重者说话呈闭塞性鼻音，睡眠时打鼾。

（2）鼻溢液：鼻腔流黏液样或脓性涕，间或为清涕，可伴喷嚏。

（3）嗅觉功能障碍：多有嗅觉减退或丧失。

（4）耳部症状：鼻息肉或分泌物阻塞咽鼓管口，可引起耳鸣和听力减退。

（5）继发鼻窦症状：可继发鼻窦炎，病人出现鼻背、额部及面颊部胀痛不适。

2. 体征　鼻内镜检查可见鼻腔内有一个（单发型）或多个（多发型）表面光滑、灰白色、淡黄或淡红色的如荔枝肉状半透明肿物，触之柔软，不痛，不易出血。巨大或复发鼻息肉可致鼻背变宽，形成"蛙鼻"。鼻腔内可见到稀薄浆液性或黏稠、脓性分泌物。

【辅助检查】

1. 鼻内镜检查　可探明鼻息肉。

2. 影像学检查（X线片、CT或MRI扫描）　有助于明确诊断，了解病变范围。

【治疗要点】

由于鼻息肉发病与多种因素有关，且易复发，现多主张综合治疗。

1. 激素治疗　初发较小息肉，或鼻息肉手术前、后，或伴有明显变态反应者，可用局部吸入型糖皮质激素喷鼻剂喷鼻。伴有阿司匹林耐受不良或哮喘或鼻息肉手术后，可配合口服激素治疗。

2. 手术治疗　特别是多发和复发性息肉者，须采取经鼻内镜手术治疗，术后须坚持长期随访和综合治疗。

【护理措施】

1. 需手术治疗者，术前剪去患侧鼻毛，男病人需理发，剃净胡须。如果息肉或肿块过大，已长至鼻前庭，

4

则不宜再剪鼻毛。检查病人有无感冒、鼻黏膜肿胀等急性炎症，如有，应待炎症消退后手术。术后给予半卧位，利于鼻腔分泌物、渗出物引流，同时减轻头部充血。

2. 术后注意观察鼻腔渗血情况，嘱病人若后鼻孔有血液流下，一定要吐出，以便观察出血量，并防止血液进入胃内，刺激胃黏膜引起恶心、呕吐。24 小时内可用冰袋冷敷鼻部。若出血较多，应及时通知医生处理，必要时按医嘱使用止血药，床旁备好侧灯、鼻腔止血包。叮嘱病人不要用力咳嗽或打喷嚏，以免鼻腔内纱条松动或脱出而引起出血。教会病人如果想打喷嚏，可用手指按人中、做深呼吸或用舌尖抵住硬腭以制止。

3. 鼻腔填塞纱条者，第 2 天开始滴液状石蜡（石蜡油）以润滑纱条，便于抽取。纱条抽尽后根据医嘱改用呋麻滴鼻，防止出血并利于通气。填塞物如为膨胀海绵，填塞期间不使用滴鼻剂，填塞物 24 小时后开始抽取，填塞物完全取出后根据医嘱使用滴鼻剂。鼻腔填塞期间不宜测量口温。

4. 非手术者教会病人正确使用激素，不可随意停药或加减药量。教会病人鼻腔滴药法或喷鼻剂的使用法。

5. 健康指导

（1）生活有规律，注意劳逸结合，忌烟、酒、辛辣刺激性食物。

（2）加强锻炼，增强机体抵抗力，防止感冒。

（3）定期随访，并遵医嘱接受综合治疗，以防鼻息肉复发。

第三节 鼻中隔偏曲

鼻中隔偏曲是指鼻中隔偏向一侧或双侧、或局部有突起，并引起鼻腔功能障碍，如鼻塞、鼻出血和头痛等。鼻中隔偏曲大多属先天性发育异常，后天继发者较少。

4

【护理评估】

鼻塞为主要症状，可表现为双侧或单侧鼻塞，取决于偏曲的类型和是否存在下鼻甲代偿性肥大。偏曲之凸面挤压同侧鼻甲时，可引起同侧头痛。鼻出血常发生在偏曲之凸面、骨棘或骨嵴的顶尖部。长期可继发鼻窦炎和上呼吸道感染等邻近器官感染。

【辅助检查】

1. 前鼻镜检查　通过前鼻镜检查可发现偏曲的类型和程度，发现偏曲的方向和形态，并检查鼻腔黏膜有无充血糜烂。

2. 鼻内镜检查　通过鼻内镜检查观察鼻中隔与周围结构的解剖关系。

3. 鼻窦 CT 扫描　通过 CT 扫描可以了解鼻中隔偏曲是否与鼻窦疾病相关，并了解与附近结构的解剖关系。

【治疗要点】

手术矫正，以改善鼻腔功能，预防并发症。主要手术方法是在鼻内镜下行鼻中隔偏曲矫正术。

【护理措施】

1. 局麻病人术后给予半卧位，利于鼻腔分泌物、渗出物引流，同时减轻头部充血。全麻病人按全麻常规护理至病人清醒后，改为半卧位。局麻病人术后 2 小时、全麻病人清醒后进温、凉的流质或半流质饮食，勿过烫。

2. 按医嘱及时使用抗生素，预防感染。注意保暖，防止感冒。

3. 注意观察鼻腔渗血情况，嘱病人如后鼻孔有血液流下，一定要吐出，以便观察出血量，并防止血液进入胃内，刺激胃黏膜引起恶心、呕吐。24 小时内可用冰袋冷敷鼻部。如出血较多，应及时通知医生处理，必要时按医嘱使用止血药，床旁备好侧灯、鼻腔止血包。

4. 叮嘱病人不要用力咳嗽或打喷嚏，以免鼻腔内纱条松动或脱出而引起出血。教会病人如果想打喷

4

嚏，可用手指按人中、做深呼吸或用舌尖抵住硬腭以制止。

5. 鼻腔填塞纱条者，第 2 天开始滴液状石蜡以润滑纱条，便于抽取。纱条抽尽后根据医嘱改用呋麻滴鼻，防止出血并利于通气。填塞物如为膨胀海绵，填塞期间不使用滴鼻剂，填塞物 24 小时后开始抽取，嘱病人在抽取前适当进食，避免抽取纱条时因紧张、恐惧、疼痛不适引起病人低血糖反应，甚至晕厥现象。

6. 鼻腔填塞期间做好口腔护理，保持口腔清洁无异味，防止口腔感染，促进食欲。测量口温改为测量腋温。

7. 术后注意保护鼻部勿受外力碰撞，防止出血和影响手术效果。

8. 告知病人术后 1 个月内勿用力屏气，以免术后中隔黏膜内出血导致鼻中隔血肿；告知病人术后若出现严重鼻塞，有鼻中隔血肿可能，应及时到手术医生处做相应处理。

第四节 鼻窦炎

本节主要涉及细菌所致的化脓性鼻窦炎，窦口及邻近鼻道的引流和通气障碍是导致鼻窦炎发生的重要机制。

一、急性鼻窦炎

急性鼻窦炎是鼻窦黏膜的急性炎症性疾病，症状持续时间在 12 周以内。多与鼻炎同时存在，也常称为急性鼻-鼻窦炎。

【护理评估】

1. 局部症状 鼻塞、脓涕、嗅觉改变，头痛或局部疼痛为本病最常见症状。一般而言，前组鼻窦炎引起的头痛多在额部和颌面部；后组鼻窦炎则多位于颅底或枕部。各鼻窦炎引起头痛和局部疼痛的特点如下：

（1）急性上颌窦炎：眶上额部痛，伴有同侧颌面部痛。晨起轻，午后重。

4

（2）急性筛窦炎：一般头痛较轻，局限于内眦或鼻根部，也可放射至头顶部。

（3）急性额窦炎：前额部周期性疼痛。晨起即感头痛，逐渐加重，至午后开始减轻，晚间则完全消失，次日又重复发作。

（4）急性蝶窦炎：颅底或眼球深处钝痛，可放射至头顶和耳后，亦可引起枕部痛。晨起轻，午后重。

2. 全身症状　可出现畏寒、发热、食欲减退、便秘、全身不适等。儿童可发生呕吐、腹泻、咳嗽等消化道和呼吸道症状。

【辅助检查】

1. 前鼻镜检查　可见鼻黏膜充血、肿胀，以中鼻甲和中鼻道黏膜为甚。鼻腔内有大量黏脓或脓性鼻涕。

2. 鼻内镜检查　查看鼻道和窦口及其附近黏膜的病理改变，包括窦口形态、黏膜红肿程度、息肉样变及脓性分泌物来源等。

3. 影像学检查　鼻窦 CT 扫描可清楚显示鼻窦黏膜增厚及病变范围等，也可选择鼻窦 X 线片。

【治疗要点】

去除病因，解除鼻腔鼻窦引流和通气障碍，控制感染，预防并发症。

（一）全身治疗

1. 使用足量、有效抗生素，以及时控制感染，防止发生并发症或转为慢性鼻窦炎。

2. 变应性体质如变应性鼻炎、哮喘者，必要时使用抗变态反应药物全身治疗。

3. 全身慢性疾病或邻近感染病变如牙源性上颌窦炎等，应有针对性的进行治疗。

（二）局部治疗

1. 鼻内用减充血剂和糖皮质激素。

2. 体位引流　引流出鼻窦内潴留的分泌物。

3. 局部热敷、短波透热或红外线照射等物理治疗。

4. 鼻腔冲洗。

【护理措施】

1. 疼痛护理

(1) 评估病人疼痛的部位、性质、程度、持续时间、发作规律、伴随症状等。

(2) 遵医嘱给予病人用药，观察并记录用药后效果。

2. 感染的观察及预防

(1) 评估病人生命体征，观察有无剧烈头痛、恶心、呕吐、眼球运动受限，有无眶内并发症、脑脊液耳漏等，有上述症状时应及时处理。

(2) 保持病室内空气清新。

(3) 遵医嘱给予抗生素，注意观察药物疗效和不良反应。

(4) 给病人进食高热量、高蛋白、高纤维素、易消化的饮食。

(5) 每次进食前后协助病人漱口，保持口腔清洁。

(6) 指导病人正确进行鼻腔冲洗。

3. 健康指导

(1) 指导病人正确滴鼻、鼻腔冲洗、体位引流等。

(2) 加强锻炼，增强机体抵抗力，防止感冒。

(3) 去除全身或局部病因，及时、彻底治疗本病，避免转化为慢性鼻窦炎。

二、慢性鼻窦炎

慢性鼻窦炎多因急性鼻窦炎反复发作未彻底治愈迁延所致，可单侧或单窦发病，但双侧或多窦发病极常见。

【护理评估】

1. 全身症状轻重不等，时有时无。常表现为精神不振、易疲倦、头昏头痛、记忆力减退、注意力不集中等。

2. 局部症状

(1) 流脓涕：是主要症状之一。涕多，呈黏脓性或脓性，牙源性上颌窦炎病人的鼻涕常有腐臭味。

(2) 鼻塞：是慢性鼻窦炎的另一主要症状。由于鼻

4

黏膜肿胀、鼻内分泌物较多或稠厚所致。

（3）头痛：一般头痛较轻，常表现为钝痛或闷痛。头痛多有时间性或固定部位，经鼻内用减充血剂、蒸汽吸入等治疗后头痛缓解。

（4）嗅觉减退或消失：多数属暂时性，少数为永久性。

（5）视功能障碍：是本病的眶并发症之一。主要表现为视力减退或失明，也有表现为其他视功能障碍如眼球移位、复视和眶尖综合征等。

【辅助检查】

1. 前鼻镜检查　可见黏膜慢性充血、肿胀或肥厚，中鼻甲肥大或息肉样变，中鼻道变窄、黏膜水肿或有息肉。

2. 鼻内镜检查　可准确判断上述各种病变及其部位。

3. 口腔和咽部检查　牙源性上颌窦炎者可见牙齿病变。后组鼻窦炎者咽后壁可见到脓液或干痂附着。

4. 影像学检查　鼻窦 CT 扫描可显示窦腔大小、形态及窦内黏膜不同程度增厚等，鼻窦 CT 冠状位对于精确判断各窦病变范围，鉴别鼻窦占位性或破坏性病变有重要价值。鼻窦 X 线片对本病诊断亦有参考价值。

5. 鼻窦 A 型超声波检查　适用于上颌窦和额窦检查，可发现窦内积液、息肉和肿瘤。

【治疗要点】

1. 鼻内用减充血剂和糖皮质激素，以改善鼻腔通气和引流。

2. 鼻腔冲洗每天 1～2 次，可用生理盐水冲洗，以清除鼻腔内分泌物。

3. 用负压置换法使药液进入鼻窦，适用于额窦炎、筛窦炎和蝶窦炎，最适用于慢性全鼻窦炎者。

4. 鼻腔手术　鼻中隔偏曲、泡状中鼻甲、中鼻甲息肉或息肉样变、肥厚性鼻炎等是窦口鼻道复合体区域阻塞的原因，须手术矫正或切除。

5. 经规范的保守治疗无效后选择鼻窦手术。手术方式有传统手术和鼻内镜手术。手术的关键是解除鼻腔和鼻窦口的引流和通气障碍，尽可能地保留鼻腔和鼻窦的基本结构。目前，功能性内镜鼻窦手术（FESS）已成为慢性鼻窦炎治疗的主要手术方式。

【护理措施】

1. 遵医嘱正确使用抗生素和滴鼻剂。

2. 协助病人清洗鼻腔，清除鼻腔内分泌物，保持鼻腔清洁通畅。

3. 症状严重时卧床休息。

4. 有耳闷和听力减退的病人应选择适当的交流方式，并保持环境安静，减少噪音。

5. 手术治疗者的术后护理，请参考本章第三节中鼻中隔偏曲病人的术后护理措施。

6. 健康指导

（1）指导病人正确滴鼻、鼻腔冲洗、体位引流及正确的擤鼻方法等。

（2）出院后遵医嘱坚持用药，冲洗鼻腔，定期随访，1个月内避免重体力劳动。

（3）加强锻炼，增强机体抵抗力，防止感冒。

（4）生活有规律，劳逸结合，忌烟、酒、辛辣刺激性食物。注意工作、生活环境的洁净，加强室内通风。

（5）向病人讲解本病的危害性，积极治疗全身及局部病因。

第五节　鼻-鼻窦肿瘤

鼻及鼻窦肿瘤分良性和恶性，由于位置隐蔽，临床表现复杂多变，肿瘤早期的发生与发展难以觉察。

一、良性肿瘤

鼻及鼻窦的良性肿瘤好发于鼻腔内，其次是鼻窦，外鼻则较少，通常按组织来源进行分类，包括骨瘤、软

4

骨瘤、脑膜瘤、神经纤维瘤、血管瘤及内翻性乳头状瘤等。

【护理评估】

不同类型的鼻及鼻窦的良性肿瘤，其临床表现有所不同，常见有：

1. 骨瘤　小的骨瘤多无症状，大的额窦骨瘤可导致鼻面部畸形，引起额部疼痛、感觉异常。

2. 软骨瘤　常表现为单侧渐进性鼻塞、多涕、嗅觉减退、头昏、头痛等。肿瘤长大，侵入鼻窦、眼眶及口腔等处后，可发生面部变形、眼球移位、复视、溢泪等。

3. 神经鞘膜瘤　神经鞘膜瘤及纤维瘤生长缓慢，病程可长达十余年，早期多无症状。后期因肿瘤生长部位和大小而出现不同症状，如生于外鼻可有象皮肿样外观；长于鼻腔或鼻窦可出现鼻塞、小量鼻出血、局部畸形和头痛；若肿瘤过大可侵及多个鼻窦，甚至破坏筛板侵入颅内，出现脑组织受压症状。

4. 血管瘤　鼻出血反复发作，出血量不等，出血侧鼻腔进行性鼻塞。若肿瘤较大，可压迫鼻中隔偏向对侧，进而双侧鼻塞。继发感染者鼻腔有臭味。

5. 脑膜瘤　多为青少年，发展缓慢，常可2～3年无症状。肿瘤长大后压迫周围组织，出现鼻塞、流涕、鼻出血、嗅觉丧失、头痛等症状。

6. 内翻性乳头状瘤　多见于50～60岁男性，女性少见。多单侧发病，一侧鼻腔出现持续性鼻塞，渐进性加重，伴脓涕，偶有血性涕，或反复鼻出血。

【辅助检查】

1. 前鼻镜检查　可见瘤体的形态、质地和颜色。

2. 影像学检查　鼻窦CT扫描或X线片，有助于协助诊断。

3. 组织病理学检查可明确诊断。

【治疗要点】

以手术彻底切除为治疗原则。软骨瘤、神经纤维瘤、内翻性乳头状瘤易复发和恶变，应尽早手术，切除范围应彻底。常用手术方式包括鼻内镜手术、鼻侧切开或上唇下进路手术。

【护理措施】

（一）术前护理

1. 心理护理　向病人介绍手术的目的和意义，说明术中可能出现的情况、如何配合、术后的注意事项，使病人有充分的思想准备，减轻焦虑。

2. 鼻部准备

（1）剪去患侧鼻毛，男性病人需理发，剃净胡须。如果息肉或肿块过大，已长至鼻前庭，则不宜再剪鼻毛。

（2）检查病人有无感冒、鼻黏膜肿胀等急性炎症，如有应待炎症消退后手术。

3. 一般准备　准备好鼻部 CT 或 X 线片。预计术中可能输血者，应做好定血型和交叉配血试验。

（二）术后护理

1. 局麻病人术后给予半卧位，利于鼻腔分泌物、渗出物引流，同时减轻头部充血。全麻按全麻护理常规至病人清醒后，改为半卧位。

2. 按医嘱及时使用抗生素，预防感染。注意保暖，防止感冒。

3. 注意观察鼻腔渗血情况，嘱病人如后鼻孔有血液流下，一定要吐出，以便观察出血量，并防止血液进入胃内，刺激胃黏膜引起恶心、呕吐。24 小时内可用冰袋冷敷鼻部。若出血较多，及时通知医生处理，必要时按医嘱使用止血药，床旁备好侧灯、鼻腔止血包。

4. 叮嘱病人不要用力咳嗽或打喷嚏，以免鼻腔内纱条松动或脱出而引起出血。教会病人如果想打喷嚏，可用手指按人中、做深呼吸或用舌尖抵住硬腭以制止。

5. 局麻病人术后 2 小时、全麻病人清醒后 3 小时可进温、凉的流质或半流质饮食，应少量多餐，保证营养，避免辛辣刺激性食物。

6. 鼻腔填塞纱条者，第 2 天开始滴液状石蜡以润滑纱条，便于抽取。纱条抽尽后根据医嘱改用呋麻滴鼻，

4

防止出血并利于通气。填塞物如为膨胀海绵，填塞期间不使用滴鼻剂，填塞物24小时后开始抽取，嘱病人在抽取前适当进食，避免抽取纱条时因紧张、恐惧、疼痛不适引起病人低血糖反应，甚至晕厥现象。填塞物完全取出后根据医嘱使用滴鼻剂。

7. 因鼻腔不能通气，病人需张口呼吸，口唇易干裂，所以要做好口腔护理，保持口腔清洁无异味，防止口腔感染，促进食欲。

8. 测量口温改为测量腋温。

9. 健康指导

（1）若出现鼻腔大量出血，应及时就诊。

（2）加强锻炼，增强机体抵抗力，防止感冒。

（3）定期随访，若发现复发，应早期治疗。

二、恶性肿瘤

鼻腔恶性肿瘤大多继发于鼻窦、外鼻、眼眶、鼻咽等处恶性肿瘤的直接扩散，原发性鼻腔恶性肿瘤少见。鼻窦因解剖位置隐蔽，早期症状少，肿瘤不易早期确诊。鼻腔、鼻窦恶性肿瘤常合并出现。

【护理评估】

根据肿瘤发生部位不同，常见有以下表现：

1. 鼻腔恶性肿瘤　早期仅有单侧鼻塞、鼻出血等症状，以后可出现鼻、面部麻木感、胀满感及顽固性头痛，进行性单侧鼻塞，反复少量鼻出血，嗅觉减退或丧失。

2. 上颌窦恶性肿瘤　早期肿瘤较小，局限于窦腔某一部位，常无明显症状。随着肿瘤的发展，先后出现下列症状：单侧脓血涕、面颊部疼痛或麻木感，单侧进行性鼻塞，单侧上颌磨牙疼痛或松动。晚期肿瘤破坏窦壁，向邻近组织扩展，可出现面颊部隆起、流泪、眼球向上移位、硬腭隆起、张口困难、头痛、耳痛、颈淋巴结转移等症状。

3. 筛窦恶性肿瘤　早期肿瘤局限于筛房可无症状。当肿瘤侵入鼻腔时，则出现单侧鼻塞、血性鼻涕、头痛和嗅觉障碍。晚期肿瘤向各方向扩展，侵犯纸样板进入眼眶，使眼球向外、前、下或上方移位，并有复视，若累及硬脑膜或侵入颅内，则有剧烈头痛。

4. 额窦恶性肿瘤　原发于额窦恶性肿瘤极少见。

5. 蝶窦恶性肿瘤　原发于蝶窦恶性肿瘤极为罕见。

【辅助检查】

1. 影像学检查　CT 或 MRI 可明确肿瘤大小和侵犯范围。

2. 肿瘤组织及鼻腔、鼻窦穿刺细胞涂片病理学检查是最终确诊的依据。

【治疗要点】

根据肿瘤的病理类型、原发部位、侵犯范围及病人的全身情况，选择手术、放疗、化疗等治疗方案。

(一) 放射治疗

只适用于对放射线敏感的恶性肿瘤，如肉瘤、未分化癌，但疗效并不完全满意。

(二) 手术治疗

为多数鼻窦恶性肿瘤首选的治疗手段，尤其是早期、肿瘤范围较局限者。对范围较大、周围结构较复杂、单纯手术难以根治性切除者，术前或术后应配合放疗或化疗，以减少术后复发，提高疗效。

1. 上颌窦恶性肿瘤　根据情况可选择 Denker 手术、鼻侧切开术、上颌骨部分切除术或上颌骨全切除术。

2. 筛窦恶性肿瘤　可行鼻外进路筛窦切除术或鼻侧切开术等。

3. 额窦恶性肿瘤　可行鼻外进路额窦手术，术中将肿瘤连同窦腔黏膜全部切除，尽可能复位额骨骨瓣，以保持面容。

4. 蝶窦恶性肿瘤　以放疗为主，手术为辅。但局限在蝶窦内无周围侵犯的肿瘤可经鼻内镜下切除。

【护理措施】

(一) 术前护理

1. 向病人介绍手术的目的和意义，说明术中可能出

4

现的情况，如何配合，关心、安慰、鼓励病人，增强其战胜疾病的信心和生活的勇气。对于术后面容有改变的病人，应配合医生向病人及家属讲明，使其有充分的心理准备。

2. 术前1天备皮，用漱口水漱口，剃除手术范围的毛发，男性病人需理发，剃净胡须。做眶内容物剜除术者须剃去术侧眉毛，并备好定制的牙托，备血。

3. 剪去患侧鼻毛，如果肿瘤过大，已长至鼻前庭，则不宜再剪鼻毛。

（二）术后护理

1. 局麻病人术后给予半卧位，利于鼻腔分泌物、渗出物引流，同时减轻头部充血。全麻按全麻护理常规至病人清醒后，改为半卧位。

2. 按医嘱及时使用抗生素，预防感染。注意保暖，防止感冒。

3. 注意观察鼻腔渗血情况，嘱病人若后鼻孔有血液流下，一定要吐出，以便观察出血量，并防止血液进入胃内，刺激胃黏膜引起恶心、呕吐。24小时内可用冰袋冷敷鼻部。若出血较多，及时通知医生处理，必要时按医嘱使用止血药，床旁备好侧灯、鼻腔止血包。

4. 叮嘱病人不要用力咳嗽或打喷嚏，以免鼻腔内纱条松动或脱出而引起出血。教会病人如果想打喷嚏，可用手指按人中、做深呼吸或用舌尖抵住硬腭以制止。

5. 局麻病人术后2小时、全麻病人清醒后3小时可进温、凉的流质或半流质饮食，可少量多餐，保证营养，避免辛辣刺激性食物。

6. 鼻腔填塞纱条者，第2天开始滴液状石蜡以润滑纱条，便于抽取。纱条抽尽后根据医嘱改用呋麻滴鼻，防止出血并利于通气。填塞物如为膨胀海绵，填塞期间不使用滴鼻剂，填塞物24小时后开始抽取，填塞物完全取出后根据医嘱使用滴鼻剂。

7. 因鼻腔不能通气，病人需张口呼吸，口唇易干裂，所以要做好口腔护理，保持口腔清洁无异味，防止

4

口腔感染，促进食欲。测量口温改为测量腋温。

8. 注意保护鼻部勿受外力碰撞，尤其是鼻部整形手术病人，防止出血和影响鼻部手术效果。

9. 手术后一般在 24 小时或 48 小时抽出鼻内填塞物，嘱病人在抽取前适当进食，避免抽取纱条时因紧张、恐惧、疼痛不适引起病人低血糖反应，甚至晕厥现象。

10. 戴牙托者，每日清洁牙托 1 次，注意观察牙托是否在位，有无松动，口腔科医生根据病人的使用体验调整牙托位置。保持口腔清洁，进餐后及时漱口。必要时行口腔护理，每日 2 次。

11. 健康指导

（1）指导病人正确清洁牙托和口腔。

（2）指导病人张口训练，以防止翼腭窝瘢痕增生挛缩，致张口困难。

（3）指导合理饮食，适当锻炼，保持情绪稳定。

（4）鼓励病人克服放、化疗副作用，坚持治疗，定期随访。

第六节 鼻腔异物和鼻外伤

鼻腔异物和鼻骨骨折，均需尽早处理。

一、鼻腔异物

鼻腔异物有内源性和外源性两大类。内源性异物如死骨、凝血块、鼻石、痂皮等。外源性异物有植物性、动物性和非生物性，以植物性异物多见，动物性异物较为罕见。非生物性异物则多因战伤、工伤或误伤所致，异物多为弹片、弹丸、碎石、木块等，破坏性较大，病情也较复杂。本病多见于儿童。

【护理评估】

根据异物的性质、大小、形状、所在部位、刺激性强弱和滞留时间的长短而表现出不同的症状。

1. 儿童鼻腔异物表现为单侧鼻阻塞、流黏脓涕、鼻

4

出血或涕中带血以及呼气有臭味等。

2. 因战伤、工伤或误伤引起者，除面部有外伤，其他临床表现则要视异物性质、大小、所在位置和滞留时间而不同。若损伤视神经则表现为视力障碍，若伤及血管则有较大量出血。

3. 活的动物性异物（如水蛭）常有虫爬感。医源性异物则有异物滞留侧鼻塞、脓涕（有臭味）和头痛等。

【辅助检查】

鼻腔检查可见异物。对透光性差的异物，可借助 X 线检查，必要时行 CT 检查定位。

【治疗要点】

根据异物大小、形状、部位和性质的不同，采用不同的取出方法。

1. 儿童鼻腔异物，切勿用镊子夹取，尤其是圆滑的异物，夹取有使异物滑脱和误吸的危险。可用前端是钩状或环状的器械，从前鼻孔进入，绕至异物后方再向前钩出。

2. 动物性异物须先用 1% 丁卡因麻醉鼻腔黏膜，再用鼻钳取出。

3. 对鼻腔以外部位的异物，明确定位后，选择相应的手术进路和方法。

4. 若异物较大且位于大血管附近，须先行相关血管阻断，再实施手术取出异物。

5. 无症状的细小金属异物若不处在危险部位，可定期观察，不必急于取出。

【护理措施】

1. 异物取出前嘱病人不要挖鼻、揉鼻，以免进入更深。

2. 病人半卧位，以减轻头部充血，消除局部水肿，有利于鼻腔分泌物的流出。

3. 注意观察有无鼻中隔穿孔，遵医嘱给予抗生素。

4. 局部予以抗生素软膏外涂，促进黏膜修复和毛细血管再生。

5. 对于小儿病人，根据患儿的年龄和语言发育的特点，采用简单、易懂的语言做好患儿的安抚工作。在实施治疗措施前应向病人和家属交代手术前后的注意事项、目的、意义，告诉其与疾病有关的相关知识，以缓解其恐惧、紧张的情绪。准备小孩喜欢的卡通人物和玩具，增加其安全感，转移注意力。

6. 健康指导

（1）加强安全教育，培养儿童养成不把小东西向耳朵、鼻子、口腔里乱塞的习惯。进食时，不嬉笑哭闹打骂。

（2）养成良好的生活习惯，尽量不要在野外住宿，勿在污水中游泳、洗浴。如有飞蚊、飞蝇吸入鼻中，切勿乱挖，只能用擤涕的方式来把它擤出。应把鼻翼捏紧，把蚊、蝇挤死，然后再与鼻涕同时擤出。

（3）切勿自行用镊子夹取鼻腔内光滑的异物，以免将异物推向后鼻孔或鼻咽部，误吸入呼吸道，甚至引起窒息。

二、鼻骨骨折

鼻骨位于梨状孔的上方，与周围诸骨连接，受暴力作用易发生鼻骨骨折。临床可见单纯鼻骨骨折，或合并颌面骨和颅底骨的骨折。

【护理评估】

局部疼痛、肿胀、鼻出血、鼻及鼻骨周围畸形（鼻梁变宽、鞍鼻）等属常见的症状和体征。根据所受暴力的方向、强度等不同，可出现鼻中隔偏曲、骨折导致鼻塞等症状。

【辅助检查】

鼻骨正侧位 X 线片或 CT 检查，有助于判断鼻骨骨折的位置。

【治疗要点】

鼻骨骨折应在外伤后尽早处理，因此时组织尚未肿胀。较长时间不复位易发生畸形愈合。

4

1. 闭合性鼻骨骨折无错位者无需复位。错位性骨折可在鼻腔表面麻醉（必要时做筛前神经麻醉），行鼻内或鼻外法复位，注意进入鼻腔用于鼻骨复位的器械不能超过两侧内眦连线，以免损伤筛板。

2. 开放性鼻骨骨折应争取一期完成清创缝合与鼻骨骨折的复位。鼻中隔出现偏曲、脱位等情况时，应做开放复位。

3. 鼻骨粉碎性骨折应根据具体情况做缝合固定、鼻腔填塞等。

4. 鼻额筛眶复合体骨折多合并严重的颅脑损伤，以开放复位为宜。使用多个金属板分别对鼻骨及其周围断离的骨进行缝合固定。

【护理措施】

1. 有鼻出血的病人应先止血。鼻部伤口应及时处理缝合，做好皮肤破损病人的皮肤护理，保持清洁干燥。有脑脊液鼻漏的病人禁止鼻腔填塞。

2. 感染的观察及预防

（1）评估病人生命体征，严密观察意识、瞳孔变化。同时要观察有无头痛、呕吐、颈项强直等脑膜刺激症状。

（2）严格执行无菌操作技术。遵医嘱给予抗生素，注意观察药物疗效和不良反应。

3. 健康指导

（1）避免剧烈运动，注意安全，避免再次外伤，注意休息。

（2）保护鼻部不受外力触碰。如2周内暂时不要戴眼镜，洗脸时避免触及鼻部。

（3）如患有咳嗽、过敏性鼻炎者，尽量控制咳嗽和喷嚏。

（4）门诊随访，以便观察骨折复位效果。

第七节　脑脊液鼻漏

脑脊液鼻漏为脑脊液经颅前窝底、颅中窝底或其他部位的先天性或外伤性骨质缺损、破裂或变薄处流入鼻腔。

【护理评估】

病人自觉无色澄清液体自鼻腔流出，在低头用力、压迫颈静脉等情况下流量增加。可伴嗅觉丧失，视力障碍等。长期不愈，可能导致细菌性脑膜炎发作。

【辅助检查】

1. 鼻内镜检查　可常规使用，定位漏口准确。

2. 漏液生化检查　对漏液进行葡萄糖氧化酶检测、β_2-转铁蛋白检测、β_2-示踪蛋白检测，以对鼻腔漏出液定性。

3. 影像学检查　CT、MRI 可对漏口定位更加明确。

4. 鞘内及局部荧光素法　鞘内注射荧光素后结合内镜检查为术中脑脊液漏口定位常用的方法，对漏液量较少或间断性脑脊液鼻漏病例的诊断帮助很大。

【治疗要点】

1. 非手术治疗　一般情况下脑脊液鼻漏的病人均应先保守治疗，尤其是外伤性脑脊液鼻漏。疗程可根据病情而定，一般为 2～4 周左右，期间应密切观察。治疗原则为：降低颅内压、预防感染、促进创面愈合。

2. 手术治疗　保守治疗无效可行手术修补。

（1）内镜下鼻内入路脑脊液鼻漏修补术：鼻内镜修补术是治疗筛窦和蝶窦脑脊液鼻漏的首选术式。

（2）经颅脑脊液漏修补术手术：该术是传统手术治疗方法，为神经外科医生常用。适应证为多发性骨折广泛颅脑损伤者、开颅处理血肿骨折及漏口、高颅压性脑脊液鼻漏等。

3. 修补材料的选择及方法　脑脊液鼻漏的修补材料包括自体组织和非自体组织。自体组织可分为游离组织

4

材料和带蒂组织材料；非自体组织包括人工硬膜、钛板、生物材料等。

4. 使用预防颅内压增高的药物，如甘露醇、呋塞米（速尿）等。

【护理措施】

1. 预防感染

（1）密切观察病人的意识、瞳孔及生命体征的变化，警惕颅内感染的发生。术后体温一般在 37℃ 左右，如果体温 >38℃ 并伴有头痛、恶心、呕吐、脑膜刺激征阳性，提示颅内感染，应立即通知医生处理。

（2）禁止鼻腔滴药及鼻腔冲洗，以免发生颅内感染。

（3）做好鼻部伤口的观察及护理。

（4）避免颅内压增高，嘱病人勿用力打喷嚏、咳嗽、擤鼻、屏气等，避免用力排便，大便不通畅时可使用缓泻剂，以免颅内压增高导致修补的漏口组织脱落，导致手术失败。

（5）卧床休息：脑脊液鼻漏病人应绝对卧床，抬高床头，以避免加重脑脊液鼻漏。

2. 减轻焦虑　做好健康宣教，加强心理护理，向病人宣教脑脊液鼻漏的相关知识，使病人对疾病有初步认识，并针对病人的心理做好心理护理，为手术成功打下基础。

3. 健康指导　嘱病人避免容易引起病情复发的因素，如重体力劳动、感冒、用力擤鼻、挖鼻、打喷嚏、便秘等。定期来院复查，如有脑脊液鼻漏的症状（有清澈的液体从鼻腔流出）应及时来院就诊，以便早期治疗。

（王柳如）

4

第五章

咽科病人的护理

咽为呼吸和消化的共同通道，具有重要的生理功能。临床上，咽科最常见的疾病为咽炎和扁桃体炎。

第一节 咽 炎

根据发病时间、病理和辅助检查等资料，咽炎可分为急性咽炎和慢性咽炎。

一、急性咽炎

急性咽炎是咽黏膜、黏膜下组织的急性炎症，多累及咽部淋巴组织，此病可单独发生，亦常继发于急性鼻炎或急性扁桃体炎。四季皆可发病，以秋、冬及冬、春之交的季节多见，若治疗不当，或机体抵抗力下降，或细菌、病毒毒力过强可以引起中耳炎、鼻窦炎及上下呼吸道并发症。

【护理评估】

多起病急，先有咽部干燥、灼热、粗糙感，随即出现明显咽痛，吞咽时疼痛可放射至耳部，疼痛剧烈者可影响吞咽。一般全身症状较轻，可伴全身不适、发热、头痛及四肢酸痛等。小儿全身症状多较重。

查体可见口咽及鼻咽黏膜呈急性弥漫性充血、肿胀，咽后壁淋巴滤泡及咽侧索红肿，细菌感染重者，咽后壁淋巴滤泡中央表面可见黄白色点状渗出物、悬雍垂及软腭水肿，可有颈下淋巴结肿大、压痛。喉咽部也可急性充血，严重时可见会厌水肿。

【辅助检查】

1. 间接检查　可见咽黏膜呈急性弥漫性充血、肿胀，咽后壁淋巴滤泡隆起，表面可见点状渗出物，悬雍垂及软腭水肿。

2. 咽拭子培养和抗体测定　可以确定病因。

【治疗要点】

1. 局部治疗　可采用复方硼砂溶液等漱口液含漱或银黄含片、薄荷喉片等含服。另外，还可用1%～3%碘甘油、2%硝酸银涂抹咽后壁肿胀的淋巴滤泡。

2. 支持对症治疗　头痛、发热可给予水杨酸制剂解热镇痛。

3. 针对病因治疗　病毒感染时可应用抗病毒药，如阿昔洛韦等，合并细菌感染时可应用抗生素或磺胺类药物。

4. 中医中药治疗　可用疏风清热、解毒利咽的方法治疗，如贝母、荆芥、防风、板蓝根等，可帮助缓解不适症状。常用的中成药有板蓝根冲剂、清开灵胶囊、银翘片等。

【护理措施】

1. 心理护理　关心体贴病人，耐心讲解疾病的治疗、发展、预后等情况，消除病人的焦虑等心理障碍，调畅情绪，帮助病人树立信心，积极配合治疗。

2. 休息与饮食

（1）注意休息，戒除烟酒，忌辛辣食物。感染较重、全身症状较明显者，应卧床休息，多饮水，进清淡流质或半流质饮食，并注意补充维生素。

（2）病重者应卧床，多饮开水，保持大便通畅。保持口腔清洁，遵医嘱给予含漱剂漱口、超声雾化吸入以及口含片含服，以利局部清洁消炎。

（3）保持居室清洁、空气流通。

3. 密切观察病人体温的变化以及局部疼痛、红肿情况，注意有无关节疼痛、下肢水肿、蛋白尿等症状出现。

体温升高时可给予物理降温。

4. 观察病人呼吸状况，必要时吸氧。对合并会厌炎伴呼吸困难者，应做好气管切开术的准备，以免发生窒息。

5. 健康指导

（1）指导病人正确的含漱方法，即含漱时头后仰、张口发"啊"音，使含漱液能清洁咽后壁，但注意不要将药液吞入。

（2）告知病人抗生素疗程要足够，不宜过早停药，以免发生并发症。

（3）嘱病人发病期间，注意适当隔离，戴口罩，勤洗手，防止传播他人。

（4）保持空气新鲜与流通，中央空调环境中，应适时开窗。尽量避免去空气污染严重的地方，避免咽部受不良刺激。

（5）养成良好的生活习惯，注意生活规律，戒烟，避免辛辣刺激性食物，保持大便通畅。

（6）天气变化注意增减衣被，避免过度疲劳，避免长时间讲话。

二、慢性咽炎

慢性咽炎是咽部黏膜、黏膜下及淋巴组织的慢性炎症。常为上呼吸道慢性炎症的一部分，多见于成年人，是临床常见病、多发病。病程长，症状顽固，较难治愈。常见有三类：慢性单纯性咽炎、慢性肥厚性咽炎、萎缩性及干燥性咽炎。

【护理评估】

咽部可有各种不适感觉，如异物感、痒感、灼热感、干燥感、微痛感及刺激感等。咽分泌物或多或少、黏稠，常附于咽后壁，病人经常清嗓，晨起时常出现频繁的刺激性咳嗽，伴恶心等咽反射亢进表现。无痰或仅有颗粒状藕粉样分泌物咳出。偶有咳吐血性分泌物。一般无明显全身症状。

慢性单纯性咽炎可见黏膜充血或肿胀，血管扩张，

5

呈暗红色，咽后壁可有少许散在的淋巴滤泡，常有少量的黏稠分泌物附着在黏膜表面；慢性肥厚性咽炎可见黏膜充血增厚，咽后壁淋巴滤泡显著增生，散在突起或融合成片。咽侧索充血肥厚，呈条索状；萎缩性及干燥性咽炎可见黏膜干燥，萎缩变薄，色苍白发亮，常附有黏稠分泌物或带臭味的黄褐色痂皮。

【辅助检查】

间接喉镜检查　可见咽黏膜呈弥漫性充血、增厚、肿胀，咽后壁淋巴滤泡隆起，表面可见黏稠分泌物或带臭味的黄褐色痂皮，悬雍垂及软腭水肿。

【治疗要点】

1. 病因治疗　戒烟戒酒，保持室内空气新鲜。改善工作和生活环境，积极治疗急性咽炎、扁桃体炎、牙周炎、呼吸道慢性炎症及其他全身性疾病。

2. 中医中药　慢性咽炎系脏腑阴虚，虚火上扰，治宜滋阴清热，可用增液汤加减，亦可使用中成药含片及中药饮片等。

3. 局部治疗

(1) 单纯性咽炎：常用复方硼砂溶液、呋喃西林溶液、2%硼酸液等漱口液含漱，或含服碘喉片、薄荷喉片、银黄含片等。

(2) 肥厚性咽炎：除上述治疗外，可用激光治疗。还可用10%的硝酸银涂擦咽黏膜以收敛消炎。也可用冷冻或电凝固法治疗，但治疗范围不宜过广。

(3) 萎缩性咽炎与干燥性咽炎：用2%碘甘油涂抹咽部，可改善局部血液循环，促进腺体分泌。服用维生素A、维生素B、维生素C、维生素E，可促进黏膜上皮生长。

【护理措施】

1. 心理护理　耐心向病人讲解疾病的发生、发展以及转归过程，使其树立信心，坚持治疗，减轻烦躁、焦虑心理，促进疾病康复。

2. 休息与饮食

(1) 注意休息，保证睡眠质量，室内保持空气清

5

洁，尽量避免粉尘刺激。

（2）嘱病人进食清淡富含营养的饮食，多饮水，忌食辛辣煎炒之品。因反流性食管炎引发的咽炎，注意饮食不可过饱。

（3）尽量避免长时间用嗓。

3. 健康指导

（1）积极治疗全身及邻近组织的慢性疾病，养成良好的生活习惯，戒烟酒，少食辛辣、油煎等刺激性食物。

（2）注意保暖防寒，避免过度疲劳，改善生活和工作环境，保持室内空气清新，尽量避免到空气污染严重的环境。

（3）坚持户外活动，以增强体质，提高抗病能力，防止慢性咽炎反复发作。

第二节　扁桃体炎

扁桃体炎是一种常见的咽部疾病。有急性与慢性之分，两者处理原则不同。

一、急性扁桃体炎

急性扁桃体炎为腭扁桃体的急性非特异性炎症，是一种常见的咽部感染性疾病，多继发于上呼吸道感染。一般在季节交替、气温变化时容易发病，儿童及青少年多见。中医称急性扁桃体炎为"喉蛾风"、"烂乳蛾"。

【护理评估】

主要表现为剧烈咽痛，伴吞咽困难。全身表现为高热、畏寒、头痛、乏力、食欲下降、关节酸痛、全身不适等。咽部检查可见黏膜弥漫性充血，腭扁桃体肿大，在其表面可见黄白色脓点或在隐窝处有黄白色或灰白色点状豆渣样渗出物，有时连成一片似假膜，容易拭去。

【辅助检查】

1. 实验室检查　显示白细胞总数和中性粒细胞增多。

2. 细菌培养和药敏试验　有助于查明病原微生物和

5

选用抗生素。

【治疗要点】

一般以抗生素治疗为主，辅以对症治疗。

1. 抗生素应用　首选青霉素类药物，应根据病情轻重决定给药途径。若治疗 2 ~ 3 天后病情未见好转，高热不退，应分析原因，可根据药敏试验改用其他种类的抗生素，或酌情使用糖皮质激素。

2. 对症治疗　咽痛剧烈或高热时，可口服解热镇痛药。

3. 局部治疗　常用复方硼砂溶液、复方氯己定含漱液或 1∶5000 呋喃西林液漱口。

4. 中医中药　中医理论认为本病系内有痰热，肺胃不清，外感风、火，应疏风清热，消肿解毒。常用银翘柑橘汤或用清咽防腐汤，还可用针刺疗法解热、止痛。

【护理措施】

1. 卧床休息，保持室内空气流通，温湿度适宜。

2. 饮食与活动　嘱病人尽量少说话，多饮水，进温度适宜软食或流质饮食，且进食前后漱口，加强营养，保持大便通畅。

3. 遵医嘱全身使用抗生素，必要时使用解热镇痛药，可结合乙醇擦浴、冰袋、冰帽等物理降温措施，逐步降温。及时协助擦汗液，更换衣裤，避免受凉。

4. 病情观察　观察体温变化、局部红肿及疼痛程度。观察有无一侧咽痛加剧、语言含糊、张口受限、一侧软腭及腭舌弓红肿膨隆、悬雍垂偏向对侧等扁桃体周围脓肿表现，同时还应仔细观察病人尿液。

5. 健康指导

(1) 该病可通过飞沫或直接接触传染，发病期间病人应适当隔离。

(2) 养成良好生活习惯，睡眠充足，劳逸结合。

(3) 饮食宜清淡富于营养，戒除烟酒，少食辛辣刺激性食物。

(4) 加强身体锻炼，提高机体抵抗力。

5

二、慢性扁桃体炎

慢性扁桃体炎是扁桃体的持续性感染性炎症，多由急性扁桃体炎反复发作或因腭扁桃体隐窝引流不畅，隐窝内细菌、病毒滋生感染而演变为慢性炎症，是临床上常见疾病之一，多发生于大龄儿童及青年。慢性扁桃体炎可并发各种并发症，如风湿热、心肌炎、急性肾炎等。

【护理评估】

发作时咽痛明显，间隙期症状轻微，表现为咽干、发痒、异物感、刺激性咳嗽等。小儿扁桃体过度肥大时可出现睡眠打鼾、呼吸不畅、吞咽或言语共鸣障碍等。

【辅助检查】

红细胞沉降率、抗链球菌溶血素"O"、血清黏蛋白、心电图检查等有助于并发症的诊断。

【治疗要点】

1. 非手术治疗

（1）抗生素的应用同急性扁桃体炎。

（2）免疫疗法或抗变应性治疗，包括使用有脱敏作用的细菌制品以及各种增强免疫力的药物，如注射胎盘球蛋白、转移因子等。

（3）局部药物治疗、隐窝灌洗等均已应用，亦有使用冷冻及激光疗法，但远期疗效均不理想。

2. 手术治疗　对频繁发作，即每年有 5 次或以上的急性发作，或连续 3 年平均每年有 3 次或以上发作的急性扁桃体炎或有并发症者，建议在急性炎症消退 2～3 周后行扁桃体摘除手术。

有手术适应证者，行扁桃体切除术。对病灶扁桃体的手术，宜在并发症得到控制后进行。

【护理措施】

1. 指导病人按医嘱正确用药，并注意观察药物的疗效及副作用。

2. 密切观察有无发热、关节酸痛、尿液变化等，警惕风湿热、急性肾炎等并发症的发生。

5

3. 术前护理

（1）向病人解释手术目的及注意事项，以减轻病人的紧张心理，争取配合。主动关心病人，听取病人主诉，为病人创建舒适的休息环境，减轻病人焦虑。

（2）协助医生进行术前检查，注意有无手术禁忌证，如急性炎症，造血系统疾病及凝血机制障碍，严重的全身性疾病，妇女处于月经期和月经前期、妊娠期及病人家属中存在免疫球蛋白缺乏或自身免疫性疾病等，这些情况均不宜手术。

（3）保持口腔清洁，术前 3 天开始给予漱口液含漱，每天 4~6 次。如有病灶感染，术前遵医嘱应用抗生素治疗。

4. 术后护理

（1）防止出血：①嘱病人卧床休息，取半卧位；②手术当日尽量少说话，避免咳嗽，轻轻吐出口腔分泌物，不要咽下；③密切观察生命体征、神志、面色及口中分泌物的色、质、量，注意病人有无频繁吞咽动作，如有活动性出血应立即报告医生并协助止血。

（2）减轻疼痛：解释创面疼痛为术后正常现象，指导病人听音乐、看电视等分散注意力以减轻疼痛，也可行颈部冰敷，必要时遵医嘱给予镇痛剂。

（3）预防感染：术后次日开始漱口，注意保持口腔清洁。向病人解释术后次日创面会形成一层具有保护作用的白膜，勿用力擦拭，以免出血和感染。遵医嘱应用抗生素。

（4）鼓励进食：如无出血，局麻病人术后 2 小时、全麻病人清醒后 3 小时可进冷流质饮食，次日改为半流质饮食，2 周内忌吃硬食及粗糙食物。病人因创面疼痛常进食较少，应加强宣教，鼓励进食。

5. 健康指导

（1）注意休息和适当锻炼，劳逸结合，生活规律，增强体质和抗病能力。

（2）进食前后漱口，保持口腔清洁。告知病人如有

5

白膜从口中脱出属正常现象，不必惊慌。

知识拓展

扁桃体肿大分级

扁桃体肿大分为 3 度：Ⅰ度：扁桃体不超出咽腭弓；Ⅱ度：扁桃体超出咽腭弓游离缘；Ⅲ度：扁桃体超出咽腭弓接近或达到中线，双侧扁桃体肿大几乎触碰。

三、扁桃体周脓肿

扁桃体周脓肿是指发生在扁桃体周围间隙内的化脓性炎症。初起为蜂窝织炎（称为扁桃体周炎），继之形成脓肿。中医称为喉痈。多见于青壮年。

【护理评估】

常继发于急性扁桃体炎发作后，发热仍持续或加重，一侧咽痛加剧，吞咽时尤甚，并向患侧耳部或牙齿放射。全身乏力、食欲缺乏、肌酸痛等。病人呈急性病容，表情痛苦；头偏向患侧，颈项呈假性僵直；口微张，吞咽困难，言语似口含物，唾液沿口角外溢，饮水自鼻腔反流，炎症波及翼内肌时可出现张口困难。同侧下颌角淋巴结肿大。早期检查可见一侧腭舌弓显著充血。脓肿形成时则局部隆起明显，甚至张口困难。

【辅助检查】

1. B 超检查　有助于鉴别扁桃体周炎和扁桃体周脓肿。

2. 穿刺检查　扁桃体周围隆起处穿刺有脓可明确诊断。

【治疗要点】

1. 脓肿形成前，按急性扁桃体炎处理，给予足量抗生素及适量的糖皮质激素控制炎症。

2. 脓肿形成后选择以下治疗：

（1）穿刺抽脓：1%～2% 丁卡因表面麻醉后，用16～28 号粗针头于脓肿最隆起处刺入，即可抽出脓液。

（2）切开排脓：①对前上型者，可穿刺抽脓处，或选择最隆起和最软化处切开；也可按常规定位从悬雍垂根部作一假想水平线，从腭舌弓游离缘下端（与舌根交

5

接处）作一假想垂直线，两线交点稍外即为切口处。切开黏膜及浅层组织后，可用长弯钳插入切口，进入脓腔，充分排脓。②对后上型者，则在腭咽弓处切开排脓。次日复查，必要时可再次撑开排脓。

（3）扁桃体切除术：对多次脓肿发作者，应在炎症消退 2~3 周后行扁桃体切除术。

【护理措施】

1. 做好心理护理，注意倾听病人主诉，解释疼痛原因，以缓解病人的紧张情绪。

2. 尽量分散病人注意力以缓解疼痛。疼痛较重者可行局部封闭消炎止痛，也可颈部冷敷、针刺或穴位按摩，必要时遵医嘱应用镇痛剂。

3. 高热病人给予有效的降温措施，多卧床休息，多饮水。

4. 密切观察病人呼吸情况，尤其是后下型脓肿，可阻塞上呼吸道导致呼吸困难。熟睡中脓肿有可能溃破，应加强夜间巡视。用压舌板检查时动作应轻柔，以防止脓肿破裂。脓肿破裂脓液流入呼吸道时，应尽快用吸引器吸出。

5. 向病人说明切开排脓的目的和方法，以取得病人配合。备好吸引器、氧气等抢救物品，防止大量脓液涌出导致误吸。必要时取头低脚高位，以利于脓液的排出。穿刺时，应注意方位，进针不可太深，以免刺伤咽旁隙大血管引起出血。及时吸出脓液，以免误入气道引起窒息。

6. 手术后密切观察病人呼吸道是否通畅以及有无出血征象，备好抢救物品。

7. 进食营养丰富的流质或半流质饮食，不可过烫。

8. 保持口腔卫生，进食后漱口。

9. 健康教育

（1）提倡健康生活方式，加强锻炼，提高机体免疫力，防止上呼吸道感染。

（2）注意口腔卫生，积极治疗急性炎症，防止并发症，对患有糖尿病的病人注意控制血糖。

5

第三节　咽部肿瘤

咽部肿瘤分为良性和恶性，本节仅叙述鼻咽纤维血管瘤和鼻咽癌。

一、鼻咽纤维血管瘤

鼻咽纤维血管瘤是鼻咽部最常见的良性肿瘤，由致密结缔组织、大量弹性纤维和血管组成，多见于 10～25 岁男性，故又名"男性青春期出血性鼻咽血管纤维瘤"，病因不明。

【护理评估】

阵发性鼻腔和（或）口腔出血，常为病人首诊原因。由于反复大出血，病人多有不同程度的贫血。肿瘤堵塞后鼻孔并侵入鼻腔，引起一侧或双侧鼻塞，多伴有流涕、闭塞性鼻音、嗅觉减退等症状。瘤体不断增长可导致邻近骨质压迫吸收及相应器官的功能障碍。若侵入邻近结构则可出现相应表现：如侵入眼眶，则出现眼球突出、视神经受压和视力下降；侵入翼腭窝、颞下窝引起面颊部隆起；侵入鼻腔可引起外鼻畸形；侵入颅内压迫神经，引起头痛及脑神经瘫痪；肿瘤压迫咽鼓管，可导致耳鸣、耳闷及听力下降。

【辅助检查】

1. 前鼻镜检查　常见一侧或双侧鼻腔有炎性改变。收缩下鼻甲后，则可见鼻腔后部粉红色肿瘤。

2. 间接鼻咽镜检查　可见鼻咽部圆形或分叶状红色肿瘤，表面光滑且富有血管，瘤体侵入后鼻孔-鼻腔可引起外鼻畸形或软腭塌陷。

3. 影像学检查　CT 和 MRI 检查可清晰显示瘤体位置、大小、形态，了解肿瘤累及范围和周围解剖结构的关系以及骨质破坏程度等情况。

4. 数字减影血管造影（DSA）　可了解肿瘤的供血动脉，并可进行供血血管栓塞，以减少术中出血。

【治疗要点】

手术治疗为主。根据肿瘤的范围和部位采取不同的手术路径。肿瘤位于鼻咽部或侵入鼻腔、鼻窦者，可采用硬腭进路；肿瘤侵入翼腭窝者，则采用硬腭进路加颊侧切口；肿瘤侵入颅内者，则需要采用颅颌联合进路。为防止术中大出血，可采用术前行数字减影血管造影及血管栓塞术和术中进行控制性低血压等方法。

【护理措施】

1. 术前护理

（1）心理护理：向病人介绍疾病有关知识以及手术治疗的目的，消除病人及家属的恐惧心理，以取得配合。介绍成功病例，让病人增加战胜疾病的信心。

（2）密切观察病人鼻腔出血情况，定时测量血压、脉搏，记录出血次数及出血量。

（3）进行术前准备：包括鼻腔手术备皮、交叉配血试验以及行血常规、出凝血时间等检查。

（4）正确执行术前用药。

2. 术后护理

（1）密切观察伤口出血情况及生命体征变化。鼻腔填塞物填塞期间，应滴以液状石蜡等使之保持润滑。填塞纱条应分次取出，同时备好止血包等抢救物品。填塞物去除后应注意保持鼻腔通畅湿润，预防鼻腔再出血。

（2）病人清醒后改半卧位，有利于鼻腔引流，减轻头痛及局部水肿。

（3）由于病人出血较多，术后应进食营养丰富的高蛋白流质或半流质饮食，注意温度不宜过热，并及时补充电解质及充足的液体。

（4）遵医嘱适当应用抗生素，加强口腔护理。

3. 健康指导

（1）告知病人及家属出院后继续定期随访，预防复发，如再次发生鼻出血，应立即来院就诊。

（2）适当参加体育锻炼，增强体质，但要注意避免重体力劳动和剧烈运动。

5

（3）加强营养，进食高蛋白及含铁丰富饮食，改善贫血情况。

 知识拓展

数字减影血管造影或血管栓塞治疗后护理

1. 绝对卧床休息，穿刺点加压包扎 24 小时，术侧髋部制动 24 小时，以避免穿刺处出血及栓子脱落。

2. 术后进软食，多饮水，防止便秘。

3. 48 小时内注意观察神志及生命体征。观察肢体活动情况、双足皮温、穿刺部位有无出血、穿刺肢体足背动脉搏动及远端血运情况。经常询问病人有无下肢疼痛，若术侧足背动脉搏动较对侧明显减弱和（或）下肢疼痛明显，皮肤发绀，提示有下肢栓塞可能。

4. 协助病人床上进食及大小便，翻身时注意保持一字形翻身，侧卧不宜超过90°，同时观察皮肤情况。

二、鼻咽癌

鼻咽癌是我国常见恶性肿瘤之一，居耳鼻咽喉恶性肿瘤之首。流行病学调查资料显示，我国鼻咽癌的发病率居世界首位，其中以广东、广西、湖南、福建、江西等省发病率最高，男性发病率为女性的 2～3 倍，40～50 岁为高发年龄段。发病的危险因素有 EB 病毒感染史，经常食用腌制、腊味等亚硝酸盐含量高的食品，经常接触污染空气、饮用水，以及鼻咽癌家族史等。

【护理评估】

由于鼻咽部解剖位置隐蔽，故早期症状不典型。

1. 鼻部症状早期　常出现晨起回缩涕血，或擤出血性涕，但量少且会自行停止，故容易被忽视。晚期则出血量较多。肿瘤可阻塞后鼻孔，出现鼻塞。始为单侧，继而发展为双侧。

2. 耳部症状　肿瘤阻塞或压迫咽鼓管咽口，可引起耳鸣、耳闷塞感及听力减退或伴有鼓室积液，临床上易误诊为分泌性中耳炎。

5

3. 颈部淋巴结肿大　颈淋巴结转移者较常见，以颈部淋巴结肿大为首发症状者占 60%。转移肿大的淋巴结为颈深部上群淋巴结，呈进行性增大，质硬不活动，无压痛，始为单侧，继而发展为双侧。

4. 脑神经症状　肿瘤经患侧咽隐窝的破裂孔侵入颅内。侵犯第 Ⅱ ~ Ⅵ 脑神经可产生头痛、面部麻木、复视、眼球外展、上睑下垂等脑神经受累症状；瘤体直接侵犯或由转移淋巴结压迫，可导致第 Ⅸ ~ Ⅻ 脑神经受损，引起软腭麻痹、反呛、声嘶、伸舌偏斜等症状。

5. 远处转移症状　晚期鼻咽癌可发生肺、肝、骨等远处器官转移，出现相应症状。

【辅助检查】

1. 间接鼻咽镜、纤维/电子鼻咽喉镜检查　肿瘤常位于咽隐窝或鼻咽顶前壁，呈菜花状、结节状或溃疡状，易出血。早期病变不典型，仅表现为黏膜充血、血管怒张或一侧咽隐窝较饱满。

2. 影像学检查　CT 和 MRI 鼻咽颅底扫描检查，可了解肿瘤侵犯的范围及颅底骨质破坏的程度。

3. EB 病毒血清学检查　是鼻咽癌辅助诊断的重要指标。

4. 活检　为确诊鼻咽癌的依据。应尽可能做鼻咽部原发灶的活检，一次活检阴性不能否定鼻咽癌的存在，部分病例需多次活检才能明确诊断。

【治疗要点】

鼻咽癌大多属低分化鳞癌，首选放射治疗。通常采用 ^{60} 钴或直线加速器高能治疗，目前临床已开始应用新的投照技术"调强适型放射治疗"，放疗后残留或局部复发灶可采取手术治疗。此外，在放射治疗期间可配合化学治疗、中医中药及免疫治疗，以防止癌细胞向远处转移，提高放射治疗的敏感性和减轻放射治疗并发症。

【护理措施】

1. 心理护理

（1）鼓励病人说出恐惧焦虑的原因及心理感受，评估其程度，帮助病人转移情感，分散恐惧。介绍成功病例，提高病人对治疗的信心。

（2）行各种检查和治疗前，详细说明目的和注意事项，耐心解释放疗造成的不良反应并给予安慰。

（3）对晚期病人，应密切观察心理变化并给予疏导，以免因癌痛难忍、瘫痪、失明等产生悲观、厌世情绪。

（4）争取家属、亲友及有关社会团体的关心和陪伴，给予病人心理支持。

2. 疼痛护理　头痛严重者遵医嘱及时给予镇静止痛药。鼓励病人配合相应治疗，告知病人经治疗后头痛大多能够明显减轻或消失。

3. 对大量鼻出血者参照第二部分第三章第一节　鼻出血的护理措施。

4. 放疗护理　指导病人坚持张口训练，每日进行口腔护理，避免辛辣刺激性食物，饭前饭后及睡前漱口。口腔黏膜破溃者，指导采用杀菌、抑菌、促进组织修复的漱口液含漱。放疗区域皮肤不要用化学物品刺激，用温水清洗即可，不可搔抓。

5. 健康指导

（1）普及健康知识，少食咸鱼腊肉等腌制品，如出现颈部肿块、剧烈头痛、回缩涕血、耳鸣、耳聋等症状时应及早就医。

（2）对有家族遗传史者，应定期进行有关鼻咽癌的筛查，如免疫学检查、鼻咽部检查等。

（3）放疗过程中，注意骨髓抑制、消化道反应、皮肤反应、唾液腺萎缩、放疗性肺炎等并发症。经常检查血常规，防止感染，注意口腔卫生，适当中药调理等。

（4）进食高蛋白、高热量、高维生素饮食，多喝水，多吃水果，以改善营养状态，增强机体免疫功能和抵抗力。

（5）定期复查，根据不同病期情况制定相应随访计划。

5

知识拓展

放疗可引起头颈部和颞下颌关节功能障碍，导致张口困难，颈部活动受限。放疗期间应根据病人身体情况，指导其适当运动及练习颈部缓慢旋转动作。从放疗开始到结束后至少1年的时间都应行张口锻炼，可口含小圆形的塑料瓶或光滑的小圆木等，并按摩颞下颌关节。

张口锻炼方法：

漱口：每天进食后用温茶水（温开水或淡盐水）漱口，漱口时鼓颊与吮吸动作交替进行，充分含漱1～3分钟，保持口腔清洁。

鼓腮：闭住口唇向外吹气，让腮部鼓起来，将双手大拇指放在颞下颌关节处，顺时针做1个八拍，张口换气，然后逆时针做1个八拍，如此反复，每次8个八拍，每天2次。可以预防颞下颌关节及其周围肌肉组织的纤维化而引起的张口困难。

咽津：做吞咽动作，使津液下咽，可刺激唾液腺分泌，湿润咽喉部，减轻口舌干燥，并能运动舌头及颊部的肌肉，防止口腔功能退化。

张口活动：张口至最大限度维持5秒钟再闭合嘴唇，每次5分钟，每天3次。

第四节　阻塞性睡眠呼吸暂停低通气综合征

阻塞性睡眠呼吸暂停低通气综合征（OSAHS）是指睡眠时上气道塌陷阻塞引起的呼吸暂停和通气不足，伴有打鼾、睡眠结构紊乱、频繁发生血氧饱和度下降以及白天嗜睡等症状，可发生于任何年龄，但以中年肥胖男性发病率最高。

【护理评估】

睡眠打鼾是病人就诊的主要原因。随年龄和体重的增加打鼾可逐渐加重，同时伴呼吸暂停，即睡眠时憋气，频繁发作，每次持续数十秒，严重者会憋醒。早期憋气常发生于仰卧位，侧卧时减轻或消失。打鼾与呼吸暂停交替出现。由于夜间睡眠质量不高，病人白天常出现晨起头痛、乏力、过度瞌睡、记忆力减退、注意力不集中、工作效率低、性格乖戾和行为怪异等情况。病程较长的病人可并发高血压、心律失常、心绞痛与心肺功能衰竭等。儿童病人还可出现胸廓发育畸形、生长发育差等。

【辅助检查】

1. 内镜检查　如鼻内镜、纤维鼻咽镜、喉镜等，有助于明确病因、部位及性质。

2. 多导睡眠监测　应用多导睡眠描记仪（PSG）对病人进行整夜连续的睡眠观察和监测，可测试肺功能，自动记录口鼻气流、胸腹呼吸运动、脑电图、眼电图、肌电图、血氧饱和度等，是诊断 OSAHS 的金标准。OSAHS 具体是指成人于 7 小时的夜间睡眠时间内，至少有 30 次呼吸暂停，每次呼吸暂停时间至少 10 秒以上；睡眠过程中呼吸气流强度较基础水平降低 50% 以上，并伴动脉血氧饱和度下降 ≥4%；或呼吸暂停低通气指数（即平均每小时睡眠中呼吸暂停和低通气的次数）>5。

3. 影像学检查　可做头颅 X 线、CT 扫描或 MRI 等检查，对查明病因、判断阻塞部位具有一定意义。

4. 声学监测　用声级计和频谱仪测量鼾声，用于比较治疗效果。

【治疗要点】

1. 一般治疗　减肥，戒烟、戒酒，建立侧卧位睡眠习惯。

2. 内科治疗

（1）持续正压通气治疗：是目前应用较为广泛且有效的方法之一。原理是通过一定压力的机械通气，保证 OSAHS 病人睡眠时呼吸道通畅，以纠正缺氧。其工作压力维持在 0.4~2kPa。

（2）应用口器治疗：睡眠时配戴特定口内装置，将下颌向前拉伸，使舌根前移，以扩大舌根后气道。适用于以舌根后气道阻塞为主、病情较轻的病人。

3. **手术治疗** 若病因明确，原则上应予以手术去除病因，如可行鼻息肉摘除术，鼻中隔偏曲矫正术，扁桃体、腺样体切除术以及悬雍垂腭咽成形术等。

【护理措施】

1. 介绍本病基础知识，治疗的目的、方法及疗效等，消除其紧张、恐惧心理及对预后的担心。

2. 一般护理

（1）密切观察病人的生命体征，特别是凌晨 4～6 时呼吸、血压的变化，因这段时间内最容易发生频繁呼吸暂停或猝死。同时准备好抢救用物，如吸引器、气管切开包或气管插管用物等。

（2）指导病人采取半坐卧位或侧卧位睡眠，以防止软腭及舌根塌陷导致呼吸道阻塞，睡前不用安眠药，睡前 3～4 小时内不饮含酒精的饮料。避免擅自应用镇静安眠等中枢神经系统抑制药，以免直接导致睡眠窒息的发生。

3. 正压通气治疗病人的护理

（1）通气前准备：初次通气治疗上呼吸机前向病人解释目的和方法，消除病人顾虑及紧张情绪。训练病人呼吸，使其很快与呼吸机同步。

（2）人机连接界面的选择：根据病情及病人的耐受情况选择鼻罩或面罩，对轻症呼吸阻塞病人应首选鼻罩通气，无效时换用面罩；重症呼吸衰竭时应首选面罩。

（3）体位与面罩松紧度：病人治疗时可取半卧位、坐位，但要使头、颈、肩在同一平面上，头略向后仰，保持气道通畅。四头带或软帽固定带的松紧度以无明显漏气的最小张力为宜，注意防止鼻梁、鼻翼两侧皮肤受损及因头发的滑动影响头带的固定。

（4）气道管理：加强气道湿化和雾化，指导病人进行有效咳嗽、排痰，协助翻身、拍背，在病情允许的情况下鼓励多饮水。如病人无力咳嗽或出现意识障碍不能自行排痰，应卸除面罩吸痰，必要时行气管插管。

（5）加强监护：治疗过程中应严密观察动脉血气分

析、动脉血氧饱和度（SaO₂）、血压、心率、呼吸频率、幅度、呼吸肌运动情况及病人精神状态、意识和主观感觉。注意保持呼吸机处于正常工作状态。

4. 对使用口腔矫治器治疗者，睡前可用舌保护器置于口中，使舌保持轻度前置位，增加喉腔前后距离，从而减轻上呼吸道阻塞症状。

5. 手术病人的护理

（1）OSAHS 病人多合并有高血压、冠心病和高血脂，术前应遵医嘱留取各种标本，配合各种检查，并敦促病人按时服药。

（2）术后严密观察病人呼吸情况，及时吸出口鼻咽腔分泌物，保持呼吸道通畅。

（3）注意观察病人睡眠时打鼾症状是否有改善，有无鼻腔堵塞情况出现。

（4）其他部分：参考第二部分第五章第二节中扁桃体切除术的护理。

6. 健康指导

（1）由于术中切除部分软腭及悬雍垂，术后有可能出现饮食误呛、鼻腔反流现象，一般会在 2 周内消失。

（2）术后 2～4 周内切勿进坚硬、粗糙以及酸、辣刺激性食物，防止切口出血；注意口腔卫生，进食后漱口，预防切口感染。

（3）告知病人术后一般 1～2 个月效果才比较显著，6～12 个月疗效才稳定。嘱病人定期随访并监测心脏功能、血压等，防止并发症的发生。

（4）指导病人控制饮食，戒除烟酒，多做健身运动，制定减肥计划并落实。

（5）告诫病人不宜从事驾驶、高空作业等有潜在危险的工作，以免发生意外。

5

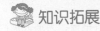 知识拓展

多导睡眠监测

多导睡眠监测（PSG）可以明确疾病的分型、严重

程度，为疾病的诊断、治疗方案及疗效评估提供重要依据，是目前诊断 OSAHS 的"金标准"。

PSG 监测包括记录口鼻气流、胸腹活动和血氧饱和度以分析呼吸事件类型和程度；脑电图、眼电图和肌电图用于判断病人的睡眠状态、睡眠结构，并计算睡眠有效率。

（一）PSG 监测前准备

1. 嘱病人保持原有的生活习惯。

2. 嘱病人监测前洗澡，特别是头颈部一定要洗干净，且不使用护发品、化妆品及护肤品。男性病人需刮胡须、胸毛；女性病人若涂有指甲油应擦掉。

3. 检查当天，病人尽量勿睡午觉，勿饮浓茶、可乐、咖啡、酒等刺激性饮料，晚饭后尽量少饮水，睡前排净大小便，保证夜间睡眠质量。

（二）PSG 监测注意事项

1. 向病人介绍睡眠监测室的环境及检查的大致流程，减少病人的恐惧感，使检查结果更好的反映病人的真实情况。

2. 胸腹带松紧以紧贴皮肤，病人舒适为宜。过紧会影响呼吸；过松会影响传感器的敏感性。

3. 指套血氧饱和度固定需牢固，太松夜间易脱落，导致监测失败；太紧会影响血液循环，不能准确记录血氧饱和度的变化。

4. 口鼻气流监测最好选用吸氧鼻导管，避免使用热敏感应器，连接时检查鼻导管是否通畅，避免弯折。

5. 监测期间应随时观察各监测指标，发现有电极脱落及时重新连接，以免监测失败；发现病人血氧饱和度（SpO_2）过低且持续时间过长，应及时叫醒病人，以免发生意外。

6. 监测时间不少于 7 小时。

7. 检查结束即关闭监测仪，拆除各电极，为病人擦净导电膏，动作需轻柔，避免擦伤皮肤。

（席淑新　吴　婷）

第六章

喉科病人的护理

喉的主要生理功能为呼吸、发声、屏气、保护下呼吸道。喉的疾病种类繁多，病理生理复杂，本章仅描述临床常见的喉的炎症性疾病及肿瘤。

第一节　喉部慢性炎症

喉部慢性炎症疾病多为非特异性炎症性。常见有慢性喉炎和声带小结、声带息肉。

一、慢性喉炎

慢性喉炎是指喉部慢性非特异性炎症，根据病变程度的不同，可分为慢性单纯性喉炎、肥厚性喉炎和萎缩性喉炎。慢性喉炎确切病因还不十分明了，可能与用声过度，长期吸入有害气体或粉尘，鼻腔、鼻窦或咽部慢性炎症，急性喉炎反复发作或迁延不愈，以及下呼吸道的慢性炎症有关。

【护理评估】

声嘶是慢性喉炎的主要症状，声嘶程度可轻重不等。有些病人晨起时发声尚正常，但讲话多了后就出现声嘶；另有一些病人晨起时声嘶较重，讲一段时间话后或分泌物咳出后声嘶反而减轻。大多数病人禁声一段时间后声嘶缓解，但用声过度声嘶则又加重。常伴喉部不适感，如刺痛、烧灼感，异物感、干燥感等。病人借咳嗽以求暂时减轻喉部不适，常为无分泌物的干咳。部分病人喉部分泌物增加，形成黏痰，讲话时感费力，需咳出后讲话才感轻松。萎缩性喉炎可有痉挛性咳嗽，结痂为引起痉挛性咳嗽之原因，故常有痂块或黏稠分泌物随咳嗽排出，有时其中带有少量血液。

【辅助检查】

1. 喉镜检查　见喉黏膜弥漫性充血，有时有轻度肿胀，声带呈粉红色，边缘变钝。声带表面有时可见黏痰；肥厚性喉炎声带肥厚，严重者两侧声带前部互相靠在一起，声门不能完全打开；萎缩性喉炎表现为喉黏膜变薄、干燥，严重时有痂皮形成，声门闭合时有梭形裂隙。

2. 间接喉镜检查　表现为黏膜充血，血管扩张，咽后壁有散在的淋巴滤泡，常有少量黏稠分泌物附着在黏膜表面。

【治疗要点】

1. 去除病因　避免长时间过度用声，戒除烟酒，改善工作环境，在粉尘环境中作业者应加强防护，积极治疗鼻腔、鼻窦的慢性炎症，解除鼻阻塞，控制咽部及下呼吸道的感染。

2. 吸入疗法　雾化吸入抗生素（合并感染时）或中草药液，如庆大霉素、板蓝根等。

3. 物理疗法　用微波或超短波理疗。

【护理措施】

1. 加强用药指导，提高病人的遵医行为。

2. 告诉病人保护嗓音，注意正确用声，避免长时间用嗓或高声喊叫。

3. 介绍疾病与环境的关系，加强劳动保护，避免职业性吸入有害气体及粉尘。

4. 告知病人改变不良生活习惯，戒除烟酒，忌辛辣刺激性食物。

5. 预防感冒，感冒期间尽量少说话。

6

二、声带小结和声带息肉

声带小结和声带息肉是引起声音嘶哑的两种常见疾病。声带小结又称歌者小结，发生于儿童者又称喊叫小结，典型的声带小结为双侧声带前、中 1/3 交界处对称性小结样突起。声带息肉好发于声带游离缘前、中段，为半透明、白色或淡红色表面光滑的肿物，单侧多见，也可双侧同时发生。

声带小结和息肉多因发声不当或用声过度导致，也可为一次强烈发声之后引起，多见于职业用声或用声过度的病人，如教师、销售人员、歌唱演员、喜欢喊叫的儿童等。长期慢性刺激，如长期吸烟也可诱发本病，有时继发于上呼吸道感染。

【护理评估】

声带小结或息肉主要表现为声音嘶哑。声带小结早期症状轻，仅表现为发声疲倦和间歇性声嘶，后逐渐加重，表现为持续性声嘶。声带息肉病人因息肉大小、形态和部位不同，其音质和声音嘶哑程度也不同。轻者为间歇性声嘶，发高音困难，音色粗糙；重者严重沙哑。巨大息肉位于两侧声带之间者，可完全失声，并可引起喘鸣和呼吸困难。

【辅助检查】

间接喉镜检查最为常用。

1. 声带小结 多见双侧声带前、中 1/3 交界处有对称性结节状隆起。

2. 声带息肉 多见一侧声带前、中段有半透明、白色或粉红色的肿物，表面光滑，息肉多可带蒂，也可广基，带蒂的息肉可随呼吸气流上下移动。

【治疗要点】

1. 儿童声带小结可在青春期自然消失。成人早期声带小结可通过禁声，使声带充分休息，或者进行一段时间（约 3 个月）的发声训练，改变错误的发音习惯，小结可自行消失。对不可逆又较大且声嘶症状明显的小结，

6

可考虑在全麻下经支撑喉镜行喉显微手术切除。术后应禁声 2 周。

2. 声带息肉的主要治疗方法是手术。手术方法包括在表麻下经纤维喉镜或电子喉镜下切除或在全麻下经支撑喉镜行喉显微手术切除。术后应根据病情轻重情况声带休息 2 ~ 4 周。

【护理措施】

1. 手术前护理

(1) 介绍手术的目的、手术方式的优势及先进性、手术的过程及特点，让病人有充分的思想准备，减少对手术的恐惧和焦虑，积极配合治疗。

(2) 告知病人少讲话，以减轻声带水肿，术前 3 天给予漱口液漱口，禁食辛辣食物和抽烟、饮酒，保持口腔清洁。

(3) 全麻病人按全麻术前护理常规进行。

2. 手术后护理

(1) 了解手术范围、手术过程和术中情况，做好相应的急救准备；全麻清醒后去枕平卧 6 小时，头偏向一侧，以免呕吐物误入呼吸道发生误吸。

(2) 全麻术后完全清醒后可进食流质饮食，逐日过渡到半流质、软食和普食，避免进食酸辣刺激性及油炸食物。表面麻醉病人术后 2 小时可进温、凉流质。

(3) 密切观察生命体征，尤其是呼吸型态的变化，注意病人有无呼吸困难和喉痉挛以及咯血现象，如有异常应及时通知医生处理。

(4) 术后应防止病人剧烈咳嗽和用力咳痰，吸痰时动作轻柔，压力不要过大，以防引起创口出血；嘱病人轻轻将口中分泌物吐出，观察其性状。

(5) 术后声休 2 ~ 4 周，使声带充分休息，减轻声带充血水肿，促进声带创面愈合。

(6) 遵医嘱给予庆大霉素、地塞米松等雾化吸入，以预防感染，减轻水肿，湿化呼吸道，减轻切口疼痛。

(7) 术后及时检查病人口腔情况，注意口腔黏膜有

6

无损伤，有无牙齿松脱、颞下颌关节脱位和舌体麻木等并发症；加强口腔护理，保持口腔清洁，预防口腔感染。

3. 健康指导

（1）遵医嘱告知病人禁声，告知术后不注意禁声或发声方法不正确如轻声说话、耳语等，可导致术后并发症及息肉复发。

（2）告知病人注意正确的发音方法，避免长时间用嗓或高声喊叫，提高自身自我保健知识。

（3）预防上呼吸道感染，感冒期间应减少说话，使声带充分休息；不去人群密集、粉尘较重、空气污染明显的地方；积极治疗声带邻近器官的炎症，防止息肉的复发。

（4）戒烟酒，忌辛辣刺激性食物；注意劳逸结合，根据体力适当活动，避免过度疲劳或剧烈运动。

（5）手术后第1个月复查一次，以后根据声音恢复情况复查，指导病人按时用药，定期门诊随访。

第二节 喉部肿瘤

原发于喉的良性肿瘤少见，以喉乳头状瘤为主。喉癌是指发生于声门上区、声门区及声门下区一类恶性肿瘤的总称。

一、喉乳头状瘤

喉乳头状瘤是喉部最常见的良性肿瘤，可发生于任何年龄，甚至新生儿，以10岁以下儿童多见。发生在儿童者常为多发性，生长快，易复发。发生在成人者有恶变倾向。目前认为与人乳头瘤病毒（HPV）感染有关，在HPV各亚型中，HPV-6和HPV-11是主要致病因素。

【护理评估】

成年病人病程进展缓慢，常见症状为进行性声嘶，亦可出现干咳，肿瘤大者出现失声、喉鸣及呼吸困难。儿童病人常为多发性肿瘤、生长快，症状明显，声嘶进行性加

6

重，易发生喉阻塞。早期可无明显阳性体征，出现呼吸困难多表现为吸气性呼吸困难，可出现"三凹征"。

（1）声音嘶哑：呈持续性，逐渐加重，嘶哑程度与肿瘤大小并非一致，但与发生部位有关。发生于声带边缘的肿瘤早期就出现声音嘶哑；发生在其他部位不影响声带闭合者，声音嘶哑出现较晚，累及声带时才会出现。

（2）喉部异物感：发生在声带以外的肿瘤，喉部异物感是早期的唯一症状。

（3）喉疼痛、咳嗽：肿瘤溃烂时可有喉部疼痛、咳嗽，尤其肿瘤生长于声带时有刺激性咳嗽。

（4）喉喘鸣、呼吸困难：肿瘤生长较大、堵塞呼吸道即可导致呼吸困难或出现喉喘鸣。

【辅助检查】

1. 间接喉镜检查　可见声带、室带或声门下淡红色或暗红色，表面不光滑，呈乳头状增生。成人病人以单个带蒂多见，儿童病人的基底较广，主要位于声带，向上可波及室带、会厌，向下蔓延至声门下、气管内。

2. 影像检查　X线或CT检查可明确肿瘤大小、侵犯范围等，以辅助制订手术方案。

3. 组织学检验　在喉镜下取活组织送病理检查明确诊断，因有恶变的可能，成年人最好取多个部位活检。

【治疗要点】

支撑喉镜下应用 CO_2 激光切除是最有效的治疗手段。儿童易复发，需多次手术；并发喉梗阻者，应行气管切开术。

【护理措施】

1. 心理护理

（1）向病人介绍疾病反复发病的特点、主要的治疗方法及手术方式，让病人减少对手术的恐惧，积极配合治疗。

（2）对小儿病人应向其家属说明肿瘤的性质为良性，虽然易复发，需做多次手术，但是到青春期后有自行消退的可能，鼓励其树立战胜疾病的信心。

6

（3）为减少声带摩擦及水肿，术后应禁声 1 周。禁声期间，应细心观察病人表达的信息，包括目光、表情、头、手等部位的姿态，认真观察病人的肢体语言来判断其生理需求和心理活动，给予及时处理。

2. 严密观察病情变化

（1）观察病人有无气急、咯血、剧烈咳嗽、咳痰困难等情况，以及口中分泌物的色、质、量，发现异常及时处理。嘱病人勿剧烈咳嗽，咳痰动作应轻柔，轻轻吐出痰液，以免引起伤口出血。

（2）观察病人有无喘鸣、呼吸困难等症状，如有气急、胸闷、发绀、"三凹征"等症状，应及时给予气管切开。

（3）严密监测血压、呼吸、脉搏及血氧饱和度的变化，观察神志、面色。仔细观察咽喉部有无渗血及出血的量、性质、颜色等。若出血较多应及时通知医生处理。部分病人由于手术刺激较重，咽反射迟钝，可引起憋气及呼吸困难，或者由于局部水肿影响通气，因此应注意氧气的供给，予以鼻导管持续低流量吸氧。

（4）观察体温变化，手术后若体温持续 38.5℃ 以上，应及时与医生沟通，行降温处理。

3. 饮食与活动

（1）麻醉清醒后即可进冷半流质软食，术后 3 天内进清淡软食。禁烟、酒及辛辣刺激饮食，以免刺激而影响创面恢复。

（2）注意休息，减少活动；少说话，轻咳嗽。

4. 保持口腔清洁，进食后漱口，将西瓜霜喷于黏膜擦伤处。

5. 健康指导

（1）指导病人建立良好的卫生生活习惯，禁烟、酒及辛辣刺激性食物。

（2）提高机体抗病能力，鼓励病人加强锻炼，同时注意防寒保暖，预防上呼吸道病毒感染。

（3）成人病人复发时应警惕癌变，嘱病人于术后 3

6

个月、6个月、1年复查，若有复发应及时手术治疗。

（4）小儿病人由于反复手术，疾病消耗，常有营养不良，应注意加强营养，增强手术耐受力。

二、喉癌

喉癌是头颈部常见的恶性肿瘤，约占全身恶性肿瘤的1%~5%，我国高发地区是东北和华北地区，城市高于农村。近年来喉癌发病有明显增长的趋势。喉癌的高发年龄为40~60岁，男性多发。喉癌的致病原因迄今尚未明确，可能与吸烟、饮酒、病毒感染、环境，以及其他如与性激素水平、免疫功能缺乏、体内微量元素如锌、镁缺乏等因素有关。

喉癌的病理分型以鳞状细胞癌最为常见，约占98%，且多分化较好；腺癌、未分化癌等极少见。喉癌的大体形态可分为溃疡浸润型、菜花型、结节型或包块型、混合型。喉癌的扩散转移与肿瘤的原发部位、肿瘤细胞的分化程度及癌肿的大小等密切相关，转移途径有直接扩散、淋巴转移和血行转移。

【护理评估】

询问病人发病前的健康状况，有无长期慢性喉炎或其他喉部疾病，如喉白斑、喉角化症、喉乳头状瘤等，了解病人发病的危险因素，如有无长期吸烟、饮酒、接触工业废气、肿瘤家族史等。喉癌的临床表现以声音嘶哑、呼吸困难、咳嗽、吞咽困难及颈淋巴结转移为主，有时会伴有咯血、口臭、咽部异物感。根据癌肿发生的部位和病变的程度，症状表现不一，见表2-6-1。

【辅助检查】

1. 间接喉镜检查　为最简便实用的方法，借此了解癌肿的部位、形态、范围和喉的各部分情况，观察声带运动和声门大小情况等。

2. 纤维喉镜或电子喉镜检查　能进一步观察癌肿大小和形态，并可取活检。病理组织活检是确诊的主要依据。

6

表 2-6-1 不同分型喉癌的特点

分型	发生部位	早期症状	晚期症状	预后
声门上癌	会厌喉面根部	痒感、异物感、吞咽不适	呼吸困难、吞咽困难咳嗽、痰中带血或咯血等	易向颈内静脉上组淋巴结转移
声带癌	声带前、中1/3交界处	声嘶呼吸困难	放射性耳痛、呼吸困难、吞咽困难、咳嗽频繁、咳痰困难、口臭等	颈淋巴结转移率低
声门下癌	声带平面以下、环状软骨下缘以上部位	不明显	刺激性咳嗽、声嘶、咯血、呼吸困难等	常发生气管前、气管旁淋巴结转移
贯声门癌	喉室深部	声嘶	咽喉痛、呼吸困难等	易发生淋巴结转移

6

3. 影像学检查　颈部和喉部 CT 和 MRI 显示病变的部位、特征、范围、周围结构、受累程度及有无淋巴结转移等，可协助确定手术范围。

【治疗要点】

喉癌的治疗方式主要包括手术、放疗、化疗和免疫治疗等。根据病变的部位、范围、扩散情况和全身情况，选择合适的治疗方案或综合治疗。

1. 手术治疗　目前是治疗喉癌的主要手段。原则是在彻底切除癌肿的前提下，尽可能保留或重建喉功能，以提高病人的生存质量。手术方式主要分为喉部分切除术及喉全切除术。喉部分切除术包括喉显微 CO_2 激光手术、喉裂开术、垂直部分喉切除术、水平部分喉切除术、喉次全切除或近全切除术等，主要适用于较早期的喉癌；喉全切除术适用于不适宜行喉部分切除术的 T_3、T_4 喉癌、原发声门下癌、喉部分切除术后或放疗后复发的病人等。

2. 放射治疗　其在治疗头颈部鳞状细胞癌上一直有很重要的作用，现今临床证明放化疗结合能够获得更好的肿瘤控制。单纯放疗适用于早期声带癌、比较局限的声门上癌、全身情况差不宜手术者、晚期肿瘤不宜手术者。术前放疗具有使头颈部肿瘤上缩小、提高手术切除率的优点；术后放疗适用于肿瘤复发或有远处转移的病人。放疗的剂量和疗程根据具体情况而定。

3. 化疗　化疗的方案以 5-FU + DDP 为首选，近年来紫杉醇、多西他赛、尼妥珠单抗注射液（泰欣生）、吉西他滨等新药的联合运用显示了较好的疗效。

4. 其他疗法　生物靶向疗法、免疫疗法等，目前仍处于试验阶段，疗效尚未肯定。

【护理措施】

1. 心理护理　评估病人的焦虑程度，倾听其主诉，对病人的心情和感受表示理解和认同，安慰病人，鼓励其面对现实，积极配合治疗。鼓励家属多陪伴病人，给予情感支持。告知病人疾病的相关知识、治疗方法和预

6

后的信息、以及术后如何保证生活质量的信息，如有哪些可替代的交流方法，在什么情况下可恢复工作等，帮助病人树立战胜疾病的信心。

2. 放疗护理

（1）放疗病人在治疗期间应密切观察因放疗引起的喉头水肿、痉挛而导致的呼吸不畅，必要时应吸氧，静脉滴注地塞米松减轻喉头水肿、痉挛等症状的发生。如病人出现呼吸困难，可先行气管切开，再行放疗。

（2）放疗后仍要保持照射野区的皮肤清洁干燥，减少物理和化学刺激，定期检查。病人放疗可能会有皮肤损害、黏膜损害等不良反应。局部皮肤可有发黑、红肿、糜烂，可用温水轻轻清洁，但不要用肥皂、沐浴露等擦拭皮肤，然后涂以抗生素油膏；当发生口腔黏膜溃疡时要多喝水，勤漱口，若病人疼痛剧烈时可给予利多卡因稀释液漱口，以减轻进食时疼痛。

3. 化疗护理　化疗病人应密切观察有无胃肠道反应、血象变化，嘱病人减少探视，避免接触上呼吸道感染病人，做好保护性隔离。化疗期间嘱病人多饮水，以减少药物对肾脏的毒性反应。注射前为病人留置中心静脉导管，减少药物对静脉的刺激。化疗病人出现口腔溃疡时，应给予清淡易消化的食物，可进食含蛋白质、维生素丰富的流食或半流质食物。当病人出现进食困难时，应注意病人有无电解质紊乱，必要时予以鼻饲或静脉营养注射。

4. 术前护理　需手术者应教会病人所有全麻术前的准备工作，向病人解释术后气道、发音、进食等情况变化，做好充分的术前准备，配合手术顺利进行。

5. 术后护理

（1）保持病人呼吸道通畅：取半卧位，观察病人呼吸频率，监测血氧饱和度；向病人讲解新的呼吸方式，气体不从鼻腔进出而从颈部气管造口进出，不可遮盖或堵塞颈部造口；鼓励病人深呼吸和咳嗽，不能咳嗽者应随时吸引分泌物，注意分泌物的性质，若分泌物黏稠，

6

可加强湿化，以稀释痰液；保持病室内清洁，常通风，温湿度适宜，必要时使用加湿器，防止气道干燥结痂；严密观察气管套管是否通畅，定时清洗；观察颈部有无变粗、肿胀，及时发现有无伤口内出血，皮下气肿等，必要时床边备气管切开包。

（2）预防出血：全麻未醒者应去枕平卧，头偏向一侧；清醒后及局麻者应半卧位；注意观察病人的血压、心率变化，观察出血量，包括敷料渗透情况、痰液性状、口鼻有无血性分泌物、负压引流量及颜色；吸痰动作应轻柔，切口加压包扎；如有大量出血，应立即让病人平卧，用吸引器吸出血液，防止误吸，同时建立静脉通路，尽快通知医生，根据医嘱使用止血药或重新手术止血，必要时准备输血。

（3）疼痛护理：评估疼痛的部位、程度，告知疼痛的原因和可能持续的时间；卧床时尽量使颈部舒展，以免套管远端压迫或刺激气管局部黏膜引起咳嗽；教会病人起床时、活动时保护颈部的方法；各种操作时动作应轻柔，避免吸痰时过度刺激呼吸道引起咳嗽而加剧疼痛；必要时按医嘱使用止痛药或镇痛泵。

（4）沟通交流障碍的护理：评估病人读写能力，术前教会病人简单的手语，以便术后与医护人员沟通，表达个体需要；术后可使用手势、写字板、绘画等；将传呼器放置于病人伸手可及处，以便病人迅速表达要求；鼓励病人与医护人员交流，告知病人术后一段时期后便可以尝试其他发音方式，如食管发音、电子喉等。

（5）预防感染：注意观察体温变化，如体温 >38.5℃，应及时告知医生；观察痰液的色、质、量，吸痰或换药时注意无菌操作，避免交叉感染；每日消毒气管套管；气管纱布垫潮湿或受污染后应及时更换；做好口腔护理，保持口腔卫生；遵医嘱应用抗生素。

（6）手术后病人保证鼻饲量，鼓励少量多餐；注意鼻饲饮食中各种营养的供给，包括热量、蛋白质、维生素、纤维素等；病人鼻饲饮食发生不适时，如腹胀、腹泻、打嗝等，及时处理；做好鼻饲管护理，防止堵塞、脱出。

（7）预防咽瘘：观察局部伤口是否有红肿、愈合不良；是否有唾液漏出、分泌物有无臭味，引流液的性状；保持负压引流管通畅有效，防止死腔形成；做好口腔护理；一周内不做吞咽动作，嘱病人有口水应及时吐出；根据医嘱全身使用抗生素；增加营养摄入，提高自身免疫力。

（8）健康指导：出院前需对病人或家属进行以下内容的指导：①清洗、消毒和更换气管内套管或全喉套管的方法。②外出或沐浴时保护造瘘口，外出时可用有系带的清洁纱布垫系在颈部，遮住气管造口入口，防止异物吸入。盆浴时水不可超过气管套管，淋浴时注意勿使水流入气管套管。③清洁、消毒造瘘口：每日观察造瘘口是否有痰液或痰痂附着，可用湿润棉签清洁，必要时可用乙醇棉球消毒造瘘口周围皮肤。④根据病人具体情况向气道内滴入湿化液，以稀释痰液，防止痰液干燥结痂；多饮水；室内干燥时注意对室内空气进行加湿。如果气道内有痂皮形成，应去医院，切勿自行清理，以免痂皮坠入气管内。⑤不到人群密集处，防止上呼吸道感染。适当锻炼身体，增强抵抗力，但不可进行水上运动。⑥学会自我检查颈部淋巴结。⑦进行恢复头颈、肩功能的锻炼。⑧定期随访，1个月内每2周1次，3个月内每个月1次，1年内每3个月1次，1年后每半年1次。⑨如发现造瘘口出血、呼吸困难、造瘘口有新生物或颈部扪及肿块，应及时就诊。⑩向病人提供有关发音康复训练、参与喉癌俱乐部等社会活动组织的建议与信息。

知识拓展

喉全切除术后有三种重建发音的方法。

1. 食管发音　是最为经济、简便的方法，其基本原理是：病人经过训练，将空气咽入食管，使食管内贮藏一定量的空气，在气体未进入胃之前，借助胸内压力并

6

运用环咽肌的收缩,使缩小的食管上端和下咽部的黏膜形成振动源,以嗳气的形式使振动源发生振动而产生基音,经构音器官的加工就可以形成语言,即食管音。其缺点是发音断续,不能讲长句子,且需要病人刻苦训练。

2. 气管食管发音重建术 是近年来较受欢迎的发音方法,也是目前关于全喉切除术后发音问题研究的热点和难点。目前主要通过手术方法,形成气管-食管的气体分流,在肺内压的驱动下,振动食管上端的黏膜、黏液发出基音,病人配合口腔、舌、牙齿、嘴唇的动作加工后形成语言。目前手术方法主要分为内瘘法和外瘘法两大类。其中发音假体(单向阀)应用较多,在气管后壁与食管前壁之间的造瘘,插入发音假体。常用的发音假体包括 Blom-Singer 发音假体、Provox 发音钮等。

3. 人工喉 是一种人造的发声装置,可振动发出声音,再通过构语器官形成语言。按振动来源不同可分为机械人工喉和电子人工喉。人工喉如果发音正确,会很容易被听懂,不影响交流,也不需要再次手术,但其缺点是机械音不自然,使用麻烦,且价格较贵。

(吴沛霞)

6

第七章

耳科病人的护理

耳分为外耳、中耳、内耳三部分。临床常见疾病有先天性耳畸形、炎症、外伤及肿瘤。

第一节　先天性耳前瘘管

先天性耳前瘘管是一种最常见的先天性耳畸形。为胚胎时期形成耳廓的第1、2鳃弓的6个小丘样结节融合不良或第1鳃弓封闭不全所致。瘘管多为单侧性，也可为双侧。耳前瘘管的瘘口多位于耳轮脚前，另一端为盲管，深浅、长短不一，常深入耳廓软骨内，可呈分支状。

【护理评估】

先天性耳前瘘管管腔壁为复层扁平上皮，具有毛囊、汗腺、皮脂腺等，挤压时有少量白色黏稠性或干酪样分泌物从管口溢出。平时无症状，继发感染时会出现局部红肿疼痛或化脓。反复感染可形成囊肿或脓肿，破溃后则形成脓瘘或瘢痕。

【辅助检查】

1. 泪道探针检查　经瘘管口插入，可发现瘘管。

2. 影像学检查　自瘘口注入40%的碘油，摄乳突 X 线片，可显示走行和内口的位置。

【治疗要点】

1. 无感染者可暂不处理。

2. 急性感染时，应全身应用抗生素。对脓肿形成者，应先切开引流，待感染控制后再行手术切除。

3. 有条件者在手术显微镜下行瘘管切除术，术毕稍加压包扎，防止形成空腔。

【护理措施】

1. 合并感染时，遵医嘱全身使用抗生素。

2. 脓肿形成者，配合医生切开排脓，并做好伤口引流及换药。

3. 手术前护理

（1）耳部手术备皮。

（2）术前注入少许亚甲蓝液于瘘管内，以便术中将瘘管及其分支彻底切除，防止复发。

4. 手术后护理

（1）术后取平卧位或侧卧位，术耳朝上。

（2）及时更换敷料，保持伤口清洁、干燥。

（3）摄入营养丰富、易消化的食物，忌辛辣、坚硬等刺激性食物。

（4）观察有无面瘫、眩晕、呕吐、眼震等症状，并及时报告医生处理。

5. 健康指导

（1）日常应保持外耳清洁，勿用手自行挤压瘘管，避免污水进入瘘管。

（2）术后应注意休息，预防感冒，加强锻炼，增强机体抵抗力。

第二节　耳外伤

耳外伤是因撞击、切割、拽扯、爆震、温度等原因造成的耳部损伤，损伤部位可发生在耳廓、外耳道、中耳及颞骨岩部等，亦可伴有头部、面部、躯干、肢体等多部位的同时受累。

7

一、耳廓外伤

耳廓外伤是指各种外力因素造成的耳廓损伤。常见的耳廓外伤有挫伤、撕裂伤、冻伤和烧伤等。临床以前两者为多见，可单独发生，亦可伴发头面部损伤。

因耳廓外露于头部两侧，极易遭受外力损伤。挫伤多由钝器撞击所致；撕裂伤多由钝器或锐器撞击以及外力撕扯等原因所致；天气寒冷，外耳保暖不足可造成耳廓冻伤；开水、蒸汽、某些化学药品等可灼伤耳廓。

【护理评估】

挫伤较轻者，仅耳廓皮肤擦伤或局部红肿，多可自愈；重者，皮下或软骨膜下积血，形成血肿，血肿可波及外耳道。血肿面积与外力大小有关。若为撕裂伤，轻者耳廓仅有较小裂口和少量出血；重者有组织缺损，甚至耳廓部分或全部断离，大出血多为颞浅动脉或耳后动脉受损。

【辅助检查】

耳镜检查可了解有无外耳道及鼓膜损伤。

【治疗要点】

1. 耳廓血肿小者，应在严格无菌操作下用粗针头抽出积血，局部加压包扎48小时，必要时可再抽吸。如仍有渗血或血肿较大者，应行手术切开，吸净积血，清除血凝块，视情况局部用碘仿纱条填塞或缝合后加压包扎。

2. 耳廓撕裂伤应早期清创缝合，尽量保留皮肤，对位准确后用小针细线缝合，然后宽松包扎。如皮肤大块缺损，但软骨尚完整，可用耳后带蒂皮瓣或游离皮瓣修复。如皮肤及软骨同时小面积缺损，可做边缘楔形切除再对位缝合。对完全离断的耳廓应及时浸泡于含有适量肝素的生理盐水中，及早对位缝合。

3. 应用抗生素预防和控制感染。

4. 如受伤环境不清洁，须使用破伤风抗毒素。

【护理措施】

1. 评估病人疼痛和出血情况，告知病人疼痛的原因

7

和可能持续的时间；同时积极协助医生处理伤口，积极止血，减轻疼痛。

2. 观察耳廓的温度和颜色变化，发现异常应及时通知医生。

3. 遵医嘱应用抗生素，观察用药后的反应。

4. 与病人交流，帮助病人减轻心理压力。

5. 健康指导

（1）讲解疾病相关知识，指导病人注意保护外耳，避免外力碰撞。

（2）冬季注意耳部保暖，防止耳廓冻伤。

二、鼓膜外伤

鼓膜外伤是指鼓膜遭受直接或间接外力冲击所致的损伤。可分为：①压力伤：如掌击耳部、爆破、炮震、放鞭炮、高台跳水及潜水等；②器械伤：如用火柴梗、牙签等挖耳刺伤鼓膜；③医源性损伤：如取耵聍、外耳道异物等；④其他：由烧伤、颞骨纵行骨折等直接引起。临床以左耳较为多见，主要为掌击耳部所致。

【护理评估】

病人可突然感到耳痛、听力减退，伴耳鸣、耳内闷塞感，外耳道有少量出血。单纯鼓膜损伤，听力减退较轻；如为压力伤，可由于镫骨强烈运动导致内耳受损，出现眩晕、恶心及混合性耳聋。合并颞骨骨折时，则有耳出血、脑脊液耳漏的表现。

【辅助检查】

1. 耳镜检查　鼓膜多呈不规则状或裂隙状穿孔，外耳道可有血迹或血痂，穿孔边缘可见少量血迹。若出血量多或有水样液流出，提示有颞骨骨折或颅底骨折所致伴脑脊液耳漏。

2. 听力检查　为传导性耳聋或混合性耳聋。

【治疗要点】

1. 清除外耳道内存留的异物、泥土、血凝块等，用乙醇擦拭外耳道及耳廓，并在外耳道口留置消毒棉球，

7

防止脏物进入耳内。

2. 大多数外伤性穿孔 3~4 周内可自行愈合，较大且经久不愈的穿孔可行鼓膜修补术。

3. 如受伤环境不清洁，须使用破伤风抗毒素。

【护理措施】

1. 询问并观察病人不良主诉，病情变化，并及时通知医生。

2. 协助医生擦净患侧外耳道，堵塞外耳道的棉球污染时应及时更换。伴有脑脊液耳漏者，禁止堵塞外耳道。

3. 保持外耳道干燥，预防中耳感染，禁用外耳道冲洗或滴药。穿孔愈合前，禁游泳或任何液体入耳。

4. 避免感冒，切勿用力擤鼻涕，以防来自鼻咽的感染。

5. 需手术者，术前护理包括：剃除耳周毛发；对耳后进路或切取颞肌筋膜做移植者，其耳周备皮的范围要相应增宽。术前 1 天剪去外耳道软骨段耳毛，清除外耳道内耵聍及痂皮，然后以 3% 硼酸乙醇或 75% 乙醇棉签擦净外耳道、耳廓外侧面各凹陷处的皮肤，但应避免消毒液流入鼓室内，以免引起耳痛、鼓室黏膜反应性充血，分泌物增加。术后护理包括：每日用较干的乙醇棉球填塞耳道口，3~4 周后逐渐清理残余海绵；注意观察耳道有无出血及感染征象，如有异常，应及时通知医生。

6. 健康指导

（1）告知病人外伤后 3 周内外耳道不可进水或滴药，勿用力擤鼻、打喷嚏等，避免继发中耳感染影响鼓膜愈合。

（2）养成良好的卫生习惯，不可用发夹、木签等硬物挖耳，取耵聍时应选择恰当的用具，手法要小心适度，避免伤及鼓膜。

（3）遇到爆破情况或进行跳水、潜水时，注意保护双耳。

7

第三节　外耳疾病

外耳疾病以耵聍栓塞和外耳道异物最为多见。

一、耵聍栓塞

外耳道软骨部皮肤具有耵聍腺，其淡黄色黏稠的分泌物称为耵聍，俗称"耳屎"。耵聍在空气中干燥后呈薄片状，有的耵聍状如黏稠的油脂，俗称"油耳"。耵聍具有保护外耳道皮肤和黏附外物（如尘埃、小虫等）的作用，平时借助咀嚼、张口等运动，耵聍多自行排出。若耵聍逐渐凝聚成团，阻塞于外耳道内，即称耵聍栓塞。

造成耵聍栓塞的原因：耵聍分泌过多，因外耳道炎、湿疹、在尘埃空气中工作、挖耳等使局部受到刺激致耵聍分泌过多；耵聍排出受阻，外耳道狭窄、瘢痕、畸形、肿瘤、异物存留等均可阻碍耵聍排出。

【护理评估】

根据耵聍大小、阻塞部位及阻塞程度的不同，症状也有所不同。耵聍小、未完全阻塞耳道时，仅有局部瘙痒感；耵聍大、完全阻塞耳道时，有耳闷塞感、听力减退，可伴眩晕、耳痛。阻塞外耳道后壁时，可有咳嗽症状。如伴有感染，外耳道皮肤出现红肿致耳痛加剧，可有脓液。

【辅助检查】

1. 耳镜检查　可见黄色、棕褐色或黑色块状物阻塞外耳道，质地坚硬或松软。

2. 听力检查　可表现为传导性听力损失。

【治疗要点】

取出耵聍是治疗耵聍栓塞唯一的治疗方法。但有时由于外耳道弯曲、狭窄；耵聍栓塞严实、质地坚硬，取出时有可能引起疼痛、外耳道甚至鼓膜损伤，应细致耐心，避免损伤外耳道及黏膜。

1. 对较为松动、未完全阻塞外耳道的耵聍，可采取

7

器械取出法。较硬者使用耵聍钩沿外耳道后上壁与耵聍之间隙轻轻伸入或将耵聍与外耳道壁分离出缝隙后，旋转耵聍钩钩住耵聍，慢慢取出；较软者使用枪状镊分次取出。

2. 对于坚硬、较难取出的耵聍，可采取外耳道冲洗法。先用3%～5%碳酸氢钠或1%～3%酚甘油滴耳，每日5～6次，待耵聍完全软化后用温水将耵聍冲出。

3. 有外耳道狭窄、急慢性化脓性中耳炎者，可在耵聍软化后用器械取出或用吸引器慢慢吸出。注意吸引器压力不可过大，抽吸应在明视下进行。

4. 合并外耳道炎者，待炎症控制后再取耵聍。

【护理措施】

1. 观察病人有无听力下降等症状，合并外耳道感染者，遵医嘱用药。

2. 配合医生取耵聍时，操作要轻柔，注意保持周围环境安全，避免他人撞击，以免伤及外耳道皮肤及鼓膜。

3. 对耵聍坚硬难以取出的病人，遵医嘱按时滴耳药，并观察耵聍软化情况。

4. 健康指导

（1）对耵聍腺分泌过盛或耵聍排出受阻的病人，嘱其定期清除，防止耵聍堆积成团。

（2）减少诱发因素，如建议病人减少摄入脂类食品，改掉经常挖耳的不良习惯，积极治疗外耳道炎，改善生活和工作环境等。

（3）教会病人正确取耵聍的方法，避免伤及鼓膜。

二、外耳道异物

外耳道异物是指体积小的物体或虫类等进入外耳道。通常分为植物性异物、动物性异物和非生物性异物三种。

1. 植物性异物　如黄豆等，多见于儿童在玩耍时将其塞入外耳道，遇水膨胀易引起患耳胀痛或感染。

2. 动物性异物　如蟑螂、飞虫等爬入或飞入外耳道内，因其爬行扑动可致病人奇痒难忍，耳内轰鸣，也可

7

因其刺激鼓膜或外耳道后壁迷走神经耳支，引起耳痛和反射性咳嗽。

3. 非生物性异物 多见于成人挖耳时将棉签棒、棉球等不慎留于外耳道内；小石子意外溅入耳内；偶有治疗耳病时将棉片或纱条遗留耳内。体积较小者初期可无明显变化，后期可因感染流脓或被耵聍包裹形成耵聍栓塞。

【护理评估】

因异物大小、种类而异。小而无刺激性的非生物性异物可不引起症状。一般异物愈大，愈接近鼓膜，症状愈明显。活昆虫等动物性异物可爬行骚动，引起剧烈耳痛、噪声，使病人惊恐不安，甚至损伤鼓膜。豆类等植物性异物如遇水膨胀，阻塞外耳道，可引起耳闷胀感、耳痛及听力减退，并可继发外耳道炎。锐利坚硬的异物可损伤鼓膜；异物刺激外耳道、鼓膜，偶可发生反射性咳嗽或眩晕。

【辅助检查】

耳镜检查可见明显异物。如外耳道肿胀或异物细小并有异物史者，检查时应小心仔细。

【治疗要点】

取出异物的方法应根据异物的种类、大小、形状、性质、位置，是否并发感染，以及病人的年龄而定。

1. 异物位置未越过外耳道峡部、未嵌顿于外耳道者，可用耵聍钩直接钩出。

2. 如异物较大，且于外耳道深部嵌顿较紧，需在局麻或全身麻醉下取出异物，必要时行耳内切口，取出异物。

3. 对躁动不合作、异物较难取出的小儿，需在全麻下进行。

4. 活动性昆虫类异物，先用植物油或乙醇等滴入耳内，待其麻醉或死后，再用镊子取出或用冲洗法冲出。

5. 对已泡胀的豆类异物，先用95%乙醇滴入，使其脱水缩小后再行取出。

7

6. 植物性及非生物性异物，可用耳钩或耳镊取出。

7. 对较硬的或圆球形异物，如小石子、玻璃球等，可沿外耳道与异物之间的缝隙轻轻将耳钩伸入异物内侧，边松动边向外拨动取出异物。如异物较为锐利，取出的过程中应注意使其尖部避开外耳道皮肤。对较软的异物，可将耳钩直接刺入其中轻轻拉出。

8. 外耳道感染者，可先行抗感染治疗，待炎症控制后再取出异物；或将异物取出后积极治疗外耳道炎。

【护理措施】

1. 观察病人症状，遵医嘱应用抗生素，预防和控制外耳道感染。疼痛剧烈者做好评估和疼痛护理，必要时服用止痛药物。

2. 配合医生取出外耳道异物。异物取出过程中，如遇耳道损伤出血，可用碘仿纱条压迫止血，次日取出，涂以抗生素软膏，预防出血。

3. 健康指导

（1）教育儿童不要将小玩物塞入耳内，成人应改掉用棉签棒、火柴棍等物挖耳的习惯，以防异物残留耳内。

（2）卧室内消灭蟑螂，尽量不要放置土栽植物等，野外露宿时要加强防护，防止昆虫进入耳内。

（3）告知病人一旦异物入耳，应及时就医，切勿盲目自行取异物，以免将异物推入甚至损伤鼓膜。

三、耳廓假性囊肿

耳廓假性囊肿指耳廓软骨夹层内的非化脓性浆液性囊肿。表现为耳廓外侧面上半部囊肿样隆起，多发于一侧耳廓，发病年龄以 20～50 岁者为多，男性多于女性。病因不明，目前认为与机械性刺激、挤压有关，如硬枕压迫、经常触摸或挤压耳廓等，造成局部微循环障碍，使组织间无菌性炎性渗出液积聚。

【护理评估】

耳廓假性囊肿囊性隆起多位于舟状窝、三角窝，偶可波及耳甲腔，但不侵及耳廓后面。病人常偶然发现耳

7

廓前面上方局限性隆起，逐渐增大。小者可无任何症状；大者可有肿胀感、波动感、灼热感或痒感，常无痛感。肿胀范围清楚，皮肤色泽正常。透照时透光度良好，可与血肿区别。

【辅助检查】

穿刺抽液可见淡黄色液体，细菌培养为阴性。

【治疗要点】

治疗的目的是刺激囊壁，促使其纤维化，防止液体再生，使囊壁粘连愈合。

1. 早期无明显积液者，可用超短波、紫外线照射、冷敷等物理疗法，以控制渗出，促进吸收。

2. 无菌状态下行局部穿刺抽液，给予加压包扎，石膏外固定；也可在抽液后囊腔内注入平阳霉素、2%碘酊、肾上腺皮质激素、氟尿嘧啶等药物，再加压包扎，以防止液体再生，促进囊壁粘连愈合。

3. 久治不愈者可行手术治疗，切除部分囊肿前壁，吸尽积液，搔刮囊腔，加压包扎。

【护理措施】

1. 协助医生在严格无菌状态下行局部穿刺抽液，并给予加压包扎。行石膏外固定者告知病人勿淋湿石膏。

2. 对行物理疗法的病人，应认真执行操作规程，并告知病人治疗目的和相关注意事项。手术治疗的病人，按耳部手术前、后常规护理。

3. 健康指导

（1）石膏外固定者，告知病人若疼痛明显，应来院就诊。

（2）平时应注意避免对耳廓的机械性刺激，如枕头不宜过硬，勿经常触摸或挤压耳廓等，防止造成局部微循环障碍。

（3）告知病人保持耳廓囊肿部位清洁，勿乱敷药物，以免继发感染引起化脓性软骨膜炎而导致耳廓畸形。

7

第四节 中耳疾病

本节仅述中耳炎症性疾病。这类疾病通常反复发作，易致听力受损。

一、分泌性中耳炎

分泌性中耳炎是以中耳积液包括浆液、黏液、浆-黏液（而非血液或脑脊液），以及听力下降为主要特征的中耳非化脓性炎性疾病。

【护理评估】

多发生于冬、春季，是成人和儿童常见听力下降的原因之一，以儿童多见。在上呼吸道感染后以耳闷胀感和听力减退为主要症状。由于耳痛不明显，儿童病人常被忽视。

了解感染史、外伤等全身情况。病人主要表现为听力下降、耳痛及耳闷，部分病人伴耳鸣。临床可分为急性及慢性两种。分泌性中耳炎病程长达8周以上者即为慢性。慢性分泌性中耳炎可缓慢起病或由急性分泌性中耳炎反复发作，迁延转化而来。

（一）症状

1. 听力下降　急性发病者大多于感冒后听力下降、自听增强。头位前倾或偏向健侧时，因积液离开蜗窗，听力可暂时改善。但积液黏稠或液体已完全充满鼓室时，听力可不因头位变动而改变。

2. 耳痛　急性者可有隐隐耳痛，常为病人的第一症状；慢性者无明显耳痛。

3. 耳闷　常觉耳内闭塞或闷胀感，为其主诉之一，按压耳屏后该症状可短暂减轻。

4. 耳鸣　部分病人有耳鸣，多为低调间歇性，如"噼啪"声及流水声等。当头部运动或打呵欠、擤鼻时，耳内可出现气过水声，但积液黏稠或液体已完全充满鼓室时，无上述症状出现。

7

（二）体征

急性期鼓膜松弛部或全鼓膜轻度弥漫性充血。鼓膜内陷，光锥缩短、变形或消失，锤骨柄向后上移位，锤骨短突，且明显外突。鼓室积液时，鼓膜呈淡黄或琥珀色，慢性者可呈灰蓝色或乳白色，鼓膜紧张部有扩张的微血管。若液体不黏稠，且未充满鼓室，可透过鼓膜见到弧形液平面。

【辅助检查】

1. 听功能检查　纯音听阈测试：传导性聋，听力损失程度不一。声导抗测试：声导抗图对诊断有重要价值。平坦型（B 型）是分泌性中耳炎的典型曲线；负压型（C 型）示鼓室负压、咽鼓管功能不良，部分有鼓室积液。

2. 影像学检查　儿童行 X 线头部侧位拍片，以便了解腺样体是否增生。中耳 CT 可以明确中耳积液情况，排除某些占位性病变。

3. 成人需行详细的鼻咽部检查，以排除鼻咽癌。

【治疗要点】

治疗原则是病因治疗，控制感染，改善中耳通气引流及清除中耳积液。

（一）非手术治疗

1. 抗感染治疗　急性期可根据病变严重程度选用合适的抗生素，但疗程不宜过长。

2. 保持鼻腔及咽鼓管引流通畅　可用 1% 麻黄碱液或与激素类鼻喷剂交替滴（喷）鼻，每日 3～4 次。

3. 促纤毛运动及排泄功能　应用黏液促排剂等药物。

4. 急性期可给予超短波理疗，有利于中耳积液的吸收。

5. 咽鼓管吹张　慢性期可采用捏鼻鼓气法、波氏球法或导管法。成人可经导管向咽鼓管口吹入激素，隔日 1 次，做短期治疗。

7

（二）手术治疗

可根据病情采用鼓膜穿刺抽液、鼓膜切开术、鼓室置管术。积极治疗鼻咽或鼻腔疾病，如腺样体切除术、鼻中隔矫正术、鼻窦炎手术等。扁桃体过度肥大，且与分泌性中耳炎复发有关者，可考虑行扁桃体切除术。

【护理措施】

（一）非手术治疗的护理

1. 保持鼻腔和咽鼓管通畅

（1）教会病人正确的鼻腔滴药和擤鼻方法。

（2）采用波氏球法（小儿）、导管法或捏鼻鼓气法行咽鼓管吹张，并向病人特别讲解捏鼻鼓气法的方法及有关注意事项，使病人能正确实施。

2. 遵医嘱合理用药，观察药物的不良反应。

3. 饮食指导 多饮水，避免饮用浓茶、咖啡及进食过冷、过热、辛辣刺激性食物，禁烟、禁酒。

（二）手术治疗的护理

1. 手术前护理

（1）术区备皮，清洁耳廓及周围皮肤，术前将女性病人头发梳理整齐，充分暴露术区皮肤。

（2）局麻病人手术当日早晨可进少量干食。全麻病人术前至少禁食6小时。

2. 手术后护理

（1）休息与活动：全麻未清醒前去枕平卧，头偏向一侧。局麻及全麻清醒后采取平卧位或健侧卧位或半卧位，次日可起床轻微活动。头部应适当制动，勿过度活动、摇摆。

（2）病情观察：①密切观察生命体征变化；②观察外耳道有无血性液体流出，包扎是否牢固；③保持外耳道清洁，防止污水进入耳内。

（3）饮食护理：如术后无恶心、呕吐，3~5天可根据病人病情逐步改为普食。

3. 健康指导

（1）嘱病人积极治疗引起分泌性中耳炎的原发

7

疾病。

（2）嘱病人生活要规律，加强锻炼，增强体质，预防感冒。

（3）10岁以下儿童应定期行筛选性声导抗检测，提高家长对疾病的认识。

（4）乘坐飞机起飞或降落时，可做吞咽或张口说话动作，以保持咽鼓管两端压力平衡。

（5）已行鼓膜切开或置入中耳通气管的病人，应注意：①避免耳内进水，防止中耳感染；②嘱病人勿剧烈活动以免通气管脱出；③嘱病人勿自行挖耳，勿用力擤鼻涕、打喷嚏。

二、急性化脓性中耳炎

急性化脓性中耳炎是由细菌感染引起的中耳黏膜的急性化脓性炎症。

【护理评估】

冬、春季多见，常继发于上呼吸道感染，好发于儿童。临床上以耳痛、耳内流脓、鼓膜充血、穿孔为主要特点。

（一）症状

1. 耳痛　早期病人自感耳深部搏动性跳痛或刺痛，疼痛剧烈，可向同侧头部或牙齿放射。鼓膜穿孔流脓后耳痛减轻。少数病人无明显耳痛症状。

2. 听力减退及耳鸣　初期病人常有耳闷、低调耳鸣和听力减退。后期鼓膜穿孔后听力可能好转。耳痛剧烈者，常忽略听觉障碍。

3. 耳漏　鼓膜穿孔后耳内有液体流出，初为脓血性，后呈脓性分泌物。

4. 全身症状　轻重不一。可有畏寒、发热、倦怠、食欲缺乏。小儿全身症状较重，常伴呕吐、腹泻等消化道症状。鼓膜一旦穿孔，体温逐渐恢复正常，全身症状明显减轻。

7

（二）体征

1. 早期　鼓膜松弛部充血，锤骨柄及紧张部周边可见放射状扩张的血管。病情进一步发展时，整个鼓膜弥漫性充血、肿胀、向外膨出，正常标志很难辨别。

2. 穿孔前　局部可见小黄点。如炎症未能控制，即发展为鼓膜穿孔。

3. 穿孔一般开始较小，不易看清，彻底清洁外耳道后，方可见穿孔处有一闪烁搏动的亮点，分泌物从该处涌出。坏死型者可发生多个穿孔，并迅速融合，形成大穿孔。乳突尖及鼓窦区可有轻微压痛。小儿乳突区皮肤可出现轻度红肿。

【辅助检查】

1. 听功能检查　纯音听阈测试多为传导性听力损失，少数累及内耳可表现为混合性或感音神经性听力损失。

2. 实验室检查　白细胞总数增多，多形核白细胞比率增加。穿孔后血象恢复正常。

3. 影像学检查　中耳 CT 示中耳充满低密度影像，但无骨质破坏。

【治疗要点】

本病的治疗原则是病因治疗，控制感染，通畅引流。

1. 全身治疗　尽早应用足量抗生素或其他抗菌药物控制感染，抗生素需使用 10 天左右或流脓停止后 5～7 天。全身症状重者给予补液等支持疗法。

2. 局部治疗

（1）鼓膜穿孔前：可用 1% 酚甘油滴耳，消炎止痛。1% 麻黄碱、抗生素眼药水与含有激素的滴鼻液交替滴鼻，可改善咽鼓管通畅度，减轻局部炎症。如全身及局部症状较重，鼓膜膨出明显，上述治疗效果不明显时或穿孔太小，引流不畅，应在无菌操作下行鼓膜切开术，以利通畅引流。怀疑并发急性乳突炎者，CT 扫描证实后立即行乳突切开引流手术。

（2）鼓膜穿孔后：①先用 3% 过氧化氢或硼酸水彻

7

底清洗并拭净外耳道脓液；②滴入滴耳液，应以无耳毒性抗生素滴耳液为主；③当脓液已减少，炎症逐渐消退时可用甘油或乙醇制剂滴耳；④炎症完全消退后，多数病人的鼓膜穿孔可自行愈合。穿孔长期不愈者，可行鼓室成形术。

3. 病因治疗　积极治疗鼻腔、鼻窦、咽部与鼻咽部慢性疾病，如肥厚性鼻炎、慢性鼻窦炎、腺样体肥大、慢性扁桃体炎等，有助于防止再次发生中耳炎。

【护理措施】

1. 休息与饮食　适当休息，多饮水，进食易消化富含营养的软食，保持大便通畅。

2. 密切观察耳道有无分泌物，分泌物的颜色、量、性质、气味等。注意耳后是否有红肿、压痛现象。如出现剧烈头痛、恶心、喷射性呕吐、烦躁不安等症状时，应立即通知医生，警惕并发症的发生。

3. 对症护理

（1）高热的护理：①观察体温的变化；②高热者给予物理降温或遵医嘱给予药物降温。

（2）疼痛的护理：观察耳痛的部位、程度及持续时间。根据病人疼痛情况对症处理。必要时给予止痛药物。

4. 用药护理

（1）控制感染：遵医嘱使用足量广谱抗生素，同时观察药物的疗效及不良反应。

（2）教会病人正确使用滴耳液。滴耳时，禁止使用粉剂，以免与脓液结块，影响引流。

（3）保持咽鼓管引流通畅：并发上呼吸道感染或有鼻炎、鼻窦炎者应给予血管收缩药滴鼻。

5. 手术配合　需行鼓膜切开术者，切开前向病人及家属讲解手术的目的及配合事宜等，配合医生行鼓膜切开术，以利排脓。

6. 健康指导

（1）普及正确的哺乳姿势及方法，避免婴儿溢奶、呛咳。

7

（2）禁止游泳等可能导致耳内进水的活动，并指导病人及时清理外耳道脓液。

（3）教会其正确的滴耳及擤鼻方法。

（4）有鼓膜穿孔或行鼓膜置管者避免剧烈活动，保持耳内清洁、干燥。

（5）嘱病人生活要规律，加强锻炼，增强体质，有上呼吸道感染等疾病应积极治疗，做好各种传染病的预防接种工作。

（6）嘱病人定期复查、随访。

三、慢性化脓性中耳炎

慢性化脓性中耳炎是中耳黏膜、骨膜或深达骨质的慢性化脓性炎症。临床上以耳内长期间断或持续性流脓、鼓膜穿孔和听力下降为特点；严重者可以引起颅内、外并发症。慢性化脓性中耳炎是耳科常见病之一。

【护理评估】

根据临床表现本病传统上分三型：单纯型、骨疡型、胆脂瘤型。不同类型慢性化脓性中耳炎的特点见表2-7-1。

表2-7-1 不同类型慢性化脓性中耳炎的特点

	单纯型	骨疡型	胆脂瘤型
耳内流脓	间歇性	持续性	持续性
分泌物	黏液性或黏脓性，无臭	脓性或黏液脓性，有臭味	脓性或黏液脓性，可含豆渣样物，有恶臭
听功能检查	轻度传导性听力损失	较重的传导性或混合性听力损失	听力损失可轻可重，为传导性或混合性聋

	单纯型	骨疡型	胆脂瘤型
鼓室	局限于中耳鼓室粘连，无肉芽	鼓室内有肉芽形成	对骨质有破坏，炎症可由骨质破坏处向周围扩散
鼓膜	鼓膜多呈中央性穿孔	鼓膜呈边缘性穿孔	鼓膜松弛部穿孔或紧张部后上方有边缘性穿孔

慢性化脓性中耳炎耳源性并发症可有以下几种：

（1）颅内并发症：乙状窦血栓性静脉炎、硬脑膜外脓肿、硬脑膜下脓肿、耳源性脑膜炎、耳源性脑脓肿等。

（2）颅外并发症：耳后骨膜下脓肿、迷路炎、耳源性周围性面瘫等，严重者可危及生命。

【辅助检查】

1. 听功能检查　纯音听力测试示传导性或混合性听力损失，程度轻重不一，少数可为重度感音神经性听力损失。

2. 影像学检查　颞骨高分辨率CT扫描有助于诊断，对判断病变范围、有无骨质破坏和并发症有一定帮助。

【治疗要点】

本病的治疗原则是病因治疗，控制感染，通畅引流，清除病灶，努力提高听力。

1. 药物治疗　引流通畅者，以局部用药为主。局部用抗生素滴耳。炎症急性发作时，宜全身应用抗生素。可根据细菌培养及药敏试验指导用药。

2. 手术治疗　所有慢性化脓性中耳炎原则上都应手术治疗，术式的变化较多，主要是鼓室成形术与乳突开放术。

3. 病因治疗　积极治疗原发病，如急性化脓性中耳炎以及慢性鼻窦炎等。

【护理措施】

1. 病情观察　注意病人耳流脓的量、颜色、性状变化。密切观察病人有无耳周红肿、眩晕、面瘫及发热、头痛、恶心、呕吐等情况，警惕颅内、外并发症发生。疑有颅内并发症者，禁用止痛、镇静类药物，防止掩盖症状，影响诊断和治疗。已有颅内并发症者，密切观察病人生命体征、意识状态变化，遵医嘱及时、准确使用降颅压药物，全身使用足量抗生素，保持大便通畅，以防脑疝发生。

2. 术前准备

（1）完善术前检查。

（2）根据需要剃除患侧耳廓周围头发，一般为距发际5~6cm。清洁耳廓及周围皮肤，术前将女性病人头发梳理整齐，充分暴露术区皮肤。

3. 健康指导

（1）向病人及家属讲解慢性化脓性中耳炎对人体的危害，嘱其对疾病加以重视，早期就诊和治疗，以免出现颅内、外并发症。

（2）教会病人正确的洗耳、滴耳方法及注意事项：①用药前需用3%过氧化氢或生理盐水彻底清洗外耳道及鼓室的脓液，并用棉签拭干，方可滴药；②忌用氨基苷类抗生素制剂，如新霉素、庆大霉素等滴耳，以免发生耳毒性反应；③脓液多或穿孔小者，忌用粉剂，因其影响引流，易导致并发症发生；④滴入药液温度应与体温接近，防止引起眩晕。

（3）教会病人正确的擤鼻方法。

（4）膜穿孔或鼓室成形术后短期内不宜游泳，沐浴或洗头时用干棉球堵塞外耳道口，防止诱发中耳感染。

（5）行鼓室成形术的病人，嘱其手术后短期内不要乘飞机，以防气压突然变化影响手术效果。告知病人术后3个月内耳内会有少量渗出，属正常现象，注意保持外耳道清洁干燥，预防感染。定期复查、随访。

（庞湃　吉晓丽）

第八章

耳鼻咽喉科常用药物护理

耳鼻咽喉科常以局部用药为主，采用滴入、喷、擦、外涂等方法。

第一节　鼻科常用药物护理

鼻科常用药物有鼻腔用减充血剂、鼻腔局部用抗过敏剂、鼻腔用润滑剂三大类别。

一、鼻腔用减充血剂

药物名称	适应证	用法用量	护理指导
盐酸麻黄碱滴鼻液	适用于急慢性鼻炎、鼻窦炎，但不宜长期滴用	滴鼻或喷入鼻腔，成人用1%的浓度，小儿宜用0.5%的浓度，每日最多3次，每次2～4滴	1. 使用前先将鼻腔内的分泌物擤净。如果鼻腔内有干痂或鼻涕黏稠无法擤出，则应先用温生理盐水洗净鼻腔； 2. 连续使用不能超过1周，否则可导致药物性鼻炎；

药物名称	适应证	用法用量	护理指导
盐酸麻黄碱滴鼻液			3. 婴幼儿可将药液滴于棉签上,然后涂于鼻腔内,以免滴入鼻腔的药液过多,损伤婴幼儿的鼻黏膜; 4. 高血压或心脏病病人在严密监护下使用或尽量不用。糖尿病、甲状腺功能亢进的病人在使用时也需要加强观察; 5. 观察用药后的不良反应,使用后病人可能会出现鼻腔干燥感、咽喉部痛、头痛、头晕、心率加快等
盐酸羟甲唑啉鼻腔喷雾剂(达芬霖)	适用于急慢性鼻炎、鼻窦炎,变应性鼻炎、血管运动性鼻炎等	成人和6岁以上儿童:早晚各喷鼻1次,每次1~3喷,每次使用周期不宜超过7天	使用喷剂前告知病人用药时头不必后仰,将药瓶的喷嘴插入鼻前庭,右手喷左鼻孔,左手喷右鼻孔,对准鼻外侧壁,在按压喷雾器的同时吸气,

8

药物名称	适应证	用法用量	护理指导
盐酸羟甲唑啉鼻腔喷雾剂（达芬霖）			在抽出喷雾器之前，要始终按压喷雾器，以防鼻腔中的黏液和细菌进入药瓶。喷药后轻轻地用鼻吸气2~3次
麻黄碱地塞米松滴鼻液	适用于急慢性鼻炎、鼻窦炎，变应性鼻炎、血管运动性鼻炎等	滴鼻，每日3次，不宜长期使用成人用0.1%剂型（10ml含盐酸萘甲唑啉10mg），每次2~3滴，2次/日；儿童用0.05%剂型（10ml含盐酸萘甲唑啉5mg），每次2~3滴，2次/日。每次持续使用周期不宜超过7天	1. 同盐酸麻黄碱滴鼻液；2. 长期使用可能出现的全身副作用，如皮质醇增多症、肾上腺抑制、儿童生长迟钝。长期接受激素类治疗的儿童和青少年建议定期检测他们的生长情况。12岁以下儿童应规律地监测身高和体重。如果疑有生长发育迟缓，应权衡使用糖皮质激素的利益和抑制生长发育的风险

二、鼻腔局部用抗过敏剂

8

药物名称	适应证	用法用量	护理指导
丙酸氟替卡松水溶性鼻喷雾剂	预防和治疗常年性及季节性的过敏性鼻炎、血管运动性鼻炎、鼻息肉切除术后预防息肉再生等	成人和12岁以上儿童：1次/日，每侧鼻孔各2喷，以晨用药为好。症状得到控制后，维持剂量为每日1次，每侧鼻孔各1喷。若症状复发，可相应增加剂量，每日最大剂量为每侧鼻孔不超过4喷	1. 用药前先将鼻腔内的分泌物擤净。如果鼻腔内有干痂或鼻涕黏稠无法擤出，则应先用温生理盐水洗净鼻腔； 2. 右手喷左鼻孔，左手喷右鼻孔，对准鼻外侧壁，勿直接喷向鼻中隔。喷药时不得接触眼睛，若接触眼睛，立即用水清洗； 3. 告知病人长期使用可能出现的全身副作用，如皮质醇增多症、肾上腺抑制、儿童生长迟钝。儿童和青少年建议定期检测生长情况。12岁以下儿童应规律地监测身高和体重。如果疑有生长发育迟缓，应权衡使用糖皮质激素的利益和抑制生长发育的风险；

药物名称	适应证	用法用量	护理指导
丙酸氟替卡松水溶性鼻喷雾剂			4. 告知病人必须规律地用药才能获得最大疗效，不可擅自增减药量或停药
糠酸莫米松鼻喷雾剂	适用于治疗成人、青少年和3~11岁儿童的季节性或常发性鼻炎。对于曾有中至重度季节性过敏性鼻炎的病人，推荐在花粉季节开始前2~4周开始使用，以做预防性治疗	成人及12岁以上儿童：每侧鼻孔2喷，1次/日。3~11岁儿童：常用推荐量为每侧鼻孔1喷（每喷为500μg），1次/日	同上
布地奈德鼻喷雾剂	适用于季节性和常年性过敏性鼻炎、血管舒缩性鼻炎、鼻息肉切除术后预防息肉再生	成人开始时每个鼻孔各2喷，早晚各1次。每日最大用量不超过8喷(256μg)。症状缓解后每天每个鼻孔喷1次，1喷/次。6岁以上儿童用法同成人	避免与酮康唑合用；其他护理指导同丙酸氟替卡松水溶性鼻喷雾剂

续表

药物名称	适应证	用法用量	护理指导
富马酸酮替芬滴鼻液	控制变应性鼻炎的症状	每侧鼻孔各滴3滴，1次/日	1. 告知病人用药后可能有嗜睡、倦怠等反应，不得驾驶机、车、船，从事高空作业、机械作业及操作精密仪器； 2. 正在服用降糖药的糖尿病病人禁用
色甘酸钠鼻喷雾剂	治疗变应性鼻炎	滴鼻，3~4次/日	1. 告知病人用药后可能有咽部刺激感、咳嗽、胸部紧迫感及恶心，多数可自行缓解； 2. 不要中途突然停药，以免病情加重

三、鼻腔用润滑剂

药物名称	适应证	用法用量	护理指导
复方薄荷樟脑滴鼻剂	适用于萎缩性鼻炎、干燥性鼻炎、鼻腔手术后	滴鼻3次/日，2~3滴/次	使用滴鼻剂前，先要将鼻腔内的分泌物擤净；如果鼻腔内有干痂或鼻涕黏稠无法擤出，则应先用温生理盐水洗净鼻腔

续表

药物名称	适应证	用法用量	护理指导
复方鱼肝油滴鼻剂	多用于萎缩性鼻炎	滴鼻3次/日，2～3滴/次	同上

第二节　咽喉科常用药物护理

咽喉科常用药物有含漱液、含片、中成药、喉喷雾用药等。

一、含漱液

药物名称	适应证	用法用量	护理指导
复方硼砂含漱液	用于咽喉炎等	含漱每次10ml，3～4次/日	1. 指导病人每次含漱应尽量维持较长时间，含漱后吐出，不可咽下； 2. 儿童、老年人、孕妇及哺乳期妇女慎用，应放置儿童不宜触及处，以免误服； 3. 误服此药可引起局部组织腐蚀，吸收后可发生急性中毒，早期症状为呕吐、腹泻、皮疹，以及中枢神经系统先兴奋后抑制等症状；

续表

药物名称	适应证	用法用量	护理指导
复方硼砂含漱液			4. 使用时应避免接触眼睛
呋喃西林漱口液	用于口腔炎、咽喉炎等	每天数次含漱	1. 对呋喃类药物过敏者忌用； 2. 其他注意事项同复方硼砂含漱液

二、含片

药物名称	适应证	用法用量	护理指导
溶菌酶	用于急、慢性咽喉炎等	本品应逐渐含化，口含每次 20mg，4~6 次/日	1. 勿嚼碎口服，以免影响药物疗效； 2. 病人勿将含片含在口中入睡，避免睡着时将药片误咽，造成不良后果
含碘喉症片	用于喉炎、喉痛及扁桃体炎等	口含，每日数次，1~2 片/次	1. 对碘过敏或可能过敏的病人尽量不用； 2. 其他注意事项同溶菌酶含片

续表

药物名称	适应证	用法用量	护理指导
西地碘（华素片）	用于慢性咽喉炎及急性化脓性扁桃体炎等	口含，1片/次，3~4次/日	1. 对碘过敏或可能过敏的病人尽量不用，正在测试甲状腺功能的病人暂停使用，孕妇和哺乳期妇女忌用； 2. 其他注意事项同溶菌酶含片

三、中成药

药物名称	适应证	用法用量	护理指导
清音丸	用于急、慢性咽喉炎	口服，温开水送服或含化，水蜜丸每次2g，大蜜丸每次1丸，2次/日	1. 药期间应注意忌辛辣、鱼腥食物，避免影响药效； 2. 对此药过敏者禁用，过敏体质慎用，孕妇慎用
黄氏响声丸	用于声音嘶哑，咽喉肿痛，急、慢性喉炎	口服，20丸/次，3次/日，饭后服用	1. 孕妇慎用，有恶寒发热，鼻流清涕等外感风寒者慎用，不宜在服药期间同时服用温补性中成药，胃寒便溏者慎用； 2. 对此药过敏者禁用，过敏体质者慎用

四、喷雾用药

药物名称	适应证	用法用量	护理指导
庆大霉素	用于急、慢性咽喉炎的局部治疗	雾化吸入，1～2次/日，每次5ml	1. 交叉过敏，对氨基糖苷类抗生素过敏者可能对此药过敏，儿童、孕妇慎用； 2. 雾化吸入前嘱病人漱口以清洁口腔，指导病人正确呼吸； 3. 雾化吸入后不可立即饮水，以免影响药物效果； 4. 长期使用可能导致局部耐药菌的产生
布地奈德吸入剂	一般用于急慢性咽喉炎	用氯化钠注射液溶解后雾化吸入，急性喉炎2～4mg/d，慢性炎症1mg/d	1. 本品常见的不良反应有口咽部念珠菌感染，速发或迟发的过敏反应，包括皮疹、接触性皮炎、荨麻疹、血管性水肿和支气管痉挛等，应注意观察；

8

药物名称	适应证	用法用量	护理指导
布地奈德吸入剂			2. 指导病人雾化吸入后不可立即饮水，以免影响药物效果，但用药后须漱口，以防引起口腔感染
地塞米松	用于急、慢性咽喉炎，喉水肿等，也可与庆大霉素合用	雾化吸入，1次/日，每次5mg	同布地奈德吸入剂
糜蛋白酶	稀释痰液	用氯化钠注射液溶解后雾化吸入，1~2次/日，每次4000IU	1. 使用时须密切观察，如发生过敏反应，立即停用；2. 雾化吸入前嘱病人漱口以清洁口腔，指导病人正确呼吸；3. 雾化吸入后不可立即饮水，以免影响药物效果

第三节 耳科常用药物护理

耳科常用药物有四类：消毒防腐类、抗生素类、含激素类及清洁软化类。

一、消毒防腐类

药物名称	适应证	用法用量	护理指导
2% 酚甘油滴耳液	适用于外耳道炎、外耳道疖肿、急性鼓膜炎、急性中耳炎鼓膜未穿孔	滴入耳内 2 ~ 3 滴，3 次/日	1. 鼓膜穿孔且流脓病人禁用，因酚甘油遇脓液则释出石炭酸，会腐蚀鼓膜及中耳黏膜； 2. 滴耳药前应适当加温，避免因药液过凉滴入耳内诱发迷路刺激症状
3% ~ 4% 硼酸乙醇滴耳液	适用于外耳道炎、疖肿、鼓膜炎、慢性化脓性中耳炎、乳突手术后感染	滴耳，5 ~ 10 滴/次，2 ~ 3 次/日	1. 告知病人滴耳时会有短暂的刺痛感，可忍受； 2. 滴耳药前应适当加温，避免因药液过凉滴入耳内诱发迷路刺激症状
4% 硼酸甘油滴耳液	适用于外耳道胆脂瘤、耳道皮肤感染、中耳炎等	滴耳，3 次/日	滴耳药前应适当加温，避免因药液过凉滴入耳内诱发迷路刺激症状

8

二、抗生素类

药物名称	适应证	用法用量	护理指导
0.3%氧氟沙星滴耳液	适用于外耳道炎、鼓膜炎、急慢性化脓性中耳炎及乳突手术后感染	滴耳，6~10滴/次，3次/日或遵医嘱	1. 鼓膜穿孔的小儿应慎用或减少用量； 2. 启用后最多使用4周，应遮光密闭保存； 3. 滴耳药前应适当加温，避免因药液过凉滴入耳内诱发迷路刺激症状
0.25%氯霉素滴耳液	适用于急性外耳道炎有流脓者及急慢性化脓性中耳炎	滴耳，2~3滴/次，3次/日或遵医嘱	1. 少数病人可能过敏，使用前要询问病人有无过敏史，使用后注意观察和询问病人有无不适； 2. 应先清除耳内分泌物后再滴入本品

三、含激素类

药物名称	适应证	用法用量	护理指导
卤米松软膏	适用于外耳道湿疹	根据病变程度将本品薄薄涂擦于外耳道局部皮肤，1~2次/日	1. 局部用药前，应先清洁外耳道，取出耵聍，擦净外耳道分泌物； 2. 避免长期连续使用； 3. 避免与眼结膜等黏膜接触；

续表

药物名称	适应证	用法用量	护理指导
卤米松软膏			4. 儿童用药：连续性治疗不超过2周，2岁以下者不超过7天
硝酸咪康唑软膏（达克宁）	适用于外耳道真菌感染	涂擦患处，1次/日	1. 局部用药前，应先清洁外耳道，取出耵聍，擦净外耳道分泌物；2. 避免与眼结膜等黏膜接触

四、清洁、软化类

药物名称	适应证	用法用量	护理指导
3% 过氧化氢滴耳液	适用于外耳道炎及急慢性中耳炎鼓膜穿孔后鼓室脓液较多的病人	滴入耳内数滴，然后用耳用棉签将泡沫擦净，再滴入其他类耳药	1. 注意本品应避光保存；2. 避免浓度过高，防止对皮肤及黏膜产生刺激性灼伤
3%～5% 碳酸氢钠滴耳液（耵聍水或苏打水）	用于外耳道耵聍栓塞，外耳道冲洗准备	滴入外耳道，5～6次/日，每次数滴，2～3天后行外耳道冲洗	1. 不能与酸性物质并用；2. 滴耳后应及时取出外耳道内耵聍

（王柳如　吴沛霞　庞湃）

参考文献

1. 田勇泉. 耳鼻咽喉科头颈外科学. 第 8 版. 北京：人民卫生出版社，2013.

2. 席淑新. 眼耳鼻咽喉口腔科护理学. 第 3 版. 北京：人民卫生出版社，2012.

3. 陶磊，席淑新. 实用耳鼻咽喉头颈外科护理学. 北京：人民卫生出版社，2014.

4. 席淑新. 耳鼻咽喉科护士手册. 北京：人民卫生出版社，2009.

5. 余蓉，鲜均明. 耳鼻咽喉-头颈外科护理手册. 北京：科学出版社，2011.

6. 韩杰. 眼耳鼻咽喉头颈外科特色护理技术. 北京：科学技术文献出版社，2011.

7. 史宇翔. 眼耳鼻咽喉临床药物手册. 南京：江苏科学技术出版社，2008.

8. 刘军. 鼻咽癌放疗并发症防止手册. 北京：人民卫生出版社，2013.

9. 耿敬，席淑新，吴沛霞，等. 食管语音训练效果影响因素的研究进展. 护理学杂志，2015（3）：101-103.

10. 李采，周梁，季素娟. 喉全切除术后食管发声及言语训练. 听力学及言语疾病杂志，2007，15（3）：202-204.

第三部分
口腔科疾病病人护理

第一章

口腔科护理管理

口腔科护理工作贯穿于病人就诊的全过程——导诊、分诊、助疗、健康指导以及整个诊疗过程中的交叉感染控制。在工作中不但要求医护配合协调、护理技能娴熟，调拌材料保证质量，同时也要求护士具备丰富的人文知识，从而将传统的"医护配合"模式转变到"以病人为中心"的护理模式上来，为病人提供全程的优质护理服务，满足病人生理、心理、社会、精神等多方面的需要。

第一节　口腔科门诊护理管理

口腔科门诊有初诊、复诊、急诊病人，且病人流动性大，对治疗护理需求高，病人不仅要求解决痛苦，恢复功能，满足美容需求，同时在整个治疗中还要求得到舒适、愉快的情感体验。口腔科门诊医护配合十分紧密，护士不但要熟悉治疗的全过程，而且还要掌握口腔科材料的调拌技术；口腔治疗工作中所需卫生耗材品种多，性质、形状各异；器械昂贵、精细，需要特别保养与维护，因此，口腔科门诊护士在门诊物流管理中、在医院感染控制中承担着重要的角色。

1. 保持诊室环境的整齐、清洁、舒适、安静，空气清新、采光良好、设备运转良好，处于备用状态。洗手池旁应备好洗手液、擦手纸巾等。诊断室每天应保持开窗，通风每次30分钟以上，每日至少2次。针对气枪、水枪、高速涡轮机等使用时，对环境中空气和物品表面容易造成污染，同时使用后的器械常粘有血液、唾液、分泌物等的现象，而这些是细菌繁殖的重要培养基，因此，护士要及时回收医生使用后的器械，密闭存放，送供应室统一处理。室内空气每日早晚应用紫外线照射消毒各1次或采用空气消毒机多次循环消毒并做好登记。地面、物面和桌面等应每天清洁打扫，并用500mg/L含氯消毒液擦拭，每天操作结束后应进行终末消毒处理。

2. 所需操作器械、材料、药品准备齐全，摆放位置固定。无菌物品和操作后的物品应分开放置，以防发生交叉感染。

3. 护士在操作前，应主动热情接待病人，亲切地与病人或家属交谈，了解病人病情及发病原因，根据病人的病情及要求，向其说明治疗的必要性、治疗过程以及不同材料的优缺点，治疗全过程所需要的费用及疗效。对不同病人的需求，推荐不同的材料，介绍手术的相对性和局限性，从而降低病人对手术的期望值，避免出现治疗后医生满意而病人不满意的情况。同时护士应该为病人提供方便、舒适的就医环境，如诊断室整洁、就医有序、护士说话轻声细语以及身穿干净的工作服等。这些会给人以温馨的感觉，消除病人紧张的情绪，让病人做好充分的心理准备，以最佳的心理状态接受治疗。

4. 护士对病人初步问诊后，合理分诊，优先安排急、重症，及年老体弱和残疾人就诊。维护好诊室秩序，保持诊室安静。热情安排病人就诊。病人上椅位后，调整好治疗椅位，调整头托，使病人取舒适体位，常规协助病人漱口。治疗过程中，如果护士发现过于紧张的年老体弱病人和儿童应该允许家属陪护身边，并耐心解释治疗中可能出现的情况。同时医护人员在操作过程中，动作要轻柔，以防止意外发生。

5. 在治疗过程中，护士应密切观察病人的脉搏、血压等生命体征，掌握病人病情变化和反应以及治疗过程，重视病人的意见和问题，并适时解答。告知病人治疗进程，随时提醒其放松的方法，按需传递药品和调拌好的材料，使医、护、患配合默契，顺利完成治疗。治疗结束后，护士应向病人或家属交代注意事项，并告知病人下次复诊时间和做预备根管或根充治疗后可能出现的反应，让病人做好心理准备，减轻其心理压力。

6. 病人治疗过程中和操作结束后，护士应及时按规范收捡和处置诊疗器械，避免二次污染。同时应做好综合治疗台等环境的终末处理，准备接待下一位病人。

7. 针对不同的病种做好门诊病人的口腔卫生健康指导工作，必要时可通过电视、录像或现场示范及向病人发放健康教育小册子等方法做好病人就诊前后的健康教育。

8. 做好口腔科手机的灭菌、养护与保管工作以及小器械的消毒灭菌工作。

9. 做好诊室常用治疗器械、设备的维护与保养。

10. 下班前应将口腔综合治疗机复位，断开电闸，关闭水、电、门窗等，并做好诊室环境的消毒工作。

第二节 口腔科病房护理管理

口腔颌面外科病人由于其疾病与外伤均在颌面部，且颌面部解剖关系复杂，术后呼吸道的管理尤为重要；口腔内其特殊的解剖生理特点，使得口腔内微生态环境相当复杂，因此医院感染控制显得十分重要；接受颌面部手术病人多有紧张、恐惧、焦虑、担心的心理，故心理护理是颌面外科病人的重要护理内容之一。

1. 护士应保持病室清洁、安静、安全、舒适、美观，为病人营造一个有利于诊治与休息的人性化环境。

2. 护士应与病人及家属建立良好的人际关系，根据不同的病人，适时向其进行术前、术后健康指导和出院后知识宣教，如术前禁饮、禁食的时间；术前晚上进食的种类以及术后进食的时间、种类；口腔护理的必要性和方法；术区冰敷的时间和注意事项；出院后开口训练的时间、方法；术后复查的时间以及术后可能出现的问题和解决方法等，以提高病人自护能力，维护病人良好的治疗、护理依从性。

3. 保证病室空气流通，采光良好与光线柔和，避免强光刺激影响病人休息。

4. 主管护士随时了解病人的心理反应与心理问题，应有针对性地及时解决病人存在的心理问题，必要时可以请主管医生与病人进行交流。

5. 监护室设备、多功能监护仪及抢救车等急救物资应专人管理，班班交接，保证功能良好，处于备用状态，并做好相应的登记。

6. 加强病人口腔护理，保持口腔清洁，预防口臭、口腔感染等并发症。针对不同病人采取不同的口腔护理方法和口腔护理液体进行护理，对口内无伤口或手术较小的病人，可以采用牙刷刷牙，保持口腔卫生；对于张开受限、口内植皮或颌间固定的病人，可以采用生理盐水配合漱口液进行口腔冲洗，保持口腔卫生。

7. 病人入院时，护士应认真对病人进行护理评估，初步了解病人的病情、过敏史以及心理状态等，并做好护理记录。

8. 病人手术前后、出院时，护士应对病人进行全面护理评估，针对性地对病人或家属进行健康指导，直到病人或家属明白。

9. 出院后，病人床单元应行终末处置，床以及床褥采用床单位消毒器进行深层次消毒，并做好新收病人的准备。

第三节 口腔医院感染管理

口腔科是医院感染管理的重点部门，口腔疾病的诊治绝大部分在口腔内进行，而口腔内寄居了约300多种微生物，是体内多种疾病的感染入口，也是许多传染性疾病的传播途径，如乙型肝炎、艾滋病等可通过血液和体液（如唾液）传播，因此，必须建立严格的有关医护人员双手和器械物品的消毒隔离制度，防止病人与病人、病人与医护人员之间交叉感染的发生。

一、口腔专科医院感染特点

1. 门诊病人易感因素多　口腔科门诊医院感染的重要危险因素来自病人口腔中的分泌物、血液及大量的共生微生物。由于口腔诊室特殊的结构环境（每 $3m^2$ 放置一台口腔科综合治疗机），致通风受到一定的影响；又由于口腔治疗中一次性器具的大量使用和特殊器械（牙钻、机头、洁治器、拔髓针等）的反复使用，因此，当上述危险因素通过不同方式污染诊室空气和环境及口腔器具时，极易由于消毒或预防工作中的疏忽而增加门诊病人的感染几率。

2. 住院病人易感人群多　有文献报道，口腔医院由于专业限定，收治的住院病人多以颌面肿瘤、唇腭裂整形、正颌及关节外科、创伤外科病种为主。由于住院病人中手术、高龄者、儿童居多，根据全国医院感染监控组织医院感染发病率情况报告表明，儿科居第三位，重要感染部位外科切口位居第二位；重点人群中肿瘤病人最高，高龄及婴幼儿病人发病率处于较高水平。因此，口腔住院病人多具有医院内的易感人群特征。

3. 医务人员感染机会多　以口腔每一位门诊病人平均就诊时间为 30 分钟，每一病种疗程平均治疗次数约 3～4 次，每位医生日均接诊病人 14～16 人次计算，如此大量的治疗工作都是由医生、护士在病人充满唾液、血液和多种微生物的口腔环境下用手操作完成，且往往医务人员多无法判定或病人无法回答自己是否为感染疾病的带菌者，因此，稍有不慎，医务人员即会获得感染性疾病。有文献报道，在英国牙科治疗中每日有 400 例乙肝带菌者接受了常规的口腔治疗。在美国，牙科医生每日治疗 15 位病人，而 7 个工作日中就会有 1 例乙肝病毒携带者。

二、口腔专科医院感染护理管理

口腔护理工作在口腔医院感染预防及控制中有着十分重要的作用。世界卫生组织（WHO）提出的有效控制医院感染的关键措施有消毒、灭菌、无菌技术、隔离、合理使用抗生素以及监测和通过监测进行效果评价。这些都是护理工作的主要内容，可以说护理队伍是医院感染控制的主力军。运用现代护理手段，科学地做好这些护理工作，可有效地预防和控制医院感染的发生。因此，护理管理在预防和控制医院感染管理中有着十分重要的作用。

1. 保持诊疗室内空气流通净化

（1）自然通风：各诊疗室对流通风，每日早、中、晚各 1 次，每次 30 分钟以上，尤其是使用空调的房间更应注意通风。保持室内空气新鲜，显著减少空气中微生物的含量，这是最为简便有效的空气净化手段。

（2）空气消毒：每日治疗结束后，应用循环风紫外线消毒器或静电吸附空气消毒器消毒 1 小时。每周应用化学消毒剂熏蒸消毒，以减少细菌的存留污染。

（3）通风设备：实验室、技工室、消毒室的工作环境必须备有有效的通风设备以控制有毒的蒸汽。同时，必须考虑到一些微生物可能通过换气而从一个地方吹到另一个地方，因此，通风设备应有防止污染空气再循环的装置。为防止微生物的扩散，在通风设备及冷热空调上应备有滤膜，并注意维护。

（4）常规清洁：每日治疗结束后，应立即湿拭清洁地面，冲洗消毒洗手池，用消毒液刷洗痰盂，凡与病人有表面接触的治疗用品及工作面均应采用相应的消毒剂擦拭消毒，有外套覆盖的物体应及时更换覆盖外套。

2. 加强手卫生的管理　医护人员的手是传播口腔感染的重要载体，为尽量减少手上表面微生物数量，减少

1

交叉感染，最简单的方法就是规范运用六步洗手法，用肥皂认真搓揉双手及腕部 15～30 秒，用流动水冲净，无菌纸巾擦干。

3. 加强医护人员隔离防护措施　口腔医护人员在进行操作前应衣着整齐、整洁、戴好眼罩和口罩，必要时使用橡皮障隔离和吸引器，并保持诊室通风良好等。诊治每例病人前须洗手和更换新手套，医生在诊疗操作时必须戴口罩、帽子和防护镜，在操作时被液体污染或沾湿时应立即更换。防护镜则可先用 500mg/L 含氯消毒液毛巾擦净，再用清洁剂洗涤或采用防护面罩，每次用后及时更换。医护人员工作服建议每周更换至少 2 次。如果操作过程中被病人的血液、唾液或体液污染时，应及时更换。

4. 合理布局和规划诊室　口腔诊室的设计布局已经成为医患双方健康与安全的重要环节。合理的布局可避免清污区域交叉，病人就诊流程安全可靠，医护人员操作治疗受到安全保护。每台诊疗椅至少应保持 5～6m^2 的空间距离，边台距诊疗椅扶手 66cm，目的是医生能较容易接触边台，免于接触无关区域。并且诊室的无菌区、清洁区、污染区应划分明确。

三、口腔科设备、器械、材料的消毒灭菌管理

（一）特殊器械、材料的消毒灭菌原则

一般情况下不穿透人体或不与黏膜组织接触的器械、材料可做消毒处理；任何能穿透人体并伸入到口腔组织和黏膜以及无菌区域的器械、材料应做到绝对灭菌处理；高危人群病人所使用过的器械，都应采用灭菌处理。

（二）口腔特殊器械、材料的消毒灭菌

1. 口腔印模的消毒　口腔印模表面有病人唾液、血液的污染，如果不能很好地进行消毒处理，极有可能导致医院感染。印模的消毒方法有多种，如喷雾及短时间浸泡、紫外线照射和气体熏蒸消毒。有学者对喷雾是否

能使消毒剂到达各个面持怀疑态度，短时间的浸泡消毒的方法可解决这一问题。建议选择的消毒液有戊二醛、碘伏、次氯化物、合成酚类。

2. 口腔修复体及矫治器的消毒 修复体在技工室完成后需要试戴而往返于临床与技工室之间，如果不能对其进行消毒处理，有可能成为感染的来源。美国 ADA 推荐用环氧乙烷或碘伏、氯化物浸泡活动（可摘）修复体以达到灭菌的目的。碘伏、氯化物对金属有一定的腐蚀作用，但如果浓度（1∶10 次氯化物）及时间（10 分钟）合适，其对钴铬合金的影响甚微。

3. 咬合蜡、殆堤、模型以及咬合记录的消毒 美国 ADA 建议使用碘伏采用"喷-擦-喷"的方法进行殆堤及咬合蜡的消毒，并保持一定的湿度及达到杀灭结核菌的时间，咬合记录若使用氧化锌丁香油水门汀（ZOE）或复合印模时，也可使用上述方法消毒印模。石膏模型可采用消毒剂消毒喷雾到足够湿度，以及用1∶10 次氯酸钠或碘伏浸泡的方法消毒。

4. 手机的消毒 手机在清洗之后，采用全自动注油养护。养护后的手机/器械纸塑封包，再选用 3 次预真空（德国 B 级标准）压力蒸汽灭菌器（台式）进行灭菌处理（灭菌温度：134℃，时间：3.5 分钟），真正做到"一人一机"。

5. 其他器械的消毒 其他一些耐高温的器械，如面弓、正畸钳、镊子、金属印模托盘、金属用刀、不锈钢碗、根管治疗器械以及磨光用的轮、杯、刷、钻等也应热力灭菌。对光固化机头不耐高温的器械，可采用保护薄膜覆盖加碘伏擦拭消毒处理。

6. 高速涡轮手机部件、低速手机部件 每次使用后要继续运转 20~30 秒，以排出内腔的水和气，同时也能将进入轴承、气路的污染物自然排出，然后由供应室统一收集处理。

7. 所有用物，尽量采用高压灭菌消毒方法，不建议取消浸泡消毒方法。但是对于无条件进行高压灭菌消毒

1

的医院，在采用浸泡消毒方法时，应做好浸泡液管理。全部消毒、灭菌浸泡液均应严格按照使用说明进行定期更换，每天监测消毒液浓度，每个容器均要贴上消毒液名称、浓度、有效使用时间，并设立登记本，对每次更换时间、每天监测所得消毒液的浓度、每次浸泡物品的起始时间均要进行登记。

（赵佛容　邓立梅）

第二章

口腔科常用护理技术操作

口腔科常用材料调拌技术是护士配合医生为病人进行口腔疾病治疗时的专科护理操作技术。护士在调拌中使用规范的调拌技术，可以使调拌成形的材料在性状、质量等方面达到治疗所需要求，是保证治疗效果的重要环节。

第一节 口腔四手操作技术

口腔四手操作技术是在世界工业技术不断发展及牙科设备、器械不断改革，为保护口腔医生、护士的体力及健康的前提下，逐步完善发展起来的国际标准化牙科操作模式。即在口腔治疗的全过程中，医生、护士采取舒适的坐位，病人采取放松的平卧位，医护双手同时在口腔内完成各种操作，平稳而迅速地传递所用器械材料，从而提高工作效率及质量。这种操作技术目前已得到了WHO 的认可，并通过世界 Pd 学会（World Society for Pd Health Care；Pd：固有感觉诱导，proprioceptive derivation）正向全世界推广（表3-2-1）。

表 3-2-1　口腔四手操作技术

操作目的	减少了口腔医生和护士身体和精神上的疲劳，提高病人看病的舒适度，缩短了治疗和护理的时间，提高了工作效率及质量。
用物准备	1. 环境要求　治疗单位需要约 $9m^2$ 面积，明亮、整洁、安静、舒适、温湿度适宜。 2. 设备配备　口腔综合治疗机、医生座椅、护士座椅、四手操作平台。 3. 操作用物　根据不同的疾病治疗和护理的要求准备四手操作治疗护理的用物、药品、材料、器械等。
操作步骤	1. 主动热情接诊、分诊。 2. 询问主诉，并评估病人全身及患牙情况。 3. 口腔四手操作中医、护、患的体位要求 （1）医生体位：平衡舒适的坐位，坐骨隆突与股骨隆突连线与地面平行，躯干长轴与地面垂直；上臂自然下垂，双肘微贴两侧胸壁，双手在心脏水平；头部微向前倾，双眼向下看，瞳孔两线与地面平行，视线焦点汇于操作点，眼睛至操作点的距离为 36~46cm。 （2）护士体位：面对医生而坐，座位高出医生 10~15cm，双脚踏在脚踏座椅底盘上，髋部与病人肩部平齐，大腿与地面约呈 15°；躯干微微前倾，上臂自然下垂。 （3）病人体位：平卧位，脊柱放松，其头部位于医生心脏水平，头顶齐头托顶端。

操作步骤	4. 医护患三者位置关系（图 3-2-1） 在执行四手操作时，医、护均需在其相对固定的操作区域内完成自己的操作，以保证畅通的操作路径，既保证互不干扰又达到密切连贯。以病人面部为假想"钟面"，分为四区：医生工作区域在 7~12 点之间，静止区在 12~2 点之间，护士工作区域在 2~4 点之间，传递区在 4~7 点之间（图 3-2-2）。 5. 护理配合的基本手法 （1）器械的传递：临床上最常用的方法为握笔式直接传递法，即医生以拇指和示指握住器械近工作端的 1/3 部位，中指置于器械下面作为支持。 （2）器械的交换最常用的方法为平行器械交换法，即护士以左手拇指、示指及中指递送消毒好的器械，以无名指和小指接过使用后的器械。 6. 术后做到 （1）清理病人面部的血迹、污垢。 （2）观察病人的各方面情况。 （3）整理用物。 （4）告知病人注意事项，预约复诊时间。 （5）健康指导。
注意事项	1. 器械传递过程中应注意 （1）器械的传递尽量靠近病人口腔，但禁止在病人头面部传递器械，以确保病人治疗安全。 （2）传递器械要准确无误，防止器械污染。

2

续表

注意事项	2. 器械交换过程中应注意 （1）护士应提前了解病情及治疗程序，适时、准确交换医生所需器械。 （2）器械交换过程中，护士应注意握持器械的部位及方法，以保证器械交换顺利，无污染，无碰撞。 3. 吸引器的使用　护士在进行操作时，吸引器应放入治疗部位附近区域，注意避让口底黏膜，动作宜轻柔。 4. 做好诊间消毒。 5. 坚持手机及吸引器一人一用一消毒。
质量标准	1. 器械按规定摆放整齐。 2. 病人就诊体位舒适，戴好护目镜。 3. 保持手术视野清楚，防止损伤口腔软组织。 4. 医生护士应始终以轻松自然、不扭曲的舒适体位进行操作。 5. 操作中器械无碰撞、无污染、无滑脱。

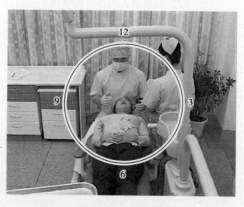

图 3-2-1　医、护、患位置关系

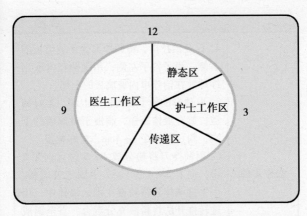

图 3-2-2 医、护工作时钟区

（徐庆鸿）

第二节 口腔内科常用材料
调拌操作技术

一、磷酸锌水门汀调拌

操作目的	窝洞垫底、充填及修复体粘接。
用物准备	1. 磷酸锌水门汀粉、液，取粉专用小勺。 2. 调拌玻璃板、调拌刀、镊子、无菌瓶镊罐、治疗巾、清水、纱球。
操作步骤	1. 评估病情，了解治疗牙位、用途及材料需要量。 2. 护士着装整洁，洗手，戴口罩。 3. 查对材料及用物的有效时间。

续表

操作步骤	4. 打开治疗巾，将调拌刀置于玻璃板的右侧，镊子置于左侧；用无菌技术取出纱球放在治疗巾内玻璃板的上部。 5. 取适量的粉于玻璃板的上端，盖好瓶盖；旋开液体瓶盖，滴液于玻璃板的下端，粉、液相距 3~4cm，盖好瓶盖。 6. 用调拌刀将粉分成 4~5 份（向下 1 份，向上 3~4 份），一手固定玻璃板，一手持调拌刀将粉逐次加入液体中，用旋转推开法将粉液充分混合，直至调成所需性状。 7. 将调拌好的材料收拢折叠置于调拌刀上，供给医生治疗使用。 8. 用清水清洗玻璃板和调拌刀。整理用物，消毒备用。
注意事项	1. 固定玻璃板时，手指不能超过玻璃板边缘 1cm，防止污染材料调拌的操作面。 2. 粉液比 垫底时 4:1；充填时 3:1；粘接时 2:1。 3. 技术要求 调拌时旋转推开 80 次左右，折叠次数 20 次，调拌范围 5~6cm，调拌在 1 分钟内完成。
质量标准	1. 材料质地均匀、细腻、不变色、稠度适宜；材料取用适量，不浪费。 2. 用于窝洞垫底时，调成面团状；暂时充填时，调成稠糊状；粘接修复体时，调成拉丝状。 3. 调拌手法正确，动作熟练、有序，处理用物及时、正确。

二、氧化锌丁香油水门汀调拌

操作目的	暂时性充填、暂时修复体粘固。
用物准备	1. 氧化锌水门汀粉剂、丁香油。 2. 调拌玻璃板、调拌刀、镊子、无菌瓶镊罐、治疗巾、75%乙醇棉球、纱球。
操作步骤	1. 评估病情,了解治疗牙位、用途及材料需要量。 2. 护士着装整洁,洗手,戴口罩。 3. 查对材料及用物的有效时间。 4. 取适量的粉于玻璃板的上端,盖好瓶盖;旋开液体瓶盖,滴液于玻璃板的下端,粉、液相距 3~4cm,盖好瓶盖。 5. 用调拌刀将粉分成3份,一手固定玻璃板,一手持调拌刀将粉逐次加入液体中,用旋转推开法将粉液充分混合,直至调成所需性状。 6. 将调拌好的材料收拢折叠置于调拌刀上,供给医生治疗使用。 7. 用75%乙醇棉球清洗玻璃板和调拌刀。整理用物,消毒备用。
注意事项	1. 调拌时粉液的间距约为 3~4cm。 2. 粉液比例为4:1。 3. 调拌在 60~120 秒内完成。
质量标准	1. 材料成糊状,质地均匀、细腻、稠度适宜。材料取用适量,不浪费。 2. 调拌手法正确,动作熟练、有序,处理用物及时、正确。

三、玻璃离子水门汀调拌

操作目的	窝洞垫底、充填及修复体粘接。
用物准备	1. 玻璃离子水门汀粉、液，取粉专用小勺。 2. 调拌纸、调拌刀、镊子、无菌瓶镊罐、治疗巾、75% 乙醇棉球、纱球。
操作步骤	1. 评估病情，了解治疗牙位、用途及材料需要量。 2. 护士着装整洁，洗手，戴口罩。 3. 查对材料及用物的有效时间。 4. 取适量的粉于调拌纸的上端，盖好瓶盖；旋开液体瓶盖，滴液于调拌纸的下端，粉、液相距 3~4cm，盖好瓶盖。 5. 用调拌刀将粉均分为 3 份，分次将粉加入液体中，用旋转推开法将粉液混合均匀，再用折叠法将材料收拢，传递给医生使用。 6. 用 75% 乙醇棉球清洗调拌刀。整理用物，消毒备用。
注意事项	1. 调拌时粉液间距为 3~4cm。 2. 粉液的比例按产品说明书执行，且现调现配。 3. 调拌在 30 秒内完成。
质量标准	1. 材料成面团状，质地均匀、细腻、无变色、稠度适宜；材料取用适量，不浪费。 2. 调拌手法正确，动作熟练、有序，处理用物及时、正确。

四、碘仿氧化锌丁香油糊剂调拌

操作目的	根管充填剂、根管诱导剂。
用物准备	1. 碘仿、氧化锌水门汀粉剂、丁香油。 2. 玻璃板、金属调拌刀、治疗巾、75%乙醇棉球、无菌瓶镊罐。
操作步骤	1. 评估病情，了解治疗牙位、用途及材料需要量。 2. 护士着装整洁，洗手，戴口罩。 3. 查对材料及用物的有效时间。 4. 打开治疗巾，将调拌刀置于玻璃板的右侧，用无菌技术取出纱球放在治疗巾内玻璃板的上部。 5. 取1份氧化锌、3份碘仿放置在玻璃板的上端，左手固定玻璃板，右手持调拌刀，将粉末混合均匀并收拢放置在玻璃板的上端后，再将混合均匀的粉末分为3等份。 6. 取丁香油放置在玻璃板下端，粉液相距3~4cm。 7. 将粉末逐次加入丁香油中，同一方向旋转调拌直至调匀成稀糊状，再用折叠法将材料收拢，传递给医生使用。 8. 用75%乙醇棉球清洗玻璃板和调拌刀。整理用物，消毒备用。
注意事项	1. 调拌时粉液的间距约为3~4cm。 2. 每次将粉末加入液体时，一定要混合均匀后再加入另一份粉末。 3. 调拌在60秒内完成。 4. 在调制过程中应注意无菌操作，防止继发感染。

续表

质量标准	1. 材料成稀糊状，质地均匀、细腻。材料取用适量，不浪费。 2. 调拌手法正确，动作熟练、有序，处理用物及时、正确。

五、Dycal 氢氧化钙糊剂调拌

操作目的	直接或（和）间接盖髓。
用物准备	1. Dycal 氢氧化钙糊剂基础剂和催化剂。 2. 调拌刀、调拌纸、镊子、治疗巾、纱球、75% 乙醇棉球。
操作步骤	1. 评估病情，了解治疗牙位、用途及材料需要量。 2. 护士着装整洁，洗手，戴口罩。 3. 查对材料及用物的有效时间。 4. 打开无菌治疗巾，将调拌纸、调拌刀平放于治疗巾上。 5. 拧开材料盖，取适量基础剂于调拌纸的上端，取适量催化剂于调拌纸的下端，材料取用后立即盖紧瓶盖。 6. 用调拌刀将基础剂和催化剂用旋转推开法一次性混合均匀，再用折叠法将材料收拢于调拌纸上，迅速传递给医生使用。 7. 用 75% 乙醇棉球清洗玻璃板和调拌刀。整理用物，消毒备用。
注意事项	1. 调拌纸与调拌刀应无菌、干燥。 2. 调拌时基础剂与催化剂的间距约为 1~2cm。

续表

注意事项	3. 基础剂与催化剂的调拌比例：常温下为1:1，若室内温度高，催化剂应相对基础剂的量少；反之，则多。 4. 调拌应在15秒内完成。
质量标准	1. 材料成稀糊状，质地均匀、细腻。材料取用适量，不浪费。 2. 调拌手法正确，动作熟练、有序，处理用物及时、正确。

六、牙周塞治剂调拌

操作目的	牙周手术后保护创面。
用物准备	1. 塞治剂、丁香油。 2. 玻璃板、调拌刀、治疗巾、75%乙醇棉球、无菌瓶镊罐、棉签。
操作步骤	1. 评估病情，了解治疗牙位、用途及材料需要量。 2. 护士着装整洁，洗手，戴口罩。 3. 查对材料及用物的有效时间。 4. 打开治疗巾，将调拌刀置于玻璃板的右侧，镊子置于左侧。 5. 取适量的塞治剂和丁香油分别放在玻璃板的上端和下端，两者相距3～4cm。 6. 左手固定玻璃板，右手持调拌刀将粉分为3等份。将粉末逐次加入丁香油中，以同一方向旋转调拌直至成均匀面团状。用折叠法将成面团状的材料搓成与手术创口相似的条状，再在表面蘸少许粉剂。

操作步骤	7. 协助医生将牙周塞治剂分段或整条送入口内创面，并递上湿棉签加压成形，使之形成厚薄均匀、宽窄适当、表面光滑的敷料。 8. 用 75% 乙醇棉球清洗玻璃板和调拌刀。整理用物，消毒备用。
注意事项	1. 调拌完成的材料符合治疗要求，稠度适宜。牙龈切除术：塞治剂应较稠，起到压迫止血的功能；翻瓣术或骨成形术：塞治剂应较软，避免过度压迫软组织或使龈片移位，不利于创口愈合。 2. 调拌应匀速进行。调拌均匀充分，塞治剂凝固速度慢且黏性大而不易脱落，止血效果好。如果调拌粗糙，材料会因黏性差而易脱落，影响治疗效果。 3. 在调制过程中应注意无菌操作，防止继发感染。 4. 粉剂应密封保存，避免粉剂受潮变质。 5. 调拌应在 60 秒内完成。
质量标准	1. 材料成面团状，质地均匀、细腻、稠度适宜。材料取用适量，不浪费。 2. 调拌手法正确，动作熟练、有序，处理用物及时、正确。

七、银汞合金调拌

操作目的	窝洞充填。
用物准备	1. 银汞合金胶囊、银汞合金调拌机、银汞合金输送器。 2. 保护性手套、专用小容器（储汞瓶）。

续表

操作步骤	1. 评估病情，了解治疗牙位、用途及材料需要量。 2. 护士着装整洁，洗手，戴口罩。 3. 查对材料及用物的有效时间。 4. 将银汞合金胶囊挤破置于调拌机的调拌卡环上，设置调拌时间，按下启动键。 5. 待振荡完成后，取出胶囊内的银汞合金，用银汞合金输送器打入窝洞内。 6. 将剩余材料装入专用小容器（储汞瓶），加盖密闭。 7. 整理用物，消毒备用。
注意事项	1. 银汞合金调拌室应通风良好，减少空气中汞的含量。 2. 操作前做好个人防护，避免皮肤直接接触银汞合金。 3. 储汞瓶内应盛放甘油或定影剂，且液面盖过废汞，并保持密闭状态。
质量标准	手指揉捻有握雪感或捻发感。

第三节　口腔修复科、正畸科常用材料调拌操作技术

一、藻酸盐粉剂印模材料调拌

操作目的	印模制取。
用物准备	1. 藻酸盐粉剂印模材料、清水、量杯。 2. 橡皮调拌碗、调拌刀、小刀、纸巾、托盘。

续表

操作步骤	1. 评估病情，了解治疗牙位、用途及材料需要量。 2. 护士着装整洁，洗手，戴口罩。 3. 查对材料及用物的有效时间。 4. 协助医生试托盘。 5. 左手握住橡皮碗，取适量印模材料于橡皮碗内，按水粉比加入适量水，右手握住调拌刀，将材料与水轻轻混匀，再以每分钟 200 转速度由慢到快进行调拌。用调拌刀将调拌混匀的材料在碗内挤压、排气，形成团状后由远中向近中采用轻轻推入法盛入上颌托盘。 6. 同法调拌下颌材料，将调拌完成的材料形成条状置于调拌刀上，由托盘一端向另一端盛入下颌托盘。 7. 将制取好的印模用流动水冲洗后进行模型灌注。 8. 整理用物，消毒备用。
注意事项	1. 水粉比按产品说明书要求进行调拌。 2. 调拌速率为每分钟 200 转，调拌时间约 30 秒。 3. 调拌器具应保持清洁、干燥，材料取用后应加盖密闭存放。
质量标准	1. 材料均匀、细腻、无气泡、无颗粒、稠度适宜。材料取用适量，不浪费。 2. 调拌手法正确，动作熟练、有序，处理用物及时、正确。

二、硅橡胶（手混型）印模材料调拌

操作目的	制取精细印模。
用物准备	1. 硅橡胶印模材料、量勺。 2. 调拌刀、调拌纸、计时器、刚性托盘。
操作步骤	1. 评估病情，了解治疗牙位、用途及材料需要量。 2. 护士着装整洁、洗手、戴口罩。 3. 查对材料及用物的有效时间，将计时器时间设定为 3 分 30 秒。 4. 协助医生试托盘。 5. 用量勺分别取出基质和催化剂，用调拌刀切除多余材料，按 1∶1 的比例置于调拌纸上。清洁量勺，盖上盖子。 6. 用双手指腹将基质和催化剂进行混合揉捏，直至材料混合均匀无花斑纹。 7. 将混合好的材料放入托盘，用手指轻压出牙列形状并压出 3cm 浅凹，工作区需压出 6cm 浅凹，协助医生放入病人口内取模。 8. 启动计时器。待材料凝固并从病人口内取出后，用流动水冲洗后将印模静置 30 分钟后再进行模型灌注。 9. 整理用物，消毒备用。
注意事项	1. 材料需用清洁裸手或戴专用手套进行揉捏，防止油污、硫化物等污染材料影响材料的凝固。 2. 材料用指腹进行揉捏，不能使用指尖或掌心进行操作。 3. 模型制取必须选用刚性托盘。 4. 该材料凝固后有弹性回缩时间，必须静置 30 分钟后再进行灌注。 5. 材料揉捏时间 30 秒，调拌完成的材料 3 分 30 秒左右凝固。

续表

| 质量标准 | 1. 材料均匀、细腻、无花斑纹，材料取用适量，不浪费。
2. 调拌手法正确，动作熟练、有序，处理用物及时、正确。 |

三、自凝树脂调拌

操作目的	修补基托、制作暂时冠、制作个别托盘。
用物准备	1. 自凝树脂、自凝牙托水。 2. 调拌杯、调拌刀。
操作步骤	1. 评估病情，了解治疗牙位、用途及材料需要量。 2. 护士着装整洁，洗手，戴口罩。 3. 查对材料及用物的有效时间。 4. 取出适量的自凝牙托水置于调拌杯中后加入自凝树脂粉，将粉液调和均匀后加盖放置。 5. 根据需要，将处于不同聚合期的材料传递给医生进行操作。糊状期时用于制作个别托盘；黏丝期时用于修补基托、制作暂时冠。 6. 待自凝树脂初步固化后置于60℃温水中至固化完全。 7. 整理用物，消毒备用。
注意事项	1. 自凝牙托水加盖并远离火源。 2. 自凝树脂凝固受室温影响较大。室温较低时可以采用温水间接加热促进凝固，注意加热不可过急以免产生气泡。 3. 丁香酚会影响该材料的聚合，注意调拌器具不要被其污染。

续表

质量标准	1. 材料均匀、细腻，材料取用适量，不浪费。 2. 调拌手法正确，动作熟练、有序，处理用物及时、正确。

四、釉质粘接剂调拌

操作目的	托槽等附件的粘接。
用物准备	1. 釉质粘接剂。 2. 塑料调拌刀、调拌纸、75% 乙醇棉球、无菌瓶镊罐、小毛刷。
操作步骤	1. 评估病情，了解治疗牙位、材料需要量。 2. 护士着装整洁，洗手，戴口罩。 3. 查对材料及用物的有效时间。 4. 调制底胶，将等量的 A、B 组分的底胶液体按 1∶1 的比例滴在调拌纸上，调拌均匀。将调拌好的底胶用小毛刷蘸取少许递与医生使用。 5. 调拌粘接糊剂，将等量的 A、B 组分的糊胶按 1∶1 的体积比置于调拌纸上，用塑料调拌刀调拌均匀。 6. 用调拌刀或探针将调拌好的糊剂置于托槽等需粘接的附件的粘接面上，传递给医生使用。 7. 用 75% 乙醇棉球清洗调拌刀。整理用物，消毒备用。
注意事项	1. 水分会加速粘接剂的凝固而影响粘接效果，因此，调拌器具必须清洁、干燥；黏固过程中防止唾液污染。

续表

注意事项	2. 酚类药物会使粘接剂聚合，严禁釉质黏合剂与其接触。 3. 黏合剂应避光、冷藏。
质量标准	1. 材料均匀、细腻，材料取用适量，不浪费。 2. 调拌手法正确，动作熟练、有序，处理用物及时、正确。

（鲁　喆）

第四节　口腔颌面外科常用护理操作技术

一、增隙拔牙法的护理

操作目的	用外力协助医生增加牙齿与牙龈的间隙，便于牙的拔除。
用物准备	治疗盘、吸引器、增隙器、牙锤。
操作步骤	1. 核对病人姓名、拔牙牙位。 2. 向病人解释操作目的、方法、注意事项，取得配合。 3. 病人取舒适坐位或仰卧位，头向后仰并向健侧倾斜，张口。 4. 医生将带槽圆凿插入牙与牙槽骨之间，固定。 5. 协助病人手握拳头，放置于治疗巾外层，向上托护下颌角处。 6. 用右手腕部用力，用牙锤敲击增隙器顶端，连续有弹性、有节奏地轻轻敲击，力量适中，使增隙器进入牙与牙槽骨之间。 7. 用吸引器及时吸出分泌物，观察病人反应。

续表

注意事项	1. 严格执行身份识别及查对制度。 2. 使用牙锤时，应注意向上托护下颌角处，以保护颞下颌关节。 3. 若拔除上颌前磨牙或磨牙牙根时，要轻击，以防牙根进入上颌窦。 4. 操作应轻柔，敲击力量要适中。 5. 操作过程中应注意密切观察病人的反应，有任何不适，应立即停止操作。
质量标准	病人感觉舒适；动作准确轻柔，达到预期效果。

二、劈开拔牙法的护理

操作目的	用外力协助医生将准备拔除牙的牙冠劈开，以减少牙的阻力，利于牙的拔除。
用物准备	治疗盘、吸引器、双面骨凿、牙锤。
操作步骤	1. 核对病人姓名、拔牙牙位。 2. 向病人解释操作目的、方法、注意事项，取得配合。 3. 病人取舒适坐位，头向后仰，张口。 4. 医生将双面骨凿放置在牙冠适当的位置，固定。 5. 协助病人手握拳头，放置于治疗巾外层，向上托护下颌角处。 6. 用右手腕部用力，在看清医生放置骨凿的准确部位后，用闪击法，争取一次锤击劈开。击锤时，一般击两下，第一下轻，为预备性的提示；第二下用力，快而重。 7. 用吸引器及时吸出分泌物，观察病人反应。

续表

注意事项	1. 严格执行身份识别及查对制度。 2. 使用牙锤时，应注意向上托护下颌角处，以保护颞下颌关节。 3. 敲击力量要适宜，争取一次劈开成功。 4. 操作过程中应注意密切观察病人的反应，有任何不适，应立即停止操作。
质量标准	病人感觉舒适；动作准确，达到预期效果。

三、涡轮机拔牙法的护理

操作目的	用涡轮手机增隙、劈开牙齿，减少牙拔除的创伤。
用物准备	牙龈分离器、牙挺、拔牙钳、无菌干棉球。如为阻生牙或埋伏牙，需要配备手术刀、高速涡轮手机、拔牙专用车针或加长车针、骨凿、根尖挺、吸引器、75%乙醇棉球；如有切开需要缝合的要准备持针钳、止血钳、带线缝合针、剪刀。
操作步骤	1. 核对病人姓名、性别、年龄、拔牙牙位等一般资料。询问病人的既往病史、过敏史等。 2. 向病人解释操作目的、方法、注意事项，取得配合。 3. 洗手，戴口罩。引导病人到牙椅就座，为病人铺治疗巾，协助病人漱口，牙椅调整到卧位。 4. 备好消毒涡轮机头并安装好拔牙专用车针或加长车针，调好机头水量备用。

续表

操作步骤	5. 安装消毒吸唾器头,调试通畅。 6. 根据病人全身情况准备局麻药物。 7. 待医生注射局麻药后,用 75% 乙醇棉球消毒病人口周,铺无菌巾。 8. 医生用牙钻时,护士应站在病人头部的左侧,相当于 3 点的位置,协助吸唾和暴露手术野。利用医生使用牙钻的间隙,护士可用漱口水清洗吸唾器,以防血块堵塞管道。如果车针折断,应及时更换。 9. 医生缝合时,协助牵拉病人口角、止血,保持术野清晰,负责剪线。术后用湿棉球擦净病人口周血迹。 10. 密切观察病人的病情变化,保持与病人的沟通,如有异常立即报告医生。手术完成后,向病人介绍拔牙过程的情况;交代拔牙后的注意事项。 11. 清理用物。涡轮机头与车针的处理:先将机头与车针分开,将车针、机头交供应室灭菌处理;再次用吸唾器头吸清水,反复冲洗吸引管后卸下吸唾器头。 12. 协助病人离开椅位,观察病人术后反应,30 分钟后可离开诊室。
注意事项	1. 严格执行身份识别及查对制度。 2. 操作过程中应注意密切观察病人的反应,如有任何不适,应立即停止操作。
质量标准	病人感觉舒适;动作准确,达到预期效果。

四、口腔冲洗法的护理

操作目的	通过用一定冲击力的漱口液，冲洗口腔内各面及牙齿各面，以进一步清除口内脏垢，继而增强口腔护理的效果。
用物准备	治疗盘铺治疗巾，内放盛有蒸馏水的吸痰杯1个、吸痰管1根、棉签，治疗巾外放瓶装的漱口液1瓶（如3%过氧化氢30ml + 0.9%生理盐水150ml或复方氯己定含漱液30ml + 0.9%生理盐水150ml）、冲洗管（去掉头皮针及过滤器的输液管）1个（无菌备用）、治疗巾1张、弯盘1个、液状石蜡、手电筒，另备负压吸引装置、输液架。
操作步骤	1. 护士在操作前洗手，戴好口罩。携用物至病人床旁，解释操作的目的和过程。 2. 准备好中心负压吸引装置及输液架。检查中心负压吸引装置，保证负压吸引有效，一般压力为200～300mmHg。 3. 病人半卧位，抬高床头30°，头偏向一侧。铺治疗巾，弯盘放于病人口角旁。用棉签蘸蒸馏水湿润口唇、口角。用手电筒观察口腔有无出血，皮瓣颜色，有无溃疡、真菌感染。 4. 套网兜于漱口液瓶上，将冲洗管插入盛有漱口液的瓶中，倒挂于输液架上，关闭冲洗管开关。将吸痰管与负压装置相接，打开负压装置，检查导管是否通畅。嘱病人张口，打开冲洗管开关，右手持冲洗管并将出水端靠近口腔冲洗的部位，左手持吸痰管配合冲洗，边冲边吸，冲洗出的污水或分泌物应及时吸出，避免病人发生误吸，同时注意保护颌面部敷料不被浸湿。

2

操作步骤	（1）冲洗时的出水量及水的压力可通过控制冲洗管开关进行调节。 （2）冲洗的顺序是：冲洗时，请病人咬合上下牙齿，从后牙区向切牙冲洗左、右颊面，请病人张口，纵向冲洗左上腭侧面、左上咬合面、左下舌侧面、左下咬合面以及颊部。同法冲洗右侧。最后冲洗硬腭部、舌面及舌下区。 （3）冲洗液量一般以 150～200ml/次为宜。关闭负压吸引。 5. 用手电筒观察口腔情况，口腔黏膜如有溃疡，可酌情涂药。口唇干裂时可涂液状石蜡。 6. 整理床单元，整理用物。
注意事项	1. 严格执行身份识别及查对制度。 2. 操作过程中应注意密切观察病人的反应，如有任何不适，应立即停止操作。 3. 操作中的注意事项 （1）注意边冲洗边吸引，及时吸净口腔内液体，以免病人发生误吸、呛咳。 （2）冲洗液应避开舌根及咽后壁，以免病人发生误吸。 （3）对口腔内有植皮或皮瓣转移者应注意保护，不可直接冲洗皮片或皮瓣处，以免影响皮瓣成活。对有植皮或皮瓣转移者，不用过氧化氢冲洗，以免影响皮瓣成活。 （4）对口腔行结扎丝固定的病人应注意冲洗结扎丝间隙，保持固定牢靠，并注意避免结扎钢丝断端刺破黏膜。
质量标准	病人感觉舒适，无呛咳等发生；动作准确，达到预期效果。

五、负压引流的护理

操作目的	观察负压引流的量、颜色、性状。
用物准备	治疗盘、治疗巾、弯盘、棉签、手套2副，治疗车下层放量杯。
操作步骤	1. 核对病人姓名、性别、年龄、住院号等一般资料。 2. 向病人解释操作目的、方法、注意事项，取得配合。 3. 洗手，戴口罩。 4. 调整体位，置病人于半卧位。 5. 观察引流是否通畅，引流物的颜色、性质、量。 6. 固定引流管，密切观察病人反应，关闭开关；洗手。 7. 在引流管与引流球连接处下方铺无菌治疗巾，戴手套，消毒引流管接头处，分离引流球开关，倾倒引流液，再次消毒引流球开关，关闭。 8. 打开开关，观察引流是否通畅，取治疗巾，收量杯，取手套。 9. 协助病人取舒适体位，整理床单位。 10. 洗手，记录引流液的颜色、性质、量及病人反应。 11. 整理用物。
注意事项	1. 严格执行身份识别及查对制度。 2. 操作过程中应注意密切观察病人的反应，有任何不适，应立即停止操作。
质量标准	1. 护患沟通有效，关爱病人，引流管固定妥善。 2. 保持引流系统密闭，无倒流。 3. 用物齐备，处理规范。

（毕小琴）

第三章

口腔科常用材料及器械的管理

　　口腔科材料、器械种类繁多价格昂贵，是口腔疾病诊断、治疗、预防、科研必不可少的物品和工具。护士了解其性能并做好管理工作，既可以保证治疗工作的顺利进行又可以减少损耗和浪费，提高工作效率。

第一节　口腔内科常用材料及器械

一、口腔内科常用材料

名称	用途	护理指导
磷酸锌水门汀	窝洞的垫底，粘固桩、钉及暂时性充填	对活髓牙有强烈的刺激，避免接近牙髓
氧化锌丁香油水门汀	窝洞的暂时封固及深龋垫底	禁用于直接盖髓术
光固化复合树脂	窝洞充填	防止窝洞及器械被酚类污染，影响材料性状

续表

名称	用途	护理指导
银汞合金	窝洞永久性充填	储汞瓶密封，防止汞蒸发
釉质酸蚀剂	清洁、活化釉质表层，扩大釉质表面粘接面积	使用时注意对邻牙及口腔软组织的保护
釉质粘接剂	增加复合树脂的粘接强度	少量均匀使用
碘仿糊剂	感染严重的根管治疗及根尖诱导	加盖储存，防潮、防水；禁用含卤素冲洗液
氢氧化钙双糊剂	直接或间接盖髓	碘过敏或有过敏史者禁用
牙胶条	牙髓活力测试及暂时性封洞	密闭、避光保存，防止氧化变脆
牙胶尖	恒牙根管充填	低温避光保存，禁用于乳牙根管充填

二、口腔内科常用器械

名称	用途	护理指导
口镜 (图 3-3-1)	口腔检查、牵引颊部及推压舌体	注意保护镜面，边缘不要压迫牙龈
探针 (图 3-3-2)	口腔检查	避免刺伤病人的黏膜

续表

名称	用途	护理指导
镊子 （图3-3-3）	口腔检查、夹持敷料、器械等	保持工作端夹持方便
粘固粉调拌刀（图3-3-4）	调拌材料	保持工作端光滑，调拌后及时擦拭干净
粘固粉充填器（图3-3-5）	取用垫底、充填材料	保持工作端光滑，使用后及时擦拭干净
柳叶蜡刀 （图3-3-6）	取用及修整树脂类材料	使用后及时擦拭干净
挖器 （图3-3-7）	挖除龋坏组织、多余的牙胶尖	保持工作端刃口锋锐，使用后及时擦拭干净
牙周洁治器 （图3-3-8）	龈上洁治	注意刀刃的维护和修磨
牙周刮治器 （图3-3-9）	龈下刮治	注意刀刃的维护和修磨

3

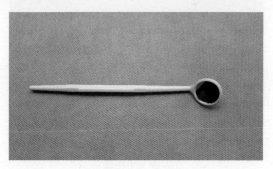

图3-3-1　口镜

3

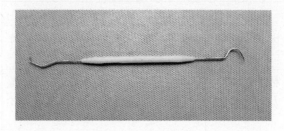

图 3-3-2　探针

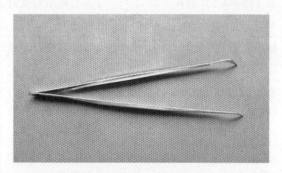

图 3-3-3　镊子

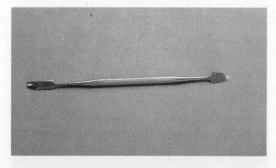

图 3-3-4　粘固粉调拌刀
（左侧为工作端）

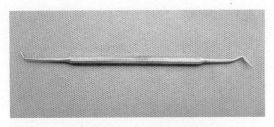

图 3-3-5　粘固粉充填器

3

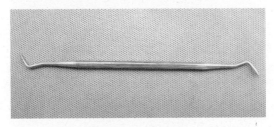

图 3-3-6　柳叶蜡刀

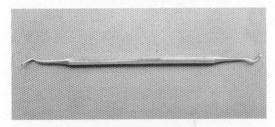

图 3-3-7　挖器

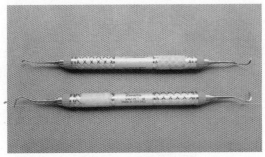

图 3-3-8　牙周洁治器

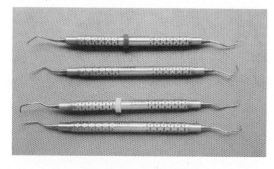

图 3-3-9　牙周刮治器

第二节　口腔修复科、正畸科常用材料及器械

一、口腔修复科、正畸科常用材料

名称	用途	护理指导
藻酸钾印模材料	可摘局部义齿、全口义齿初印模、研究模型等印模的制取	加盖储存，调拌器具清洁、干燥
硅橡胶印模材料	精细印模的制取	清洁裸手调拌，避免油污、硫化物等污染
蜡型材料	制作各种蜡模	低温储存
石膏	研究模型和记存模型的灌注	加盖储存
人造石	复杂可摘义齿和固定义齿修复模型的灌注	加盖、密闭储存

续表

名称	用途	护理指导
磷酸锌粘固材料	固定修复体的粘固	基牙为死髓牙的固定修复体的粘固
羧酸锌粘固材料	固定修复体的粘固	现调现配
氧化锌丁香酚水门汀	暂时修复体的粘固	避免对树脂材料的污染
玻璃离子水门汀	固定修复体的粘固	用塑料调拌刀和调拌纸进行调拌
自凝树脂	义齿重修补、制作暂时冠桥、活动保持器的制作、活动矫治器上增加副簧	避免调拌器具被酚类污染
釉质粘接剂	托槽的粘固	注意隔湿
磨光材料	支抗类附件的打磨抛光	

二、口腔修复科、正畸科常用器械

名称	用途	护理指导
技工钳 (图 3-3-10)	制作可摘局部义齿及各类矫治器的主要工具	注意对工作端的检查与维护
去冠器 (图 3-3-11)	脱掉冠桥或难以取下的义齿	使用前需旋转拧紧连接部的螺丝

续表

名称	用途	护理指导
托盘 （图3-3-12）	盛装印模材料并放入病人口内采集印模	根据病人的口腔情况选用适宜的托盘
垂直距离尺 （图3-3-13）	辅助确定𬌗位关系	注意检查螺丝是否完好
雕刻刀 （图3-3-14）	切割蜡片及雕刻蜡型	注意刀刃的维护和修磨
大蜡刀 （图3-3-15）	排列人工牙及制作义齿蜡型	使用后及时擦拭干净
橡皮碗、调拌刀（图3-3-16）	调拌各类印模材料及模型石膏	器具清洁、干燥，使用后及时清理
持针器 （图3-3-17）	结扎、拆除弓丝	注意对工作端的检查
冠剪 （图3-3-18）	切断结扎丝，修整带环边缘	保持刀刃的锋锐
推带环器 （图3-3-19）	推压带环就位	使用后及时擦拭干净
压带环器 （图3-3-20）	试带环时利用咬合力压带环就位	注意对工作端的检查
梯形钳 （图3-3-21）	粗、细弓丝的弯制	注意对工作端的检查

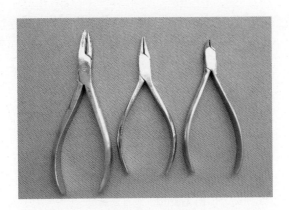

图 3-3-10　技工钳

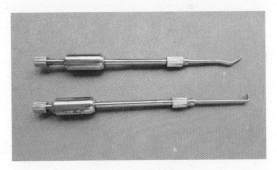

图 3-3-11　去冠器

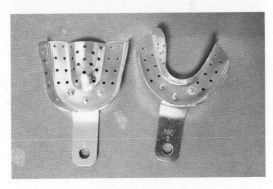

图 3-3-12　托盘

3

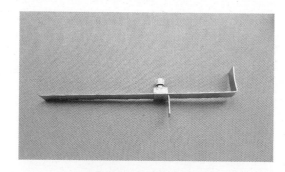

图 3-3-13　垂直距离尺

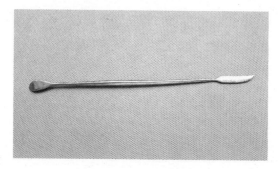

图 3-3-14　雕刻刀

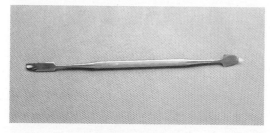

图 3-3-15　大蜡刀
（左侧为工作端）

3

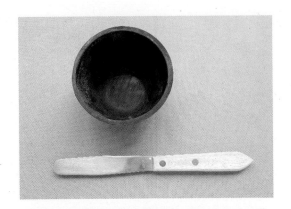

图 3-3-16　橡皮碗、调拌刀

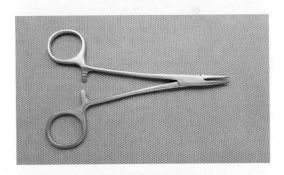

图 3-3-17　持针器

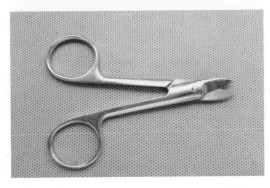

图 3-3-18　冠剪

3

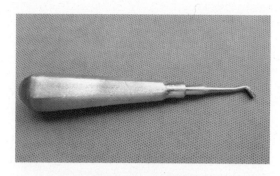

图 3-3-19 推带环器

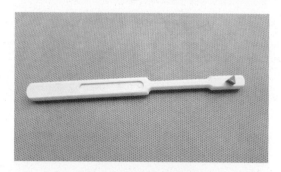

图 3-3-20 压带环器

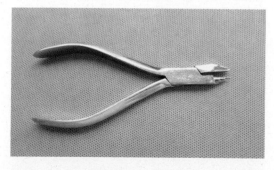

图 3-3-21 梯形钳

（鲁 喆）

第三节　口腔颌面外科常用器械

一、拔牙器械

器械名称	用途	护理指导
牙钳 （图 3-3-22）	夹持牙冠及牙颈部分	保持各关节活动、钳端闭合完全
牙挺 （图 3-3-23）	断裂牙周膜和挺松牙根	保持尖端锐利
刮匙 （图 3-3-24）	刮除牙槽窝内的肉芽组织、异物、碎片等	刮匙大小适宜
颊拉钩 （图 3-3-25）	牵拉病人口角	注意避免压迫、损伤病人的口角黏膜
高速涡轮手机 （图 3-3-26）	切割牙冠、分根、去骨和去除牙冠的阻挡	注意保护组织，避免损伤
吸引器 （图 3-3-27）	吸出病人口内及牙槽窝内的血液、肉芽组织及牙齿碎片等	位置放置妥当，吸引及时
开口殆垫、开口器（图 3-3-28）	协助张开口腔	注意从磨牙后区放入，避免损伤

3

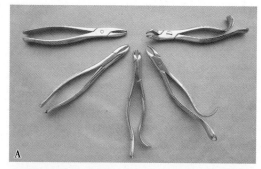

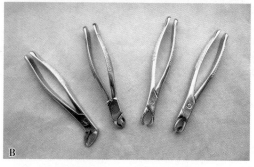

图 3-3-22　拔牙器械

A. 上颌牙钳　B. 下颌牙钳

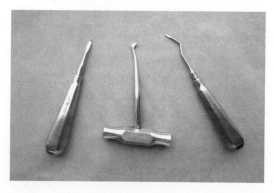

图 3-3-23　牙挺

3

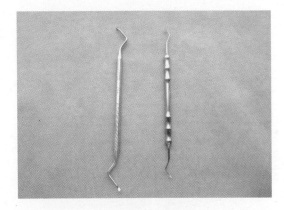

图 3-3-24　刮匙

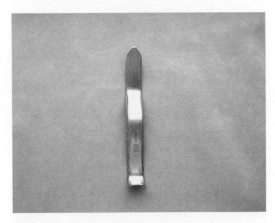

图 3-3-25　颊拉钩

3

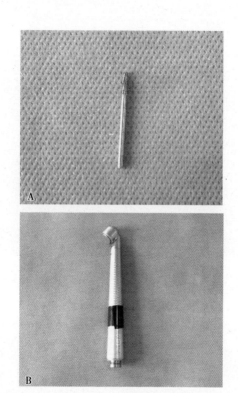

图 3-3-26 高速涡轮手机
A. 车针 B. 机头

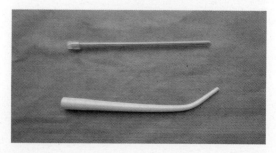

图 3-3-27 吸引器

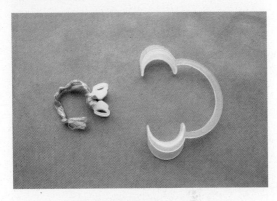

图 3-3-28　开口殆垫、开口器

二、牙槽骨修整器械

器械名称	用途	护理指导
骨膜分离器 （图 3-3-29）	分离骨膜	保持分离器厚薄适宜
骨凿 （图 3-3-30）	去骨或凿平突出的骨尖	注意保护黏膜组织
骨锉 （图 3-3-31）	锉平骨尖	避免损伤黏膜组织
咬骨钳 （图 3-3-32）	咬平突出的骨尖	保持钳端闭合完全

3

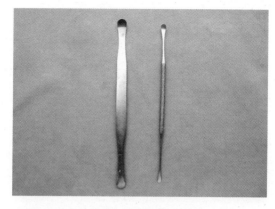

图 3-3-29　骨膜分离器

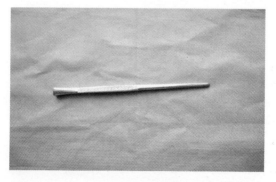

图 3-3-30　骨凿

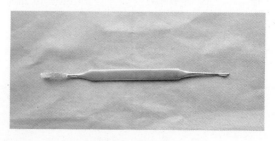

图 3-3-31　骨锉

3

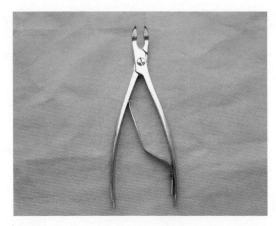

图 3-3-32　咬骨钳

第四节　口腔科材料、器械管理原则

1. 建立材料、器械领用登记制度　材料、器械的类型、数量在出、入库均应登记，便于清理和管理。

2. 材料、器械应分类存放、定点放置，便于临床使用和清理。

3. 贵重材料、器械要做到专人管理，专柜存放。使用时做好记录，便于及时追踪，防止浪费或遗失。

4. 定期检查材料、器械的数量，及性能是否在有效期内，保证临床工作安全、有效的开展。

5. 严格按照无菌技术原则使用材料、器械，防止治疗中引起交叉感染。

6. 器械使用后按照消毒技术规范分类处置。

7. 口腔科手用治疗器械的养护　口腔科手用治疗器械主要指用于牙周袋的切除、牙石的刮除、不良修复体拆除等器械，如牙周洁治、刮治器，切龈器、增隙器等。器械的外形、结构、锋利度、性能、完好度决定了治疗的效果。临床上常通过器械的修磨和保养来保持其性能。

8. 修磨原则

（1）保证切磨位置、角度、用力方向的正确性。

（2）器械修磨时要对整个刃面进行修磨，如果修磨刃缘会形成新的斜面。

（3）进行机器修磨时速度不可过快，修磨用力不可过度，以免造成刃面的损坏。

9. 修磨方法

（1）采用固定磨石、移动器械或固定器械、移动磨石的方法，上下移动器械并轻轻加压进行修磨。

（2）修磨后的器械经检查外形、结构无损坏，刃面锋利无卷边后再进行消毒灭菌备用。

（毕小琴）

第四章

口腔急症病人的护理

在口腔疾病的诊治过程中，常发生口腔急症，对于这样的情况，护士应具有足够的专业理论知识及操作技能，做好早期评估和干预，对于突发的急症采取积极的应对措施，达到预期效果。

第一节 牙龈出血

由于软垢、牙石、食物嵌塞或不良修复体等因素引起的牙龈炎、牙周炎或其他牙源性炎症，在局部受到刺激时易引起牙龈出血。尤其是患有系统性疾病者，更容易引起局部出血。

【护理评估】

1. 健康史 了解病人口腔卫生情况，询问是否有全身系统性疾病，有无特殊用药史。

2. 身体状况

(1) 局部因素：病人一般口腔卫生状况较差，局部可见牙石沉积、牙龈红肿，有时可伴有牙齿松动和较深的牙周袋，在牙龈缘或牙间隙可有明显的渗血。

(2) 全身因素：系统疾病引起的局部出血者，多有反复出血的病史。

3. 心理-社会状况 由于出血急或反复出现，病人可有焦虑、紧张情绪。

【辅助检查】

实验室检查　了解血象、血液生化等，以鉴别是否因高血压及动脉硬化、肝肾疾病、糖尿病，以及血液病如原发性血小板减少性紫癜、白血病、血友病和再生障碍性贫血等原因而引起的出血。

【治疗要点】

1. 局部对症治疗

（1）立即采取有效的止血措施：去除血凝块，寻找到出血点后，先用棉球压迫牙龈数分钟，待局部出血缓解时，用蘸有1%麻黄碱或其他止血剂的小棉球，直接压迫出血的牙龈缘或塞入牙间隙，也可使用吸收性明胶海绵、止血海绵以及中药制剂（如云南白药粉等）压迫止血至少30分钟。必要时可结合使用牙周塞治剂止血。

（2）对局部刺激因素如龈下牙石、食物嵌塞等引起的出血，局部可进行简单刮治，并用3%过氧化氢溶液、生理盐水冲洗，涂以1%碘甘油或碘合剂，结合局部压迫即可止血。

2. 全身药物治疗　根据出血的原因，酌情使用止血药物如酚磺乙胺（止血敏）、凝血药物等。

【护理措施】

1. 心理护理　了解全身情况后，应向病人细心解释，安慰病人使其消除恐惧紧张状态，使其情绪稳定。

2. 协助医生针对不同情况采取相应的止血措施。

3. 在局部处理的同时，应根据病人的情况给予止血药物等，必要时，应住院观察治疗或转内科处理。全身用药时，应给病人讲明药物的使用方法。

4. 对出血病人经两次止血处理后可留院观察半小时，协助医生确定没有再次出血的可能，方可让病人离院。

【应急程序】

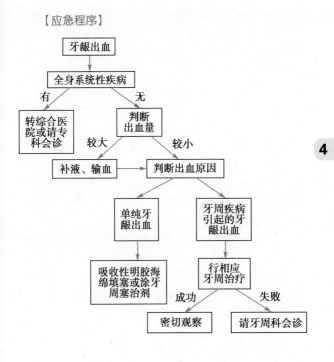

第二节　拔牙后出血

牙拔除后，病人由于多方面的原因，导致出现出血不止的情况，属于拔牙后并发症，需进行积极的处理。

【护理评估】

1. 健康史　了解病人拔牙的经历，拔牙中、拔牙后的情况；了解有无全身系统性疾病；了解有无特殊用药情况。

2. 身体状况

（1）出血的原因：正常情况下，拔牙后 15 分钟左右创口内形成血凝块，即不再出血。如在术后 30 分钟去除敷料，创口仍有明显的出血倾向时称为原发性出血。术后 48 小时以上创口感染、血凝块分解后发生的出血称为继发性出血。

（2）出血的局部因素。常见的有：①急性炎症期拔牙；②牙龈未缝合或缝合不当；③牙槽窝内残留炎性的肉芽组织；④牙槽内小血管破裂；⑤手术创伤大，牙槽骨折裂没有复位；⑥创口护理不当；⑦局麻药中肾上腺素作用消失后导致的拔牙创出血。

3. 心理-社会状况　由于出血急、突发，病人可有焦虑、紧张情绪，表现出烦躁不安。

【辅助检查】

通过实验室检查了解血象、血液生化等，以鉴别是否因高血压及动脉硬化、肝肾疾病、糖尿病，以及血液病等原因引起的出血。

【治疗要点】

1. 局部对症治疗　立即采取有效的止血措施。去除血凝块，寻找到出血点后，先用棉球压迫创口数分钟，待局部出血缓解时，可使用吸收性明胶海绵、止血海绵以及中药制剂如云南白药粉等压迫止血至少30分钟。

2. 必要时缝合切口。

3. 全身药物治疗。

【护理措施】

1. 术前护理　了解全身情况后，应向病人细心解释，安慰病人使其消除恐惧紧张状态，使其情绪稳定。

2. 术中护理　针对不同情况采取相应的止血措施。

（1）轻微出血：按照医生要求，根据牙槽窝大小剪取合适的碘仿海绵，填塞拔牙创面止血，并咬纱球压迫止血。

（2）牙槽窝内的出血：协助医生止血，并及时吸取口内血液、唾液，保持术野清晰。局麻下彻底刮除不良的血凝块或残留的炎性肉芽组织及骨碎片，碘仿纱条填塞止血。

（3）牙龈撕裂后的出血：备好缝针、缝线，传递给医生缝合止血。

（4）在局部处理的同时，应根据病人的情况给予止血药物等，必要时，应住院观察治疗或转内科处理。全身用药时，应给病人讲明药物的使用方法。

3. 术后护理　对出血病人经两次止血处理后可留院观察半小时，协助医生确定没有再次出血的可能，方可让病人离院。

4. 健康指导

（1）病人因血液与大量唾液混合，常误认为出血量很多而紧张恐惧，应向病人安慰解释，稳定情绪，配合治疗。

（2）嘱病人不要反复吸吮拔牙窝，不要吃过热过硬的食物，1～2 天内给予冰袋间断冷敷。

（3）口内放置碘仿纱条的病人，嘱病人按时换药；口内有缝线的病人，嘱病人5～7 天拆线。

【应急程序】

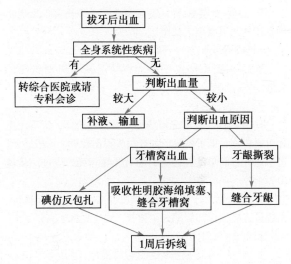

第三节　牙损伤

牙损伤可分为牙震荡、牙脱位及牙折三类，单纯的牙损伤常见于跌打和碰撞等原因。

【护理评估】

1. 健康史　了解病人牙损伤的原因，受伤的情况，脱位牙的处理情况。

2. 身体状况

（1）牙震荡：伤后组织充血和水肿，出现不同的牙周膜炎和牙髓炎的症状和体征，如疼痛、松动、伸长感、叩痛、咬合功能障碍及对冷热刺激敏感，甚至发生牙髓坏死。

（2）牙脱位：局部牙龈可能有撕裂或红肿，或并发牙槽突骨折。

（3）牙折：冠折常局限于切角或切端的一部分，只有轻微的过敏感觉，重者可使牙髓暴露刺激症状较明显。根折时牙齿有松动和触压痛。

3. 心理-社会状况　病人因遭受意外伤害，出现不同程度的恐惧或焦虑情绪。

【辅助检查】

通过 X 线片检查了解牙根情况及与周围组织的关系。

【治疗要点】

1. 牙震荡　轻度牙震荡可不做特殊治疗，暂不用患牙咀嚼食物，即可恢复。如牙周膜损伤较重、牙松动者，可对患牙行简单结扎固定；如有牙髓坏死，应进一步做根管治疗。

2. 牙脱位　牙脱位的治疗以保守为原则。牙移位、半脱位或嵌入深部等部分脱位者，均应先将牙充分复位，然后固定 2~3 周。

3. 牙折　牙髓暴露者先做根管治疗，再修复牙冠。

【护理措施】

1. 一般护理

（1）做好收治牙损伤病人的准备工作。协助医生进行伤口清创缝合手术。

（2）保持病人口腔清洁。

2. 对脱位牙的紧急护理

（1）牙的处理：在无菌条件下进行，取出牙，用生理盐水纱布保护。

（2）受植区的处理：用 0.5% 氯己定棉球消毒口周及黏膜，彻底清理牙槽窝，注意保护牙周膜。

（3）植牙：上开口器，将准备好的牙按一定方向植入，请病人做正中咬合（牙尖交错位时的咬合），防止早接触，使牙齿根尖完全复位。

（4）固定与调整：按顺序传递钢丝、止血钳、钢丝剪刀等牙齿固定器械，术中随时吸唾。

3. 营养支持　嘱病人进清淡流质或半流饮食，并注意饮食的营养平衡。

4. 心理支持　根据不同的心理问题加以疏导。

5. 健康指导

（1）注意口腔清洁，可用含漱液漱口，软毛牙刷刷牙，避免损伤再植牙。

（2）术后进流食，逐渐改半流食、软食、普食，禁用再植牙咀嚼，4~6 周后拆除固定。

（3）术后定期复查，宜每周 1 次，检查固定是否可靠。

（4）术后应拍 X 线片，留作复查对比用。

【应急程序】

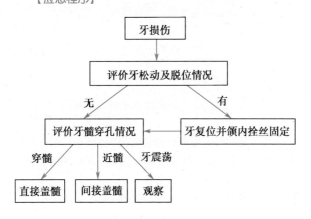

第四节　急性冠周炎

急性冠周炎是指牙冠周围软组织发生的急性炎症。临床上以下颌智齿冠周炎多见。

【护理评估】

1. 健康史　询问病人冠部牙龈有无损伤史以及近期有无导致身体抵抗力下降的诱因。是否有过敏史。

2. 身体状况

（1）炎症初期，一般病人全身无明显反应，病人自觉患侧磨牙后区肿痛不适，进食、咀嚼、吞咽活动时，疼痛加重。

（2）病情发展，局部可呈自发性跳痛或沿耳颞神经分布区出现放射性疼痛。

（3）当感染侵及咀嚼肌时，出现不同程度的张口受限，甚至出现"牙关紧闭"。

（4）口腔不清洁，有分泌性口臭。

（5）全身症状：可有不同程度的畏寒、发热、头痛、全身不适、白细胞总数增高，中性粒细胞比例上升。

3. 心理-社会状况　发病初期，病人容易忽视；症状严重就诊时，会产生焦虑、烦躁心理。

【辅助检查】

通过 X 线片了解牙齿、牙根情况。

【治疗要点】

急性期应以消炎、镇痛、切开引流、增强全身抵抗力的治疗为主。

【护理措施】

1. 保持口腔清洁　用高渗盐水或含漱剂漱口，每日数次。

2. 协助医生对冠周炎盲袋用3%过氧化氢和生理盐水冲洗，局部蘸干后将碘酚或碘甘油送入龈袋内，每日1~3次。脓肿形成时切开引流。

3. 如需全身用抗生素者，应做好服药指导。

4. 嘱病人休息，进流质饮食，不吃刺激食物，治疗期间戒烟戒酒。

5. 宣传冠周炎的发病原因及早期治疗的重要性，遵医嘱拔除病灶牙可防止复发。

【应急程序】

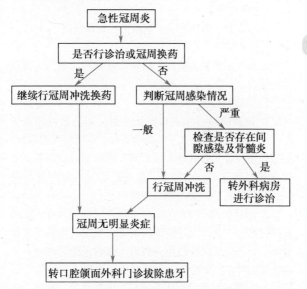

第五节　晕　厥

晕厥是一种突发性、暂时性意识丧失。通常是由于一时性中枢缺血缺氧所致。一般可因恐惧、饥饿、疲劳、全身健康较差、疼痛及体位不良等因素诱发，是口腔局部麻醉中最多见的并发症。

【护理评估】

1. 健康史　病人清醒后询问有无全身系统性疾病，近期是否疲劳，是否饥饿、疼痛、恐惧、睡眠、饮食情况等。

2. 身体状况　病人表现为早期有头晕、胸闷、面色苍白、全身冷汗、四肢厥冷、脉快而弱、恶心、呼吸短促，继而出现心率减慢、血压下降，重者可有短暂的意识丧失。

3. 心理-社会状况 由于意外发生，病人感到焦虑、恐惧。

【辅助检查】

通过血糖、血压测定了解血糖、血压情况。

【治疗要点】

正确判断晕厥的原因，给予对症处理，避免出现严重的情况。

【护理措施】

1. 急救护理 ①立即停止注射；②迅速将病人平卧，松解衣领，置病人于头低足高位，保持呼吸道通畅；③意识丧失者立即嗅氨水或乙醇，用针刺或指压人中穴等方法帮助苏醒；④吸氧、保暖；⑤遵医嘱静脉注射50%葡萄糖或10%葡萄糖液静脉滴注。

2. 心理护理 口腔局部麻醉前，详细询问有无麻醉药物过敏史、是否为过敏体质及进食情况。与病人亲切交流，告知局部麻醉的相关知识，向病人说明口腔科无痛治疗的特点，消除焦虑和恐惧。

3. 局部麻醉前观察生命体征 测量体温、脉搏、呼吸、血压，观察神志变化。

4. 对于精神紧张的病人，麻醉前应给予解释和鼓励，消除恐惧情绪，避免空腹手术。

5. 注射麻醉药的过程中，应随时观察病人的全身及面部表情变化，一旦出现异常，应立即停止注射。

6. 做好各种急救物资的准备，如氧气、急救药品、输液用品等。

【应急程序】

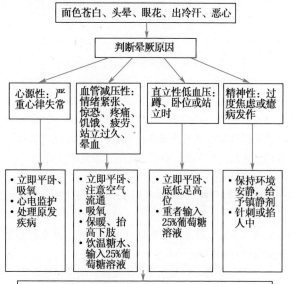

面色苍白、头晕、眼花、出冷汗、恶心

判断晕厥原因

心源性：严重心律失常

血管减压性：情绪紧张、惊恐、疼痛、饥饿、疲劳、站立过久、晕血

直立性低血压：蹲、卧位或站立时

精神性：过度焦虑或癔病发作

- 立即平卧、吸氧
- 心电监护
- 处理原发疾病

- 立即平卧、注意空气流通
- 吸氧
- 保暖、抬高下肢
- 饮温糖水、输入25%葡萄糖溶液

- 立即平卧、底低足高位
- 重者输入25%葡萄糖溶液

- 保持环境安静，给予镇静剂
- 针刺或掐人中

评估治疗效果、检测并记录生命体征、记录抢救过程

第六节　颞下颌关节脱位

颞下颌关节脱位是下颌髁突滑出关节窝以外，超越了关节运动的正常限度，以致不能自行回复原位。临床以急性脱位和复发性前脱位较常见。本节重点介绍急性脱位的护理。

【护理评估】

1. **健康史**　询问病人的身体精神状况史，了解咀嚼、咬硬物等生活习惯。

2. **身体状况**　急性脱位时病人张口后不能完全闭口，上下牙呈开𬌗，面容焦虑，语言不清，流涎，耳屏前关节区略内陷，扪之髁突明显前移。单侧脱位时中线偏健侧，牙尖交错位（旧称正中𬌗位）丧失。双侧脱位时中线无偏斜，前伸开𬌗。

3. 心理-社会状况 颞下颌关节脱位造成口腔颌面部畸形，张口、闭口困难，病人焦虑，自我形象紊乱，影响其正常生活及社交活动。

【辅助检查】

通过 X 线片检查了解关节脱位的情况。

【治疗要点】

采用手法复位。复位后限制下颌运动。固定下颌 2 ~ 3 周，限制开颌运动，开口不宜超过 1cm。固定的方法以采用颅颌绷带最为简便、实用。若复发性关节脱位采用硬化剂治疗无效，则可以采用手术复位治疗。

【护理措施】

1. 心理护理 应做好病人的心理疏导，讲清治疗的方法以及手术的目的和必要性，消除顾虑、紧张、烦恼等情绪，使病人及家属对疾病有正确认识，并有信心积极配合治疗和护理。

2. 急救护理 协助医生手法复位，绷带包扎固定。

3. 保证营养供给 给予营养丰富、易消化的软食或流质食物。

4. 避免大张口、大笑，不要进食难咀嚼、坚硬的食物。

5. 复位后 20 天内限制下颌活动，防止再脱位。

【应急程序】

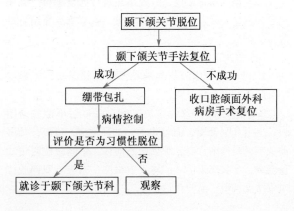

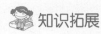

知识拓展

儿童受伤脱落恒牙的现场应急处理

由于新长出来恒牙的牙周和牙槽骨组织疏松、牙根也尚未完全形成、牙根较短等，所以儿童在剧烈运动或嬉戏玩耍时，常会因意外的碰撞把牙齿撞掉，即完全脱落。脱落后的牙齿不要丢弃，一定要尽早就医，争取牙齿再植。因为儿童正处于生长发育的旺盛时期，组织的修复再生能力很强，脱落的牙齿在一定条件下，只要正确及时的处理，可以重新放入原来的牙槽窝中，固定一段时间后，外伤牙齿仍有可能继续行使功能。

牙齿再植一定要分秒必争，要马上找到脱落的牙齿，尽可能不要触碰牙齿的根部，用手提住牙齿的牙冠部，就近用凉开水、生理盐水或自来水冲洗干净后，立即参考邻牙的形状和排列，将脱落牙塞入原来牙窝中，或置于口腔舌下的唾液中，也可放入新鲜的冷牛奶、生理盐水中，立即就医。若脱落牙沾满泥土，可用凉开水、生理盐水或自来水彻底冲洗，切勿用力擦洗、用刷子刷或用器械搔刮根面，这样会破坏牙根表面的牙周组织而影响再植效果。不能手拿或用纸、手绢等物品包裹脱落的牙齿就诊，因为牙齿完全脱离牙槽窝后，长时间暴露于空气中，干燥的环境会使牙根面的牙周膜细胞坏死，从而影响再植后的牙周组织愈合。从牙齿脱落到植回原来牙槽窝中时间的长短，是再植能否成功的关键，时间越短成功率越高。保护好的脱落牙在30分钟内植回牙槽窝中，治疗效果和预后是比较满意的。超过90分钟，成功率就明显降低了。

（毕小琴）

第五章

牙体牙髓疾病病人的护理

牙体牙髓疾病包括龋病、牙体硬组织非龋性疾病和牙髓病等口腔临床常见病，其发病率和就诊率都非常高。对牙体牙髓病人的护理随着治疗材料和技术的进步而不断发展，护理的操作技术和理论紧密联系临床护理实践，运用护理程序，协同医生做好牙体牙髓病病人的护理工作，以促进疾病的健康转归。

第一节 龋 病

龋病是在以细菌为主的多因素影响下，牙体硬组织发生慢性进行性破坏的一种疾病，也可称为牙齿硬组织的细菌感染性疾病。临床特点是初期牙齿龋坏部位的釉质透明度降低呈白垩色；进一步发展，病变部位有色素沉着，颜色呈棕褐色或黄褐色；如果牙齿的釉质继续脱矿、有机质分解破坏使其软化，最终会发生牙体缺损，形成龋洞。一旦牙齿出现了龋洞，则缺乏自身修复能力。

【护理评估】

1. 评估病人对龋病的认知程度及对待口腔卫生的态度。

2. 评估病人的全身健康状况和现病史。

3. 口腔内龋齿的个数、龋坏的程度和严重性。

4. 评估病人配合治疗的能力。

【辅助检查】

1. 温度及活力刺激试验

（1）冷热试验：测试病人患牙对热、冷的敏感度。

（2）牙髓活力电测验：测试病人患牙牙髓神经末梢的反应。

2. X线检查 检查龋洞的深度及其与髓腔的关系。

【治疗要点】

减少对牙髓的刺激，保护牙髓，恢复牙的形态、功能及美观，并维护邻近硬组织的正常解剖关系。

1. 保守治疗

（1）药物治疗：早期釉质龋可采用保守治疗，即采用涂布药物的方法使龋病病变终止或消除。

（2）再矿化治疗：是用人工的方法使已经脱矿、变软的釉质发生再矿化，恢复硬度，而使早期釉质龋终止的方法。

（3）窝沟封闭：是窝沟龋的有效预防方法。

2. 修复性治疗

【护理措施】

1. 复合树脂修复术

（1）用物准备

1）口腔检查基本器械：探针、镊子、口镜。

2）窝洞预备器械：高、低速手机，车针，挖匙。

3）充填器械：树脂充填器、蜡刀。

4）修复器械：按洞形准备成形片：Ⅱ类洞用不锈钢成形片；Ⅳ类洞用聚酯薄膜片、成形片夹等。

5）材料：酸蚀剂，粘接剂，光固化机，小毛刷，75%乙醇棉球，复合树脂等（深龋需要护髓剂、玻璃离子垫底材料）。

6）调𬌗、抛光器械：咬合纸，金刚砂针等。

（2）护理配合

1）协助病人用漱口水漱口。

2）护士暴露好术野，及时吸唾，保持术野清晰干燥。

3）窝洞预备：根据龋洞类型，准备备洞车针。

4）酸蚀：夹棉卷隔湿，及时吸唾。医生持三用枪吹干患牙后，递送酸蚀剂处理牙面，涂布约 1 分钟后冲洗患牙，及时吸干冲洗液，递送镊子更换棉卷，重新隔湿，及时吸唾，保持干燥。

5）粘接：用一次性小毛刷醮适量粘接剂递送给医生涂布窝洞（分牙本质粘接剂或釉质粘接剂），轻吹粘接剂使其均匀涂布，递光固化灯进行固化（照射前光导纤维表面需包一层一次性透光避污薄膜，防止交叉感染）。

6）复合树脂充填：用充填器一次取足量材料，从窝洞的一侧送入，以排出空气，防止气泡形成。深洞要分层充填、固化，每层厚度约 2 ~ 3mm，直至填满窝洞，基本恢复外形，每层光照时间（参看产品说明）一般为 20 ~ 40 秒。

7）修整外形调整咬合：充填完毕递咬合纸检查咬合情况，更换调𬒈车针。

8）打磨抛光：低速手机装上抛光砂片，依次先粗后细打磨，或用橡皮轮醮打磨膏抛光。

2. 深龋治疗的护理技术

（1）用物准备

1）口腔检查基本器械：探针、镊子、口镜。

2）准备牙髓活力测试器械：热牙胶条、酒精灯、冰条、牙髓电活力测试器。

3）窝洞预备器械：高、低速手机，车针，挖器。

4）无痛治疗物品：局部麻醉用仪器及药物，1% 碘酊棉签。

5）暂封用物：水门汀充填器，雕刻刀，玻璃板，调拌刀、垫底、暂封或牙体修复材料。

（2）护理配合

1）协助病人用漱口水漱口后，用口腔检查基本器械做视、探、叩诊检测，必要时使用冰条做冷测验和牙胶条做热测验判断牙髓活力。

2）输送无痛麻醉治疗仪器进行局部麻醉注射。

3）去腐备洞：在高速手机上装上适合的车针递给医生制备洞形，及时吸唾，保持手术视野清晰，必要时传递挖器去腐。

4）盖髓安抚：严格执行无菌操作。传递充填器械和氢氧化钙垫底材料给医生盖髓于患处，用暂封材料封闭窝洞，修整多余材料。

3. 牙体大面积缺损的修复术

（1）用物准备

1）口腔检查基本器械：探针、镊子、口镜。

2）窝洞预备器械：高速手机，车针，挖器。

3）钉道预备器械：低速弯手机、钉道麻花钻、固位钉及配套的手用钉帽。

4）根据医嘱备齐充填材料与器械。

（2）护理配合

1）协助病人用漱口水漱口。

2）龋洞预备护理：根据龋洞类型，准备备洞车针。

3）钉道预备：将低速弯手机及钉道麻花钻递给医生预备钉道，护士保持钉道干燥清洁。

4）根据不同类型的固位钉选择相应的方法。一般为自攻螺纹钉，套上钉帽旋转钉进入钉道。

5）然后根据牙体的不同要求选择不同的修复材料垫底、充填修复，完成治疗。

4. 健康指导

（1）病人注意口腔卫生，每半年或一年定期进行口腔检查，以便早期发现、早期治疗，防止龋病的进一步发展。

（2）深龋盖髓的病人如果有较剧烈的疼痛，应及时就诊，并进行相应的处置。

（3）复合树脂修复术治疗结束后应向病人说明如出现牙齿轻度不适，可能是病人对复合树脂轻度敏感，一般会在治疗后 2~3 天消失；治疗后即可进食，但应少饮浓茶，少吸烟。

（4）牙体大面积缺损的修复术后，其受力较健康牙齿差，嘱病人不可咀嚼硬物或较黏的食物。

第二节 牙髓病

牙髓病是指牙髓组织的疾病，其中以牙髓炎最常见。牙髓病病人的护理是指对牙髓炎病人应用护理程序的方法，使病人满意度和舒适度增加，医生工作效率提高，临床交叉感染率降低。

【护理评估】

1. 病人的牙髓疾病的疼痛性质。

2. 病人是否有紧张、焦虑或恐惧等心理状态。

3. 口腔卫生状况及卫生习惯。

4. 全身健康情况。

5，病人配合治疗牙髓疾病的能力。

【辅助检查】

1. 温度及活力刺激试验

（1）冷热试验：测试病人患牙对热、冷的敏感度。

（2）牙髓活力电测验：测试病人患牙对电刺激的反应。

2. X线片或全口牙位曲面体层片（俗称全景片）检查 了解有无牙髓受累表现。

【治疗要点】

1. 保存活髓维护牙体正常的生理功能。

2. 保留患牙维持牙列的完整性，使其行使正常的咀嚼功能。

【护理措施】

1. 盖髓术

（1）用物准备

1）口腔检查的基本器械、水门汀充填器、调拌器械。

2）材料：遵医嘱准备局麻药物，氢氧化钙盖髓剂，氧化锌丁香油水门汀（临床习惯称氧化锌丁香油糊剂）。

（2）术中护理

1）协助病人用漱口水漱口。

2）去腐及备洞：在高速手机上装合适的车针递给医生制备洞形，及时吸唾，保持术区清晰，必要时递锐利挖匙去除腐坏组织。

3）盖髓剂调拌粉液体积比例为2∶1，用旋转推开法将粉分为3份，逐次加入液中，调拌成糊状。注意忌与油性物质（如丁香油）接触，防止材料变性。

4）盖髓：遵医嘱及时调配盖髓剂（氢氧化钙）和暂封材料（氧化锌丁香油水门汀），递探针或水门汀充填器，递适量盖髓剂、氧化锌丁香油水门汀，用镊子传递一湿的小棉球以清除多余的暂封材料。

（3）术后护理

1）清除病人面部的污垢、血迹，协助整理面容。观察病人局部及全身情况。

2）终末处置：先撤离锐利器械，后一般器械，按要求分类处置；牙椅用消毒湿巾擦拭消毒；管道消毒用酸化水或消毒液冲洗消毒。

（4）健康指导

1）了解病情，做好相应健康指导，消除病人的恐惧心理。

2）教会病人口腔清洁的方法。

3）告知病人如有疼痛不适需立即前往医院进行处理。

2. 牙髓切断术

（1）用物准备

1）口腔检查的基本器械：探针、镊子、口镜。

2）小手术包物品：包括挖匙、水门汀充填器、雕刻刀、调拌刀、玻板、强吸管、棉卷、手术小孔巾。

3）材料：暂封、盖髓材料同盖髓术，甲醛甲酚棉球等。

（2）术中护理

1）协助病人用漱口水漱口。

2）协助医生进行局部麻醉：采用表面麻醉加浸润麻醉。

3）协助医生进行窝洞预备：严格执行无菌操作，避免发生感染。初期窝洞制备根据龋洞的位置、大小、洞形分类，装上适用车针供备洞使用。

4）揭髓室顶：遵医嘱更换合适车针，及时吸唾，保持术野清晰、干燥；切除冠髓：递生理盐水冲洗窝洞、吹干，递锐利挖匙切除冠髓，准备一小棉球止血。

5）盖髓：遵医嘱调配盖髓剂，递甲醛甲酚棉球消毒牙髓断面后，递水门汀充填器及适量盖髓剂覆盖于牙髓断面处。

6）永久充填或暂封：遵医嘱可于盖髓后即行永久充填；也可用氧化锌丁香油水门汀暂封后观察 1～2 周，若无不适，再行永久充填。

（3）术后护理

1）观察病人的疼痛及全身情况。

2）终末处置：按要求分类处置用物，牙椅用消毒湿巾擦拭消毒；管道消毒用酸化水或消毒液冲洗消毒。

（4）健康指导

1）定期检查牙齿，同时检查充填体是否完好，有无牙髓坏死等情况的发生，做到早发现、早治疗。

2）教会病人正确使用患牙的方法。

3）告知病人避免吃过冷过热的食物，禁止咬硬物，如有疼痛或充填物脱落需立即复诊。

3. 牙髓失活术

（1）用物准备

1）开髓用物和器械，暂封器械和材料。

2）药物：失活剂（多聚甲醛）、丁香油小棉球、氧化锌丁香油水门汀。

（2）术中护理

1）协助病人用漱口水漱口。

2）开髓：根据龋损的大小选择合适的车针装上高速手机递给医生，协助扩大术野，及时吸唾。

3）封失活剂：递棉卷进行隔湿后，用探针取适量失活剂递给医生放于暴露的牙髓表面，递一丁香油小棉球置于失活剂表面，递水门汀充填器、氧化锌丁香油水门汀暂封，用镊子传递一湿的小棉球给医生修整暂封材料。

（3）术后护理：清除病人面部的污垢、血迹，协助整理面容；观察病人局部肿痛及全身情况。先撤离锐利器械，后一般器械，按要求分类处置；牙椅用消毒湿巾擦拭消毒；管道消毒用酸化水或消毒液冲洗消毒。

（4）健康指导：做好相应健康指导，消除病人的恐惧心理；告知病人在失活过程中，可能会有一点儿轻微隐痛，属于正常现象，可不理会。如疼痛十分激烈，须及时就诊处理。暂封材料脱落需及时复诊重新封药。

4. 干髓术病人的护理

（1）用物准备

1）口腔检查基本器械、窝洞预备器械、垫底器械、充填器械、调拌器械。

2）材料：甲醛甲酚小棉球、干髓剂、磷酸锌水门汀粉、液及银汞合金或复合树脂等。

（2）术中护理

1）协助病人用漱口水漱口。

2）去除暂封药物和揭髓室顶：根据窝洞的大小选择合适的车针装于快速手机上递给医生，及时吸唾，保持术野清晰。

3）去冠髓：递锐利的挖器协助切断冠部牙髓。

4）放置干髓剂：协助隔湿，递甲醛甲酚小棉球行"FC浴"1分钟后，用水门汀充填器取适量的干髓剂递给医生置于牙髓断面上。

5）垫底：及时调配水门汀，用水门汀充填器传递；递挖匙及雕刻刀修整垫底材料。

6）充填：医生用银汞合金或复合树脂行永久充填。

（3）术后护理：协助病人整理面容；观察病人局部伤口及全身情况；做好终末处置及牙椅的消毒。

（4）健康指导：尽量避免患侧咀嚼，防止暂封材料脱落。如有脱落需及时就诊重新封药；如有持续肿痛或加重，应立即复诊。可给病人电话号码以方便进行咨询。

第三节　根尖周病

根尖周炎是从根尖部牙周膜出现浆液性炎症到根尖周组织形成化脓性炎症的一系列反应过程，是一个病变程度和范围连续发展和转化的过程。

【护理评估】

1. 评估病人牙齿疼痛的时间和性质。

2. 病人有无急性疼痛面容、体温升高等。

3. 评估病人颞下颌关节的功能。

【辅助检查】

1. 口腔内镜　显示病变部位。

2. 口腔显微镜　放大根管口的位置。

3. X线片、全口牙位曲面体层片、锥体束CT（CBCT）　透视根管形态、三维状态等。

【治疗要点】

根尖周病的治疗原则是解除病痛，促进根尖周病损的愈合，保存患牙，修复缺损，恢复功能。

【护理措施】

1. 传统根管治疗术

（1）用物准备

1）窝洞预备器械，暂封材料及器械，揭髓顶车针。

2）根管预备器械：①拔髓针：型号分为0号、00号、000号。前牙和年轻人恒牙根管较宽一般选用0号/00号；成年人磨牙一般选用00号/000号。②扩大针和根管锉：常用型号为15～40号，根管过细者可选用特殊型号10号、8号、6号；根管过粗者可选用40号以上型号，如45～100号以上系列根管锉。选用时应检查根管锉或扩大针有无弹性、螺纹是否松懈等情况，有以上折断迹象应立即更换。③根尖定位仪、唇钩。④其他：纸尖、尺子。

3）根管冲洗液：3% 过氧化氢、生理盐水、2% 氯亚明、0.5% ~ 5.25% 次氯酸钠、EDTA（乙二胺四乙酸）、Glyde 等。

4）根管充填器械：光滑髓针及手柄、根充侧压器、挖匙、酒精灯、火柴等。

5）根管充填材料：根充糊剂、氧化锌丁香油水门汀等，各种型号牙胶尖与根管锉的型号相对应。

（2）术中护理

1）协助病人用漱口水漱口。

2）根管预备：准备根尖定位仪，连接唇钩，打开电源，放在医生操作方便阅读的位置上，协助医生进行根管工作长度的测量。将各型根管锉量的工作长度做标记并逐号排放在治疗盘中。每更换一次不同型号的根备器械，配合用 3% 过氧化氢或 2% 氯胺-T 或次氯酸钠与生理盐水交替冲洗根管一次，并及时吸唾。根管预备完成后，用生理盐水冲洗，尽量冲洗干净根管内的碎屑。若根管较细小难以操作时，按医嘱传递 10% EDTA 或 Glyde 辅助疏通、润滑根管。

3）根管封药：用光滑髓针卷好棉捻或用纸尖，递给医生干燥根管，按医嘱准备合适的根管消毒小棉球（如樟脑酚小棉球等），待医生将药物放入髓腔后，递氧化锌丁香油水门汀暂封，嘱 1 周后复诊。

4）根管充填：①调配根充糊剂：常用根充糊剂如 Cortisomol、AH26、氧化锌碘仿丁香油糊剂等。②牙胶尖准备：遵医嘱根据根管的工作长度和根管预备后的主尖锉的型号选择相应型号的主牙胶尖，量长度并做标记；同时准备数根副牙胶尖。③充填配合：将光滑髓针装上手柄传递给医生进行根管内糊剂的充填，随后传递主、副牙胶尖，根充侧压器。根管充填完成后，及时递送已烧热的挖匙（注意不要烫伤），切断多余的牙胶尖，最后递氧化锌丁香油水门汀暂封。协助医生填写 X 线片申请单，嘱病人到放射科拍摄根充牙片，取回牙片供医生判断根充效果是否满意。有院内联网的医生可在工作平台电脑终端调阅电子牙片。

（3）术后护理

1）病人的护理：观察病人的疼痛及全身情况。

2）终末处置：按要求分类处置用物，牙椅用消毒湿巾擦拭消毒；管道消毒用酸化水或消毒液冲洗消毒。

（4）健康指导

1）当 X 线片显示患牙根充满意后，向病人解释近几天如有轻度疼痛不适感，是机体的正常反应，应避免用患牙咀嚼，若疼痛剧烈可及时就诊。如无不适，1 周后复诊行永久充填。需冠修复者，嘱其到修复科就诊。

2）建立良好的口腔卫生习惯。如认真正确地刷牙，按要求使用含氟牙膏。

3）调整饮食结构，如多吃健康的、粗纤维食物，少吃甜食。

4）定期进行口腔健康保健检查，做到早发现、早诊断、早治疗。

2. 机用镍钛根管预备和热牙胶充填术

（1）常规物品及病人准备：同根管治疗术。特殊仪器和材料的准备：机动马达、减速机头、镍钛根管锉一套。

（2）术中护理

1）协助病人用漱口水漱口。

2）协同医生将量好工作长度的镍钛根管锉装上减速机头，工作顺序如下：普通根管：0630 号→0430 号→0230 号；中等弯曲根管：0625 号→0425 号→0225 号→0430 号→0230 号；严重弯曲根管：0620 号→0420 号→0220 号→0425 号→0225 号→0230 号。以上型号前半部分 06 号、04 号、02 号表示镍钛根管锉的锥度，型号越大锉的锥度越大；后半部分型号 20 号、25 号、30 号、至更大的 60 号、65 号、70 号等为镍钛根管锉的型号，型号越大锉的直径越大。

3）每更换一次不同型号的根管器械，配合用 3% 过氧化氢或 2% 氯胺-T 或次氯酸钠与生理盐水交替冲洗根管一次，并及时吸唾。

4）根管预备完成后，传递 3% 过氧化氢和生理盐水，彻底冲洗根管。

5）Thermefil 热牙胶充填术护理：①牙胶尖准备：根据主尖锉型号、工作长度，选择合适的测试锉量长度并做好标记，递给医生测试根管，测试合适后再选择相应型号的热牙胶尖量长度并做好标记备用。一般测试锉、热牙胶尖型号与镍钛根管锉主尖锉型号相对应。②干燥根管：用光滑髓针卷好棉捻或用已消毒的纸尖，递给医生干燥根管。③根充糊剂：调配和传送根管糊剂，递光滑髓针给医生将糊剂涂布于根管壁。④加热热牙胶尖：用加热炉按操作程序加热热牙胶尖，加热完毕及时用镊子夹在柄上（夹稳），递给医生行根管充填。⑤切断牙胶尖：将切断车针与快速手机连接好，用镊子夹稳热牙胶柄，注意保持充填长度，及时夹出多余的热牙胶尖。⑥暂封：递氧化锌丁香油水门汀暂封，嘱病人到放射科拍摄 X 线片。

（3）术后护理

1）病人的护理：观察病人治疗牙及其他牙有无疼痛状况并及时做相应的处理。

2）终末处置：按要求分类处置用物，对牙椅位及管道进行消毒处置。

（4）健康指导

1）X 线片显示患牙根充完善后，嘱 1 周复诊或即刻行永久充填，若需冠修复，建议到修复科就诊。

2）避免重咬患牙。

第四节　牙本质过敏症

牙本质过敏症又称过敏性牙本质，是牙齿受到外界刺激，如温度（冷、热）、化学物质（酸、甜）以及机械作用（摩擦或咬硬物）等引起的酸痛症状，其特点为发作迅速、疼痛尖锐、时间短暂。牙齿感觉过敏不是一种独立的疾病，而是各种牙体疾病共有的症状，发病的高峰年龄在 40 岁左右。

【护理评估】

1. 刺激痛为主要症状，刷牙、咬硬物，冷、热、酸、甜等刺激均可引起酸痛，对机械刺激尤为敏感。

2. 病人通常伴有磨损、楔状缺损、牙折、龋病、牙隐裂等牙体疾病，或牙龈萎缩致牙颈部暴露。

3. 口腔状况　评估牙痛的位置、性质，口腔卫生状况及习惯。

【辅助检查】

X 线片检查有无隐裂或龋坏等牙体损伤。

【治疗要点】

1. 脱敏治疗　封闭牙本质小管，减少或避免牙本质小管的液体流动。

2. 修复治疗　多次脱敏效果差的病人可以选择充填术或人工冠修复，或根据需要考虑根管治疗。

【护理措施】

1. 涂擦法

（1）用物准备：遵医嘱选用脱敏剂（如75%氟化钠甘油、10%～30%硝酸银、树脂类脱敏剂），小棉棒或多个小棉球。

（2）护理配合：用镊子夹持纱球递给医生进行牙齿的隔湿，吹干，用小棉棒或用镊子夹住小棉球蘸上脱敏糊剂反复涂擦敏感区 1～2 分钟。护士及时吸唾，保持手术区域的清洁和干燥。将多余的药液擦去，嘱病人漱口。注意有部分脱敏剂有强腐蚀性，使用时要注意安全，防止药液流溢灼伤口腔黏膜及牙龈。使用树脂类脱敏剂要严格按照使用说明书的要求操作。

2. 2%氟化钠液电子导入法

（1）用物准备：2%氟化钠液、直流电疗器。

（2）护理配合：请病人手握电疗器正极，用负极浸饱氟化液后贴住过敏区，电流强度为 0.5～1mA，通电时间为 10 分钟。以病人无不适感觉为限度。

（3）健康指导

1）护士向病人宣传牙本质过敏症的发病原因、治疗目的、步骤及方法。

2）建立良好的口腔卫生习惯，如认真正确地刷牙，按要求使用含氟牙膏。

3）改变饮食习惯，减轻疼痛。

4）病人注意自我观察，及时复诊，必要时接受牙髓治疗。

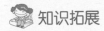 知识拓展

根管显微镜

根管显微镜是将显微镜技术应用于牙髓治疗的一项较新的技术。主要用于根管内异物的取出、根管再处理、钙化根管通畅、根折及根管侧穿的诊断与修补、寻找并定位根管口以及进行根尖手术等。根管显微镜的应用明显提高了疑难根管治疗的成功率。使用根管显微镜时有其特殊的护理要求。

第六章

牙周疾病
病人的护理

牙周病是指发生在牙周支持组织的各种疾病。它是多因素疾病，其病因分为局部因素和全身因素。局部因素中最主要的病因是菌斑，是引发牙周病的始动因子，但它又受其他局部因素和全身因素的影响；全身因素可改变宿主对局部因素的反应。牙周病根据疾病侵犯的部位分为牙龈病和牙周炎两大类。

第一节　牙周炎

牙周炎是侵犯牙龈和牙周支持组织的慢性炎症性、破坏性疾病，其主要特征为牙周袋的形成及袋壁的炎症，牙槽骨吸收和牙齿逐渐松动，从而造成牙齿缺失。它是导致成年人牙齿丧失的主要原因。

【护理评估】

1. 评估病人牙周是否有四大典型症状：牙龈炎症、牙周袋形成、牙槽骨吸收和牙齿松动。

2. 评估牙周是否伴有牙龈退缩、牙根暴露、根面龋、牙周脓肿、牙周溢脓、口臭、食物嵌塞以及逆行性牙髓炎等症状。

【辅助检查】

通过 X 线检查了解慢性牙周炎病人的牙槽嵴顶高度有无水平及垂直吸收，牙周脓肿累及的范围。

【治疗要点】

1. 局部治疗　控制菌斑、彻底清除牙石及平整牙面。

2. 全身治疗　病变严重的慢性牙周炎病人可口服甲硝唑、乙酰螺旋霉素等抗生素。对于一般非急性症状的牙周炎病人，不采用抗生素类药物治疗。

【护理措施】

1. 根面平整术（龈下刮治术）

（1）用物准备：麻醉药品，3%过氧化氢、0.2%氯己定冲洗液，0.2%氯己定含漱液，洁牙机手柄及龈下工作尖，龈下刮治器1套，超声治疗仪。

（2）护理配合

1）病人准备：调节体位与光源，暴露术野，观察局部黏膜健康情况；告知病人术中配合事项，减少病人心理负担；协助病人用0.2%氯己定冲洗液含漱；协助医生进行局部麻醉。

2）安装洁牙机手柄及龈下工作尖并传递给医生。

3）保持术野清晰：调节光源，协助牵拉口角，用弱吸及时吸唾，用细头的强吸管及时吸出术区的血液。

4）根据患牙的位置选择合适的刮治器并及时传递，用75%乙醇棉球擦拭器械表面的血液及肉芽组织。

5）术区冲洗：传递3%过氧化氢、0.2%氯己定液交替冲洗，牙周袋上药。

6）观察病情：密切观察病人全身情况，及时向医生汇报。

（3）健康指导

1）注意保持口腔卫生，早晚刷牙，饭后漱口，少食甜食。

2）采用正确的刷牙方法（推荐使用水平颤动法）和牙线使用方法。

3）采取戒烟、预防矫治等措施去除一些已知的不良因素，控制牙周病的发生。

4）了解牙周疾病是一种反复发作的疾病，需定期检查预防复发。一般在牙周系统治疗结束后 2～3 个月开始复查，每 6～12 个月进行一次。

2. 调𬌗

（1）用物准备：高速手机、低速手机、各型车针、咬合纸、抛光杯、抛光膏等。

（2）护理配合

1）传递咬合纸，嘱病人做各种咬合运动，协助医生找出早接触或𬌗干扰的牙和部位。

2）调磨：根据调𬌗的部位，高速手机安装合适的车针，递给医生调磨。

3）抛光：低速手机装上抛光杯，蘸抛光膏递给医生，抛光调磨过的牙齿。

4）整理用物，消毒灭菌备用。

3. 松牙固定术

（1）用物准备：钢丝剪 1 把、钢丝结扎钳 2 把（平头）、结扎钢丝、推压器 1 支、持针钳、复合树脂等。

（2）护理配合

1）调整病人椅位，准备治疗用物，调节光源、吸唾，协助暴露手术视野。

2）选择合适直径的不锈钢丝，从中央弯成 U 形，其长度为结扎牙长度的 2 倍多（5cm 左右），传递给医生。

3）传递持针钳、结扎丝、钢丝剪、推压器等进行钢丝结扎。

4）按光固化复合树脂修复术护理的要求，选用光固化复合树脂加强固定松动牙。

4. 牙周手术

（1）用物准备：牙周手术包（内置骨膜分离器、龈下刮治器、牙周探针、骨凿、骨锉、小弯剪刀、线剪、吸唾管，刀柄，缝合用物、纱布等），遵医嘱备特殊材料如人工骨、组织再生膜等。

（2）护理配合

1）协助病人用漱口水漱口。

2）铺孔巾：洗手护士准备孔巾，按手术要求铺巾，保持一个无菌区，且方便手术者操作。

3）切口：传递手术刀给医生进行切口，牵拉口角，及时用强吸管吸出术区血液，充分暴露手术视野，保持术野清晰。吸引器必须保持通畅，及时用蒸馏水抽吸冲洗管道，防止血凝块堵塞管腔。

4）翻瓣：传递骨膜分离器翻开龈瓣，暴露病变区。

5）刮治和根面平整：传递刮治器刮除暴露根面和病变处的肉芽组织，刮净牙根表面的牙石及病变的牙骨质。

6）手术部位冲洗：传递0.2%氯己定与生理盐水给医生进行交替冲洗，及时清除术中刮除的结石及炎性组织。

7）用湿纱布压迫龈瓣，使之与根面贴合复位。

8）协助医生缝合龈瓣，缝合完毕检查口腔内是否有残留的物品，防止发生意外。

9）调拌牙周塞治剂，并协助敷于创口处。

10）清点器械：护士清点器械、敷料，确保无误；用湿纱布清洁病人唇周血渍；揭去孔巾，撤离手术用物。需植入人工骨或组织再生膜者，应备好灭菌生理盐水。

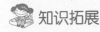知识拓展

牙周器械养护

牙周器械养护主要有手用洁治器、刮治器和机用超声洁牙器械。治疗器械的外形、结构、锋利度、机用设备的性能完好度决定了治疗的效果。临床上常通过器械的修磨和保养来保持牙周器械的性能。牙周器械的维护通常是指使用磨石将刃缘变钝的洁治和刮治器磨锐，并保持超声器械刃缘的正确角度和外形。正确的器械维护有助于提高临床医生治疗的效率，减少治疗过程中的损伤，减轻病人的疼痛，提高器械的使用寿命。

第二节　牙龈炎

牙龈病是指累及牙龈组织的疾病。牙龈是牙周组织

中唯一直接暴露在口腔中的组织，受到来自口腔局部各方面的多种刺激，以及全身机体生理、代谢、免疫系统和疾病状态的影响。牙龈病包括牙龈组织的炎症及全身疾病在牙龈的表现。

【护理评估】

1. 评估牙龈病损是否局限于游离龈和龈乳头。

2. 牙龈的颜色改变。

3. 龈沟深度探诊是否出血。

4. 龈沟液渗出有无增多，龈沟有无溢脓。

【辅助检查】

通过 X 线检查排除牙槽骨的病理性吸收。

【治疗要点】

控制菌斑，消除炎症，恢复牙周组织的生理形态和功能。

【护理措施】

1. 龈上洁治术

（1）用物准备：超声波洁牙手柄及龈上工作尖、低速手机弯机头、抛光杯或刷、抛光膏、3% 过氧化氢液及 0.2% 氯己定冲洗液。

（2）护理配合

1）协助病人用 0.2% 氯己定含漱清洁口腔。

2）向病人解释术中可能引起的不适，如酸、痛、胀、牙龈出血等，取得合作。

3）洁治：开机后根据牙石厚薄调节洁牙机频率和功率，踩脚踏开关，左手握持口镜牵拉口角，右手以握笔式握持洁牙机手柄，使龈上工作尖的前端与牙面平行或 <15° 角接触牙石的下方来回移动，利用超声振动击碎并振落牙石；对于在牙间隙中难以清除的牙石，可用手动洁治器清除；对种植牙应更换特殊仪器，可用塑料器械和钛刮治器等处理。洁治时应保持术野清晰，调节体位及光源，及时吸唾。

4）抛光：安装抛光杯于低速手机弯机头上，蘸抛光膏于牙面进行抛光，可稍施压力使抛光杯的薄边缘伸入龈下，使牙面光洁无刻痕。

5）清洁口腔：用三用枪进行口腔冲洗，并及时吸干液体。

6）冲洗消毒：用 3% 过氧化氢液及 0.2% 氯己定冲洗液进行龈袋交替冲洗，冲洗完毕嘱病人漱口。

（3）健康指导

1）密切观察病人有无牙龈渗血。

2）术后当日可食温凉食物。

3）牙龈上药 30 分钟内勿漱口，以保障疗效。

2. 牙龈手术

（1）用物准备：灭菌手术衣、手套、口罩、帽子，牙龈手术包（口镜、探针、镊子、刀柄、牙龈分离器、弯血管钳、方纱、孔巾、斧形刀、龈乳头刀、强吸管、弯眼科剪、牙周探针），刀片，无菌手套，龈上洁治器，局部麻醉药，0.2% 氯己定，生理盐水，注射器，牙周塞治剂。

（2）护理配合

1）病人术前多有紧张、恐惧心理，表现在担心术中出血多、疼痛，术后影响饮食、发音和美观等，应帮助病人了解手术意义、预后及风险；针对病人的实际情况做好解释工作，给予理解、关心、安慰，让病人有安全感。

2）手术在门诊独立治疗室或专用小手术室进行。室内应舒适、安静，使病人身心放松，配合手术治疗。

3）协助病人用 0.2% 氯己定含漱，调整病人位置，使病人仰卧在手术牙椅上，充分暴露手术视野。

4）护士做好局部麻醉准备。

5）协助医生用 0.2% 氯己定消毒棉球消毒手术区，消毒范围为口唇周围半径约 5cm。

6）涂消毒凡士林或液状石蜡在病人口角及上下唇，以防干燥皲裂及牵拉时间过长受损伤；术中注意观察病人的脸色及生命体征，及时询问，了解病人的感觉，发现异常，及时通知医生并配合处理。

第一步：传递牙周探针给医生检查牙周袋情况，用探针或印记镊在袋底位置相应的牙龈表面刺一出血点，作为切口位置标记。

第二步：传递15号刀片或斧形刀做连续切口，使龈缘成扇贝状外形；传递龈乳头刀或11号尖刀将牙龈乳头切断，从而切除增生的牙龈。

第三步：传递龈上洁治器刮除切下的边缘龈组织和邻面牙间龈组织，然后刮净牙面残留的牙石、病理肉芽组织及病变的牙骨质。

第四步：修整牙龈，传递弯眼科剪修整牙龈边缘，恢复正常生理外形。

第五步：传递生理盐水冲洗创面，纱布压迫止血，检查创面，外敷牙周塞治剂；用湿纱布清洁病人唇周血渍，揭去孔巾，撤离手术用物。

第六步：与巡回护士清点器械、敷料，确保无误。

（3）健康指导

1）密切观察病人伤口情况。

2）术后当日可食温凉食物。

3）牙龈上药30分钟内勿漱口，以保障疗效。

4）注意保持口腔卫生，早晚刷牙，饭后漱口，少食甜食。

5）采用正确的刷牙方法（推荐使用水平颤动法）和使用牙线。

6）采取戒烟、预防矫治等措施去除一些不良因素。

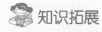 知识拓展

膜龈手术

膜龈手术也称膜龈增宽术，其关键技术在于保留完整骨膜，彻底剥离骨膜上的纤维，有利于牙龈上皮爬行生长，增加附着角化上皮宽度，同时加深前庭沟。膜龈手术的目的：增加附着龈的宽度，以支持龈缘；用龈瓣覆盖因牙龈退缩造成的个别牙的裸露根面，解决根面敏感和美学问题；用系带成形术矫正系带或肌肉的附着异常。

第七章

口腔黏膜疾病病人的护理

口腔黏膜病是发生在口腔黏膜及软组织上类型各异、种类繁多的疾病的总称。这些疾病有的只发生于口腔黏膜，有的同时发生于皮肤，可能与全身及系统性因素关系密切。临床基本表现类型为：斑、丘疹、丘斑、疱、大疱、脓疱、溃疡、糜烂、结节、肿瘤、萎缩、皲裂、痂、鳞屑、假膜、坏死和坏疽等。病损特点具有更迭与重叠性、部位差异性和病损的共同性三个特点。在各种口腔黏膜疾病中，以复发性阿弗他溃疡、口腔扁平苔藓和灼口综合征最为常见。

第一节 复发性阿弗他溃疡

复发性阿弗他溃疡（RAU）又称复发性阿弗他性口炎（RAS）、复发性口腔溃疡（ROU）。发病率约为20%，具有复发性、自限性、周期性特征，发作时溃疡灼痛明显。

【护理评估】

1. 全身状况 轻型 RAU 一般无明显的全身症状与体征。重型 RAU 和疱疹样 RAU 多伴有低热、乏力、头痛等全身不适症状和病损局部区域的淋巴肿痛等症状。

2. 口腔局部状况 检查口腔局部在唇、舌、颊、软腭等处有无角化较差的黏膜；溃疡大而深，直径可大于

1cm，周围组织红肿微隆起，基底微硬，表面有灰黄色假膜或灰白色坏死组织；或溃疡直径较小，约2mm，溃疡数目多，可达十几个或几十个，散在分布，似"满天星"。相邻的溃疡可融合成片，出现黏膜充血发红、剧痛、唾液分泌增加等症状。

【治疗要点】

以减少复发次数、延长间歇期、减轻疼痛、促进愈合为主要目标。

1. 局部用药治疗。

2. 使用免疫抑制剂及中药全身治疗。

【护理措施】

1. 心理护理 让病人了解复发性阿弗他溃疡具有自限性，及不传染、不恶变的良性病损特点，虽不能根治，但通过适当、长期的治疗是可以控制的，以减轻病人的心理负担。

2. 口腔局部护理 保持口腔清洁，用0.2%的氯己定液漱口。

3. 对症护理 含漱剂中添加适量2%利多卡因，在进餐前30分钟含漱1~2分钟，可缓解疼痛，帮助进食；疼痛难忍者必要时可按医嘱服用止痛药。

4. 饮食护理 合理饮食，补充维生素及微量元素。

5. 药物护理 请参考第三部分第十八章"二、黏膜病常用药物"。

6. 护理指导 指导病人正确保存和用药，介绍药物的作用和副作用，嘱如出现不良反应需及时就医，以调整药物种类及药量。

7. 健康指导 提倡健康的生活方式，增强体质，去除可能的致病因素，保持生活规律，少食辛辣食物，不过度劳累，不酗酒，保持良好的心情，保证良好的睡眠与休息。

第二节 口腔扁平苔藓

口腔扁平苔藓是一种常见的口腔黏膜慢性炎性疾病，

其患病率约为 0.51%。该病好发于中年人，女性多于男性。皮肤及黏膜可单独或同时发病。因其长期糜烂病损有恶变现象，WHO 将其列入癌变状态。

【护理评估】

1. 全身有无系统性疾病。

2. 口腔局部状况 评估病损是否为小丘疹连成的线状白色、灰白色花纹、白色花纹或白色斑块状；病损区有无黏膜充血、糜烂、溃疡、萎缩和水疱等症状，询问病人遇刺激食物时的感受有无感灼痛、黏膜粗糙感、发涩、口干和烧灼感。

3. 评估皮肤状况 紫红色或暗红色的扁平丘疹，发生在头皮时破坏毛囊可致秃发。皮损痊愈后可遗留褐色色素沉着，或因色素减少而成为稍微萎缩的淡白色斑点。

【辅助检查】

进行活体组织取样检查，以确定其发展程度及有无癌样病变。

【治疗要点】

局部用药，促进愈合，全身用药调节免疫功能。

【护理措施】

1. 心理护理 与病人进行良好的沟通，鼓励自我身心调节，有利于缓解病情，促进恢复。告诉其扁平苔藓病情虽反复迁延，但是一种预后较良好的慢性疾病。若产生悲观等心理反应，只会加重病情。

2. 口腔局部护理 可使用氯己定漱口液或碳酸氢钠液含漱，预防合并白色念珠菌感染。对糜烂型口腔扁平苔藓应协助医生进行局部封闭治疗。

3. 对症护理 病损局部敏感、灼痛症状者应避免辛辣、热、酸、咸味食物的刺激。禁止用手搔抓皮肤，预防感染。

4. 饮食护理 戒烟，限制饮酒，避免辛辣等刺激性食物。

5. 用药护理 嘱病人坚持用药，注意观察药物的疗效和副作用，定期检查血象变化。若出现不良反应及时就诊。

6. 健康指导 提倡健康的生活方式，增强体质，去除可能致病因素，保持生活规律，少食辛辣食物，不过度劳累，不酗酒，保持良好的心情，保证良好的睡眠与休息。

第三节 灼口综合征

灼口综合征（BMS）是以舌部为主要发病部位，以烧灼样疼痛为主要表现的一组综合征，又称舌痛症、舌感觉异常、口腔黏膜感觉异常等。常不伴明显的临床损害体征，但有较明显的精神因素。

【护理评估】

1. 详细询问病人病程，全面评估病人健康状况。

2. 有无糖尿病史，贫血，有无伸舌自检等不良习惯。

3. 更年期或绝经期前后的妇女有无更年期综合征的症状。

【辅助检查】

血糖、性激素水平等检查有助于发现系统性疾病与该病的关联程度。

【治疗要点】

1. 对因处理 消除局部刺激因素，纠正病人伸舌自检的不良习惯。

2. 对症处理 唾液黏稠口干者可用溴己定口服或用人工唾液含服；疼痛明显者可做局部神经封闭，但不可长期频繁使用。

【护理措施】

1. 心理护理 病人常因灼痛或恐癌而精神高度紧张，甚至产生自杀心理。因此，护士要耐心倾听病人主诉，了解其家庭、生活、工作状况，并进行详尽的体检，讲解 BMS 的有关知识，帮助其纠正不正确认识，解除思想上的压力，积极调动病人的正性情绪，以良好的心态配合治疗。

2. 口腔局部护理　指导病人勿伸舌自检，采取放松训练和音乐疗法缓解负性情绪，避免过分关注自己口腔内的不适感。

3. 用药护理　指导病人按医嘱准时规律服药，注意观察用药后局部及全身不良反应。

4. 健康指导　告诫病人在病情控制症状缓解后，仍应遵循治疗方案，定期检查。注意调节睡眠、月经状况，纠正高黏血症等。

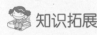 知识拓展

口腔黏膜给药系统

主要分为两类：速释制剂和缓释制剂。

口腔黏膜给药系统中的速释制剂是指口腔黏膜给药后能快速起效的药物制剂，主要包括片剂（口含片、舌下含片等）、口腔喷雾剂和液体制剂等。口腔喷雾剂是一种通过一定压力将含药液体喷射到口腔黏膜上的制剂，具有分布广、吸收快、药物降解少的特点。

口腔黏膜给药系统中的缓释制剂主要是指口腔生物粘附制剂，能长时间粘附在口腔黏膜表面，延长药物在口腔黏膜或病灶处的滞留时间，以增加疗效。主要有生物黏附片、膜剂、凝胶剂等。

第八章

儿童口腔疾病病人的护理

儿童口腔医学是以处于生长发育阶段的儿童和青少年为对象，研究其口腔范围内的牙齿、牙列、颌骨及软组织的形态和功能，诊断、治疗和预防口腔疾病及畸形，使之成为健全的咀嚼器官。目前我国多数儿童医院诊疗年龄在 18 岁以下。儿童口腔疾病的护理是儿童口腔保健的重要组成部分，儿童口腔疾病的治疗、预防、诊断只有在护理的密切配合下才能更有效地完成。

第一节　乳牙龋病

乳牙龋病的分类国内外无统一标准，在临床上可按龋病损害程度分为浅龋、中龋和深龋；按龋病的发生部位可分为窝沟龋、平滑面龋；根据龋病的发展进程可分为初期龋和猖獗龋（曾称猛性龋）。与恒牙龋损相比，乳牙龋损有其独特的临床表现。

乳牙龋病的主要症状及特点表现在牙体硬组织在色、形、质各方面均发生变化。临床上常按病变深度分为浅龋、中龋、深龋。

【护理评估】

1. 评估患儿乳牙有无牙齿变色、形态变化，牙体有无塌陷，有无乳牙的疼痛不适及病变的范围。

2. 患儿全身的健康状况。有无全身系统性疾病、既

452

往史、药物过敏史等。

3. 评估家长对患儿及患儿自身对口腔疾病的认知程度，以及对待口腔卫生的态度。

4. 了解患儿过去对治疗和护理的态度。

5. 评估患儿接受治疗和护理的能力，对行为管理的要求。

6. 患儿和家长是否接受有关疾病的咨询及预防措施的实施情况。

【辅助检查】

1. 冷热试验　测验患牙对冷热的敏感度。

2. X 线检查及全口牙位曲面体层片　检查龋洞的深度及其与牙髓腔的关系。

【治疗要点】

尽量保存患牙，恢复牙的形态、功能及美观，并维护邻近硬组织的正常解剖关系。

【护理措施】

1. 非手术治疗　涂氟术。

（1）用物准备：口腔检查基本器械，小棉球，氟化物。

（2）护理配合

1）暴露病变部位：协助扩大术野，及时吸唾，保持术野清晰干燥。

2）清洁患牙：必要时递洁牙手机清除牙石及菌斑，用三用枪冲洗干净。

3）隔湿：传递镊子夹棉卷隔湿，吹干患牙表面。

4）涂抹：医生用蘸有药物的小棉球在患牙上进行涂抹时，协助牵拉病人口角、挡舌和吸唾，避免药物接触口腔软组织。

2. 玻璃离子水门汀修复术

（1）用物准备：除了玻璃离子水门汀粉、液，塑料调拌刀，一次性调拌纸，防水凡士林，75% 乙醇棉球等，其余同复合树脂修复术用物准备。

8

（2）护理配合

1）窝洞预备：根据窝洞类型，准备备洞车针。

2）牙面处理：牙面用相应的药物处理。

3）充填：根据龋洞的大小调拌适量玻璃离子，交给医生充填龋洞。

4）修复外形、调𬌗抛光：窝洞充填满后立即进行初步外形雕刻，然后传递咬合纸，医生检查咬合高点，调整咬合并抛光。

5）涂隔水剂：用小毛刷或医生用手指蘸凡士林涂布修复体表面进行防水处理。

3. 健康指导

（1）病人注意口腔卫生，每半年或一年定期进行口腔检查，以便早期发现、早期治疗，防止龋病的进一步发展。

（2）玻璃离子水门汀修复术治疗结束后向病人说明不要吃过硬的食物；治疗结束 3～4 小时后方可进食，但应少饮浓茶、少吸烟。

第二节　年轻恒牙龋病

年轻恒牙是指根尖孔尚未完全形成的、正在生长发育中的恒牙。年轻恒牙龋病的发生有着明显的特点：发病早；耐酸性差，易患龋；龋坏进展快，易形成牙髓感染和根尖周组织炎症；可受乳牙患龋状况的影响；第一恒磨牙常出现潜行性龋（隐匿性龋）。

【护理评估】

1. 评估患儿年轻恒牙有无牙齿变色、形态变化，牙体有无塌陷。

2. 询问有无年轻恒牙的疼痛不适及病变范围。

3. 评估全身的健康状况。有无全身系统性疾病、既往史、药物过敏史等。

4. 患儿的依从性是否良好。能够保持较长时间的配合状态。

5. 患儿家长的支持程度。是否能够配合医护人员完成治疗。

【辅助检查】

1. 冷热试验　测验患牙对冷热的敏感度。

2. X线检查及全口牙位曲面体层片　为了检查年轻恒牙龋洞的深度及其与髓腔的关系。

【治疗要点】

患牙充填治疗。

【护理措施】

1. 充填治疗术

（1）术前护理

1）心理护理：向患儿及家属交代治疗的主要步骤，减轻患儿的焦虑，使患儿能够积极配合完成治疗。

2）用物准备：口腔科车针及流体树脂、窝沟封闭剂，其他物品同一般复合树脂充填术。

（2）术中护理

1）协助病人用漱口水漱口。

2）护士安装手机钻针进行窝洞的制备，避免进行扩展性备洞。备洞完成后协助医生进行流体树脂充填，为保证树脂能够充分流动到洞底，固化前应传递探针将流体树脂导入。充填材料固化后传递窝沟封闭剂进行相邻深窝沟的封闭。

3）采用二次去腐的修复方法时首先协助进行部分去腐，护士协助吸唾，牵拉口角，保证术野清晰。在去腐完成后准备氢氧化钙糊剂，糊剂容易干燥，故要现用现取。由于氢氧化钙糊剂的流动性差，护士可用调拌刀收集糊剂，挑起后送到龋洞处，便于医生迅速将材料垫到洞底。随后护士调拌玻璃离子水门汀或传递复合树脂，协助完成龋洞充填。

4）检查充填及固化情况，去除隔湿棉卷。备好咬合纸，配合医生进行调𬌗。

（3）.术后护理

1）引导患儿离开诊疗椅，按类分拣整理用物。

2）告知家长和患儿牙体缺损已经修复，可以正常进食。因年轻恒牙的牙髓对刺激敏感，如牙体组织缺损较大，治疗后一两天应避免冷热刺激，如出现冷热痛及夜间痛的症状应及时就诊。

（4）健康指导

1）教会患儿正确的刷牙方法，目前推荐使用的是改良 BASS 刷牙法，早晚刷牙，指导患儿正确使用牙线，预防邻面龋的发生。

2）家长带患儿定期检查牙齿，同时检查充填体是否完好，有无继发龋的发生，做到早发现、早诊断、早治疗。进行二次去腐的患儿应在 3 个月后复查。

2. 年轻恒牙深龋治疗盖髓安抚术

（1）用物准备

1）口腔检查基本器械。

2）准备牙髓活力测试器械：热牙胶条、酒精灯、冰条、牙髓电活力测试器。

3）窝洞预备器械：高、低速手机，车针，挖器。

4）无痛治疗物品：局部麻醉用仪器及药物，1% 碘酊棉签。

5）暂封用物：水门汀充填器，雕刻刀，玻璃板，调拌刀，垫底、暂封及牙体修复材料。

（2）护理配合

1）用口腔检查基本器械做视、探、叩诊检测，必要时使用冷测验和牙胶条做热测验判断牙髓活力。

2）使用无痛麻醉治疗仪器进行局部麻醉注射。

3）去腐备洞：护士在高速手机上装上适合的车针递给医生制备洞形，及时吸唾，保持手术视野清晰，必要时传递挖器去腐。

4）选用氢氧化钙垫底材料调拌使用。

5）盖髓安抚：严格执行无菌操作。传递充填器械和垫底材料给医生放置盖髓剂于近髓患处，用暂封材料封闭窝洞，修整多余材料。

3. 非创伤性充填（ART）技术

（1）术前护理措施

1）患儿的准备：让患儿充分了解治疗的简便性、快捷性，无任何痛苦。做好心理上的准备。

2）用物：检查盘 1 套，大、中、小号挖匙各 1 支、牙用手斧（或锄形器）、玻璃板和调拌刀、成形片、木楔、ART 用玻璃离子水门汀粉和液、牙本质处理剂、光固化灯。

（2）术中护理措施

1）协助病人用漱口水漱口。

2）洞形准备：确定龋损大小，牙用手斧除去软化牙体，龋洞清洗干净。

3）清洁：蘸适量 10% 弱聚丙烯酸处理液处理窝洞 10 秒钟，并用高压水枪冲净，隔湿干燥。

4）材料调拌：护士调拌材料。

5）充填：护士将调拌比例适当的玻璃离子水门汀递给医生放入准备好的洞内压紧玻璃离子水门汀，涂少许凡士林防水，用手指在材料上向洞内方向紧压 30 秒钟，最后调整咬合情况。

（3）术后健康指导

1）告知病人 1 小时内不可进食。

2）定期复查所有的牙齿，并及时处理有问题的牙齿。

3）教会他们正确的刷牙方法。

第三节　儿童牙髓病和根尖周病

儿童牙髓病和根尖周病包括乳牙、年轻恒牙的牙髓病和根尖周病两部分。其诊断主要依赖病史的收集、临床检查和 X 线检查，结合临床症状综合判断疾病的性质和程度。护理的介入和支撑是完成儿童牙髓病和根尖周病的关键及保障，是在口腔内科病人常规护理的基础上进行的专科护理。

一、乳牙牙髓病

乳牙牙髓病多由细菌感染引起，感染主要来自深龋。乳牙龋洞内的细菌及毒素通过牙本质小管侵入牙髓组织而引起牙髓炎。乳牙外伤也可引起牙髓病。

【护理评估】

1. 评估病人牙齿疼痛的时间和性质。

2. 急性炎症期必须评估病人的全身状况，如有无急性面容、体温升高等。

3. 评估病人对牙髓炎的治疗意义、治疗方法、预后、合并症、治疗费用等情况的了解程度。

4. 评估病人颞下颌关节的功能。

5. 评估手术病人血常规、出血、凝血时间及其他手术禁忌证。

【辅助检查】

1. 冷热试验　测验患牙对冷热的敏感度。

2. X线检查及全口牙位曲面体层片　检查龋损范围及其他根尖周病理性改变。

【治疗要点】

1. 开髓引流解除剧痛。

2. 直接盖髓术。

3. 乳牙牙髓摘除术。

【护理措施】

1. 应急处理

（1）开髓：开髓前，应对患儿进行心理安慰，稳定患儿情绪，向其形象地说明钻牙的过程，从而消除恐惧心理，使患儿能够很好地配合操作，以防钻磨时患儿不配合而损伤口腔软组织。开髓后待脓血流出，护士采用注射器抽吸温盐水冲洗髓腔，准备丁香油小棉球置于髓腔入口，患牙开放引流。

（2）药物止痛：置丁香油或樟脑酚棉球于龋洞内，并嘱服止痛药。

2. 直接盖髓术

（1）术前准备：各种口腔科无菌器械、药物、暂封剂）。

（2）隔湿消毒：协助医生用橡皮障或消毒棉纱卷隔离唾液，备1%碘酊和75%乙醇棉球消毒牙面及窝洞。

（3）盖髓：待露髓孔用生理盐水冲洗并用棉球拭干后，协助医生将直接盖髓剂（如氢氧化钙糊剂）覆盖其上。

（4）充填：盖髓完成后，调拌氧化锌丁香油水门汀或聚羧酸酯水门汀垫底，常规充填。也可在盖髓后，用氧化锌丁香油水门汀暂封，观察4~6周，若无症状，再行常规充填。

3. 乳牙牙髓摘除术

（1）术前准备：备好各种器械及局麻药。

（2）隔湿消毒：协助医生用橡皮障或消毒棉纱卷隔离唾液，备1%碘酊和75%乙醇棉球消毒牙面及窝洞。

（3）去龋制洞：去除龋坏组织，制备窝洞，揭去髓室顶，使髓室充分暴露，用锐利挖器去除冠髓，护士协助用生理盐水冲洗髓腔。

（4）拔髓预备根管：采用拔髓针去除根髓，使用扩大针、根管锉等根管器械预备根管，用3%过氧化氢、生理盐水、5%次氯酸钠溶液冲洗根管，棉捻吸干。

（5）根管充填：用根管充填器械将根管充填糊剂反复导入根管至根尖，调拌垫底材料，并行永久充填。

（6）健康指导：利用患儿治疗的机会，向患儿及其家长宣讲乳牙牙髓炎的发病原因、治疗目的及方法，以及乳牙牙病早期治疗及保存乳牙的重要性。

二、乳牙根尖周病

根尖周病是指根尖周围或根分叉部位的牙骨质、牙周膜和牙槽骨等组织的炎症性疾病。

【护理评估】

1. 评估病人牙齿疼痛的时间和性质，牙龈有无瘘管。

2. 急性炎症期须评估病人全身状况，如有无急性面容、体温升高等。

3. 评估病人对根尖周炎的治疗意义、治疗方法、预后、合并症、治疗费用等的了解程度。

4. 评估病人颞下颌关节的功能。

5. 评估手术病人的血常规、出血、凝血时间及其他手术禁忌证。

【辅助检查】

1. 冷热试验　测验患牙牙髓的状态。

2. X线检查及全口牙位曲面体层片　了解乳牙根尖的病变状况及继承牙胚的发育情况。

【治疗要点】

1. 切开引流术。

2. 根管治疗术。

8

【护理措施】

1. 应急处理

（1）建立髓腔引流是控制急性根尖周炎的首要措施。医生采用快速锋利的高速涡轮机钻打开髓腔，清除髓室和根管内的感染坏死组织以疏通根管，使炎性渗出物或脓液通过根管引流，达到止痛、防止炎症扩散的目的。护士抽吸3%过氧化氢及生理盐水供医生冲洗髓腔，待吸净冲洗液，吹干髓腔及根管后，备一棉球置于髓室内，以免食物堵塞髓腔。经髓腔引流数日，急性炎症消退后再行根管治疗。

（2）切开排脓：对急性根尖周炎已形成黏膜下脓肿者，除建立髓腔引流外，还需在口腔内的肿胀部位做局部切开排脓，才能有效控制炎症。

切开脓肿前，护士协助医生对术区进行清洁、消毒、隔湿准备，骨膜下或黏膜下脓肿应在局麻下切开排脓。黏膜下脓肿如果比较表浅，也可用表面麻醉剂。时机的掌握应是在急性炎症的第4~5天，局部有较为明确的波动感。不易判断时，可行穿刺检查，如果回抽有脓，则应即刻切开。脓肿位置较深时，可适当加大切口，放置橡皮引流条，1 日更换 1 次，至基本无脓时撤出。通常髓腔开放与切开排脓可同时进行，亦可先开放髓腔，待脓肿成熟后再行切开。

（3）抗菌药物的全身治疗：按医嘱服用抗生素、镇痛剂、维生素等药物，嘱患儿注意适当休息，高热患儿多饮水，进流质及半流质食物，注意口腔卫生。

2. 根管治疗术

（1）术前准备：除充填使用的器械外，另备根管扩大针、根管锉、光滑髓针、拔髓针、根管充填器和根充材料。

（2）护理配合

1）对尚具有活髓的牙齿，应在麻醉下拔除残余根髓，预备根管用生理盐水冲洗根管，消毒，吹干后进行根管充填。

2）对感染根管，去除牙髓后用 3% 过氧化氢液、5% 次氯酸钠液、生理盐水冲洗根管，吸干。将蘸有甲醛甲酚、木榴油或樟脑酚液的小棉球放置于髓室内，或含药之棉捻置于根管内以丁香油氧化锌水门汀封固。

（3）根管充填：3 ~ 7 日后复诊时，如自觉症状消失，且从根管内取出的棉捻无分泌物，无臭味，患牙无叩痛，即可行根管充填。将根管充填材料反复旋转导入根管或加压注入根管，垫底，充填。若炎症未能控制或瘘管仍有渗液也可仅换药后暂封，待症状消退后再行根管充填。

乳牙根管治疗术的基本方法虽与恒牙根管治疗术大体相同，但考虑到乳牙根要发生生理性吸收，继承恒牙方可萌出到正常位置上，因此乳牙的根管充填材料仅可采用可吸收的，不影响乳恒牙交替的糊剂充填。常用的根管充填材料有：氧化锌丁香油水门汀（ZOE）、碘仿糊剂、氢氧化钙制剂、抗菌药物制剂。

（4）健康指导

1）定期复查：每半年或一年定期复查一次，检查病情发生状况。教会患儿正确的刷牙方法。

2）指导病人：避免用患牙咀嚼过硬食物，向家长解释清楚有关事项。

3）根管充填后可继续随访观察。

第四节　儿童前牙外伤后夹板固定

儿童发育的不同阶段其活动特点不同，牙齿容易出现外伤。多见的是前牙外伤，年轻恒前牙的外伤常发生在 7～10 岁。对于年轻恒前牙外伤后松动的牙齿，可采用一种较为简单、舒适、有效的、较好的方法加以固定，即儿童前牙外伤夹板固定法。

【护理评估】

1. 了解患儿和家长对前牙外伤及其牙夹板固定治疗方法的认知程度。

2. 了解患儿的年龄等社会情况。

3. 了解评估外伤发生的时间、过程及是否接受过处理及具体情况。

4. 评估外伤牙损伤分型、露髓情况。

5. 外伤牙的 X 线片检查，观察根尖发育进展，是否有断根等损伤状况。

6. 评估患儿和家长的情绪状况，为针对性护理提供资料。

【辅助检查】

X 线片、全口牙位曲面体层片（全景片）检查，进一步确定牙齿外伤的部位、深度、范围和根尖发育情况的判断。

【治疗要点】

采用尼龙线或不锈钢丝线或石英纤维束＋复合树脂；正畸托槽＋弹性唇弓等方式固定外伤前牙。

【护理措施】

1. 术前护理措施

（1）心理护理

1）告知患儿家长应重视前牙外伤。

2）消除家长的急躁心情，保持镇定，冷静处理。

3）介绍牙外伤的治疗护理及预后。

（2）术前常规准备：基本检查器械，消毒的尼龙线或不锈钢丝线，手套、钨碳化合金牙钻，剪刀，光固化机及光固化复合树脂或玻璃树脂复合体。

2. 术中护理措施

（1）准备：护士引导患儿上椅位，调节光源，询问患儿及家长其受损伤病史。

（2）沟通交流：乳前牙外伤患儿往往有疼痛，护士应态度和蔼、耐心细致，从心理上关心，转移其注意力，有利于患儿配合治疗。

（3）用物准备：根据乳牙外伤大小程度，取适度长短的尼龙线或不锈钢丝线。

（4）粘接操作：配合口腔医生用冻胶状磷酸酸蚀前牙唇面中1/3的位置，冲净酸蚀液，干燥牙面，均匀涂布粘接剂于牙面上。备适量复合树脂置于牙面，依次从尖牙放置复合树脂，将尼龙线放在复合树脂中央，把尼龙线拉直绷紧，用光固化灯照射，使其凝固。修剪多余尼龙线，修整复合树脂。

（5）终末处置：清洁用物，消毒备用。

3. 术后护理措施

（1）按时复诊：对1颗半脱位或埋入的牙齿，一般固定2~3个星期即可，如果时间长，会造成内吸收或固连。如在固定之后有炎症加重，需及时来院治疗。

（2）检查：在用尼龙线夹板固定期间，应检查牙松动度和牙髓活力，以及定期检查修复牙本质沉积的范围和固连情况。

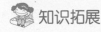 知识拓展

儿童口腔的行为管理

在儿童口腔的检查诊断、治疗和护理中，医护人员及时发现和消除患儿的不良情绪，提高诊疗护理操作中患儿的适应能力和疼痛的耐受力，采用适度的语言和交

流技巧,获得患儿和家长的信任和配合,指导他们的就诊和治疗,保证治疗护理的顺利进行,这一过程使用的方法被称为儿童口腔治疗和护理中的行为管理。儿童口腔行为管理包括非药物行为管理和药物行为管理。其核心目的是促进医护人员与家长和患儿之间建立相互信赖的关系,最终减少患儿对口腔治疗和护理的恐惧与焦虑情绪,同时让患儿了解保持口腔健康和改变不良习惯的重要性和具体方法。

(徐庆鸿)

8

第九章

口腔修复科病人的护理

口腔修复学是研究用符合生理的方法修复口腔及颌面部各种缺损的一门科学。口腔修复的基本治疗手段是采用制作修复体的方法来恢复因缺损、畸形而丧失的形态与功能。护士要在病人治疗过程中对病人进行社会、心理、疾病全方位的护理，使病人接受和使用好的修复体。

第一节 牙体缺损

牙体缺损是指各种牙体硬组织不同程度的质地和生理解剖形态的损坏或异常。用于牙体缺损修复治疗的修复体有嵌体、部分冠、全冠。

【护理评估】

1. 健康史 了解病人的健康状况，有无慢性病史及药物过敏史；了解牙体缺损的范围、程度、原因，经过何种治疗。

2. 临床表现

（1）牙体牙髓症状：牙髓刺激症状，牙髓炎症、坏死及根尖周病变。

（2）牙周症状：牙周组织炎症，创伤殆，牙龈损伤及局部龈炎。

（3）咬合症状：咀嚼效率降低，偏侧咀嚼习惯，口颌系统功能紊乱。

（4）其他症状：口腔黏膜擦伤，影响美观、发音、面容及心理状态。

【辅助检查】

1. X 线检查　了解病人牙周、根尖周以及根管的治疗情况。

2. 制作模型检查　了解病人的咬合情况。

【治疗要点】

恢复牙体组织完整性，解决前牙缺损所致的社交障碍。

【护理措施】

（一）心理护理

1. 治疗前应了解病人对修复体的要求及期望值。

2. 结合病人口腔情况将预期效果告知病人。

3. 告诉病人所有操作均为无痛状态下的安全治疗，以消除病人的紧张心理。

（二）初诊病人的护理

1. 用物准备

（1）检查器械（口镜、镊子、漱口杯、手套）。

（2）牙片申请单、处方笺、设计卡等。

（3）各类修复体模型。

2. 护理配合

（1）安排病人就坐于治疗椅上，调整椅位，调节光源。

（2）了解病人的口内情况，介绍修复体种类和各种修复治疗的优缺点。

（3）修复前需做根管治疗或拔牙的病人，应备齐转诊资料并转诊。

（4）整理用物，消毒后备用。

（三）牙体预备病人的护理

1. 用物准备

（1）同初诊用物。

（2）高速手机、低速手机。

（3）按需准备各类金刚砂车针和砂石磨头，酒精灯、蜡片、吸引头。

2. 护理配合

（1）牙体制备前做好解释工作，教会病人配合治疗的方法，如有不适请病人勿乱动需举手示意。

（2）牙体制备前需局部麻醉的病人，在确认无药物过敏史后，根据病人的健康状况，协助医生选择适宜的药物及麻醉方法。

（3）牙体制备过程中，协助牵拉病人口角或舌体，及时吸唾，保持术野清晰，同时按需及时更换磨头。

（四）嵌体修复病人的护理

1. 牙体预备的用物准备和护理配合同前所述。

2. 蜡型制作的护理操作

（1）直接法

1）牙体制备完成后，协助医生吹干牙体。

2）蘸取液状石蜡，均匀涂布于牙体表面。协助医生制作蜡型，用气枪吹冷 U 形针后将蜡型取出。消毒窝洞并用牙胶条暂封。预约病人复诊时间。

3）将蜡型固定于成形座上，同设计卡一起送制作中心包埋铸造。整理用物，消毒备用。

（2）间接法

1）牙体制备完成，按常规配合取印模。

2）协助用红蜡片取咬合蜡型以确定咬合高度，并将咬合蜡型浸泡于凉水中。

3）消毒、暂封牙体，预约病人复诊时间。整理用物，消毒备用。

3. 试戴和粘固的护理

（1）用物准备：除初诊用物外，另备脱冠器、咬合纸、各类磨头。

（2）常规安排病人，查对病人的姓名与修复体上标注的姓名是否一致。

（3）嵌体试戴中，协助医生牵拉口角或舌体，及时更换磨头和吸唾液。

9

（4）试戴完成后，将嵌体用75%乙醇消毒后吹干。

（5）将调好的粘接剂一部分均匀放入嵌体组织面，另一部分递给医生放入牙体固位型中。

（6）嵌体就位后，递纱球置于病人颌面，嘱病人紧咬5～10分钟后，去除多余粘接剂。

（7）整理用物，消毒后备用。

（五）烤瓷熔附金属全冠修复病人的护理

1. 用物准备　除初诊用物外，另备脱冠器、传力器、骨锤、咬合纸、各类磨头。

2. 牙体制备前取研究模型一副。牙体制备完成后，取工作模型和暂时冠模型各一副。

3. 暂冠的制作和粘固　其制作方法同前。

4. 选色后记录在设计卡上，同模型一起送制作中心制作。

5. 烤瓷冠的粘固基本同嵌体修复。

（六）桩冠修复病人的护理

1. 简单桩冠修复病人的护理

（1）用物准备：除初诊用物外，另备成品桩，各类根管制备钻针，各色牙面，自凝树脂、咬合纸、液状石蜡、纱球、75%乙醇。

（2）将病人的牙片固定在读片灯上，以备根管制备时参考。

（3）医生行牙体制备时，协助牵拉口角并吸唾。

（4）协助医生选择合适的成品桩和牙面后制作简单桩：待医生将桩和牙面调磨完成后，传递液状石蜡棉球涂布于根管内和根面，用气枪吹去多余的部分，调拌自凝树脂，协助医生在口内制作，并备温热水加速树脂凝固。

（5）协助医生粘固简单桩：待医生将桩冠调磨合适后协助医生隔湿、消毒、吹干根管。调拌粘接材料，均匀放置在桩及根管内壁，待桩冠戴入后用传力器轻击就位，递纱球置于病人𬌗面，嘱病人紧咬5～10分钟后去除多余粘接剂。

2. 铸造桩冠修复病人的护理

（1）用物准备：除初诊用物外，另备液状石蜡、蜡条、大头钉、成形座、纱球、小蜡刀、酒精灯。

（2）蜡型制作中的护理配合：先将液状石蜡棉球传递给医生涂布于根管壁，待医生制作好蜡型并从病人口内取出后用气枪吹冷蜡型，固定在成形座上，同设计卡一起送制作中心包埋铸造。

（3）粘固桩核的护理配合：铸造桩经医生在病人口内调磨完成后协助调拌粘接材料，将其固定于根管内。

（4）桩冠冠部制作的护理配合：核桩粘固后制取印模，根据病人的需要选择不同材料的全冠修复。

（七）贴面修复病人的护理

1. 用物准备　除初诊用物外，另备棉签、碘伏、麻药、注射器、各类金刚砂石针。

2. 牙体制备中的护理配合　牙体制备前应注射麻药，减轻病人痛苦。按需要及时更换钻针，协助牵拉术区组织，及时吸唾保持术野清晰。

3. 协助医生取印模并选色。

4. 贴面粘固时的护理配合　根据瓷修复体的颜色选择色泽相近的树脂粘接剂。牙体及修复体组织面用酸蚀剂处理后彻底冲洗、吹干。将粘接剂均匀涂布于牙体粘接面用光固化灯照射 20 秒后，将树脂粘接剂按比例调拌后放入瓷修复体内完成粘接。

（八）健康指导

1. 注意口腔清洁，保持口腔卫生以保护好口内健康牙。

2. 前牙修复的病人嘱其不可用于撕咬食物，以免牙体折断；后牙修复的病人，嘱其不可咀嚼过硬食物，以免崩瓷。

3. 戴入修复体后，如有不适需及时到医院复诊。

第二节　牙列缺损

牙列缺损是指在上下颌牙列内的不同部位有不同数

目的牙齿缺失，牙列内同时有不同数目的天然牙存在。牙列缺损后破坏了咀嚼器官的完整性，是口腔修复临床的常见和多发性缺损畸形。

【护理评估】

1. 健康史　询问病人的健康状况，有无急慢性疾病及传染病史，有无药物过敏史。

2. 身体状况　病人后牙缺失造成咀嚼功能减退，前牙缺失表现为发音不清、唇部内陷，影响病人面容。

3. 社会-心理因素　评估病人对义齿的认知情况及期望程度。了解病人对磨除牙体组织有无足够的思想准备，是否存在紧张、恐惧心理。了解病人的经济承受能力。

【辅助检查】

1. X线检查　了解邻牙的健康情况。

2. 制作模型检查　了解病人的咬合情况。

【治疗要点】

牙列缺损病人有固定义齿修复和可摘局部义齿修复两种修复方法。

【护理措施】

（一）心理护理

告知病人修复体类型及其各自的优缺点、修复原理、固位方法，使病人确信自己接受的治疗方法是科学而正确，以消除紧张、恐惧心理，主动配合治疗中的各项操作。

（二）向病人介绍修复体类型、特点，利于病人选择适宜的修复方式

1. 可摘局部义齿的特点

（1）基牙磨除较少，对基牙要求没有固定义齿高。义齿基托可以填塞软组织和牙槽嵴硬组织缺损。

（2）病人可以自行取代义齿，口腔卫生自我维护容易。夜间义齿被摘除后，基牙和支持组织可以得到适当休息。

（3）制作方法简单，适用范围广。义齿损坏后一般

可以修补。

（4）义齿基托较大，异物感较明显，可能影响发音。义齿咀嚼效率明显低于固定义齿。

2. 固定修复义齿的特点

（1）传导殆力的方式近似天然牙，恢复咀嚼功能优于可摘局部义齿。

（2）义齿体积小，无异物感，不妨碍发音。

（3）基牙磨除较多，对基牙要求较高。义齿损坏后需重新制作。

（4）病人不能自行摘戴义齿，须做好自我口腔卫生维护。

（三）可摘局部义齿修复病人的护理

1. 用物准备　除初诊用物外，另备蜡刀、雕刻刀、蜡刀架、蜡盘、酒精灯、红蜡片、面镜、各类磨头、咬合纸、脱色笔、技工钳。

2. 确定咬合关系的护理

（1）查对病人的姓名、缺失部位是否与模型相同。

（2）将石膏模型充分浸湿，按需要制作蜡基底。待医生在口内确定咬合关系后，将蜡堤连同设计卡送制作中心上殆架。

（3）预约病人复诊时间，消毒用物，整理备用。

3. 试戴蜡牙的护理

（1）常规安排病人，将已排好牙的模型放于治疗台上。

（2）若个别蜡牙需调整，及时点燃酒精灯加热蜡刀备用。

（3）病人通过面镜观看满意后，连同设计卡送制作中心。

（4）预约病人复诊时间，消毒用物，整理备用。

4. 戴牙的护理

（1）常规安排病人，将核对无误的义齿放入检查盘中。

（2）医生戴牙时，按需要及时传递所需用物，更换磨头。

（3）戴牙完成后，协助医生抛光、冲洗和消毒义齿。

（4）对病人进行相应的健康指导。整理用物，消毒后备用。

5. 健康指导

（1）教会病人摘戴义齿。摘戴义齿时，有一定的方向性，应用手压就位，禁用牙咬，以免义齿折断或损坏。

（2）告知病人初戴义齿时，可能出现恶心、语言不清等现象，应坚持使用逐步适应。

（3）告知病人戴义齿后出现疼痛，应及时就诊，就诊前 2~3 小时应将义齿戴入口中，以便医生准确修改痛点。

（4）告知病人进餐后需取下义齿清洗，以保持口腔清洁；睡觉前应取下义齿，放入冷水中浸泡，以使受压的黏膜组织得到休息，也可防止义齿误入消化道。

（5）义齿如发生折断或损坏，应及时到医院修补。义齿戴用 0.5~1 年，需复诊 1 次。

（四）固定义齿修复病人的护理

1. 用物准备　除初诊用物外，另备排龈线、排龈器、精细印模材料、刚性托盘。

2. 牙体预备同牙体缺损病人的护理。

3. 模型制取的护理

（1）协助排龈，以利取得精确的印模。

（2）根据医生要求选择适宜的精细印模材料制取模型。

（3）精细印模材料制取的模型需静置 30 分钟后再进行灌注。

4. 暂时冠的制作和粘固的护理

（1）根据病人的口腔情况选择直接法或间接法制作暂时冠。

（2）指导病人在自然光线下选择修复体的颜色，并做好记录。

（3）遵医嘱选择适宜的粘接剂粘接暂时冠。

（4）预约病人复诊时间。消毒用物，整理后备用。

5. 粘固的护理同牙体缺损病人的护理。

6. 健康指导

（1）注意口腔清洁卫生以保护好口内余留牙。

（2）前牙修复的病人嘱其不可用其撕咬食物，以免牙体折断。

（3）后牙修复的病人嘱其不可咀嚼过硬食物，以免崩瓷。

（4）戴入修复体后，如有不适，应及时到医院复诊。

第三节　牙列缺失

牙列缺失是指整个牙弓上下不存留任何天然牙或牙根，又称无牙颌，是老年人的常见病和多发病。牙列缺失病人制作的义齿称为全口义齿。

【护理评估】

1. 健康史　询问病人的健康状况，有无心血管疾病、糖尿病等，有无义齿修复的经历。

2. 身体状况　病人咀嚼功能几乎丧失，发音不清，鼻唇沟加深，口角下陷，面部明显衰老。

3. 社会-心理因素　评估牙列缺失后对病人心理的影响程度。了解病人对全口义齿的认知情况及期望程度、文化背景、经济承受能力。

【辅助检查】

1. X 线检查　是否有残根残留。

2. 口腔情况检查　牙槽骨的丰满程度。

【治疗要点】

制作全口义齿恢复病人发音、面容及部分咀嚼功能。

【护理措施】

（一）心理护理

治疗前，了解病人的口腔情况、心理状态及对义齿的期望值。告知病人全口义齿的特点、固位原理，让病人了解治疗步骤、义齿与天然牙的区别，使病人主动配合治疗，修复治疗得以顺利完成。

（二）制取印模的护理

1. 用物准备　除初诊用物外，另备酒精灯、蜡刀、蜡盘、蜡刀架、蜡片、雕刻刀、印模材料及调拌用具、无牙颌托盘。

2. 取初印模　当医生试好托盘，做好取印模准备后，即开始调拌印模材料。医生取下初印模后，遵医嘱制作个别托盘。

3. 制作个别托盘　遵医嘱选择用弹性印模材料、自凝树脂，病人旧的全口义齿可制作个别托盘。

4. 取二次印模　当医生将个别托盘修整好，在病人口内试合适后，调拌衬层材料取二次印模。

5. 预约病人复诊时间。整理用物，消毒后备用。

（三）颌位记录的护理

1. 用物准备　除初诊用物外，另备酒精灯、蜡刀、蜡盘、蜡刀架、蜡片、雕刻刀、垂直距离尺、𬌗平面板。

2. 将备齐的用物置于治疗桌或治疗车上。

3. 调整椅位，使病人端坐位，视线与地平面平行。

4. 协助医生测定垂直距离，制作蜡𬌗堤。

5. 根据病人的面型、职业、年龄、性别、肤色及要求，协助医生选择合适的人工牙。

6. 将设计卡连同模型送技工室上𬌗架、排牙。预约复诊时间。

7. 整理用物，消毒后备用。

（四）试戴蜡牙的护理

1. 用物准备　除初诊用物外，另备酒精灯、蜡刀、蜡盘、蜡刀架、蜡片、雕刻刀、面镜及经核对无误的义齿蜡型。

2. 将备齐的用物置于治疗桌或治疗车上。

3. 调整椅位，使病人处端坐位，视线与地平面平行。

4. 医生在检查、校对蜡义齿的咬合关系、垂直距离时，协助观察病人面部外形是否美观自然，上下牙弓中线与面部中线是否一致，前牙大小、形态、颜色是否协调等。

5. 若个别蜡牙需要调改时，及时点燃酒精灯，烧热蜡刀备用。

6. 医生检查核对调改蜡牙完毕且病人满意后，将蜡义齿连同𬌗架送制作中心制作。预约初戴义齿时间。

7. 整理用物，消毒后备用。

（五）初戴义齿的护理

1. 用物准备　除初诊用物外，另备各类砂石针、砂纸圈、咬合纸、变色笔、面镜、经核对无误的全口义齿。

2. 安排病人上椅位，再次核对病人姓名与义齿姓名是否一致。医生在试戴过程中，根据需要及时传递所需用物。

3. 义齿初戴完毕，协助医生将义齿打磨、抛光、消毒后交病人戴入。

4. 对病人施行相应的健康指导。清理用物，消毒后备用。

（六）调改义齿的护理

1. 用物准备　除初诊用物外，另备各类砂石针、咬合纸、面镜、压痛点指示剂、按需准备义齿重衬材料。

2. 引导病人上椅位，让病人取下义齿，用清水冲洗干净后放入检查盘内。

3. 如病人口腔黏膜有压痛，备压痛点指示剂，涂擦于压伤的黏膜上。在涂擦压痛点指示剂时前应擦干口内压痛处及义齿组织面，便于准确显现压痛点。凡修改后的义齿均应磨平抛光，冲洗消毒后交给病人戴入。

4. 若义齿需用直接法重衬者，协助调拌重衬材料。若义齿需重新上𬌗架进行调改时，协助上𬌗架。

5. 待医生调改完毕，嘱病人试戴后如有不适，及时复诊。

6. 整理用物，消毒备用。

9

（七）健康指导

1. 初戴全口义齿有异物感、恶心或发音不清等症状，只要坚持戴用，数日内症状即可消除。

2. 义齿戴入后 1～2 天，吃饭时可暂时不戴，待适应后再戴义齿练习进食，开始时先吃软食及小块食物，并改变偏侧咀嚼习惯。

3. 饭后及睡前取下义齿，用牙膏刷净，清水冲洗，切勿用开水或药液浸泡。睡前将义齿取下置于冷水杯中勿让义齿干燥，以免变形。

4. 如有疼痛及不适等问题，及时到医院复诊，切勿自行磨改。就诊前 2～3 小时应将义齿戴入口中，以便医生准确修改痛点。

5. 义齿戴用 0.5～1 年，需复诊 1 次。

 知识拓展

9

种植义齿

种植义齿是近代口腔医学发展史上的一大创举，是采用人工种植体植入颌骨以获取固位支持的修复体，由植入体、基桩和上部结构三部分组成。植入体主要承担固位、支持功能，其余两部分承担恢复美观、咀嚼功能。

近年来，随着种植技术、种植体材料的不断发展，这一技术越来越多的应用于临床。因其使修复体获得更好的固位效果，提高了义齿的美观性、舒适性和咀嚼效能而为越来越多的病人所接受。

（鲁 喆）

第十章

口腔正畸科
病人的护理

口腔正畸学是研究错𬌗畸形的病因、发生机制、诊断分析及预防和治疗的一门学科。错𬌗畸形对病人的口腔健康、口腔功能、颌面骨骼的发育及外貌都有很大影响。在口腔正畸治疗中，口腔正畸护理贯穿于病人治疗的每个步骤，熟练的护理配合可以保证正畸矫治过程的顺利进行，促进错𬌗畸形的矫治效果。

第一节　口腔正畸初诊

口腔正畸治疗是一个漫长而复杂的治疗过程。错𬌗畸形的病因复杂、临床表现多样，初诊的检查、资料收集和分析是确定病人治疗方案的首要环节。

【护理评估】

（一）健康史

询问病人有无引起错𬌗畸形的家族遗传史、相关疾病史，了解错𬌗畸形的发病原因。

1. 遗传因素　错𬌗畸形的遗传因素，来源于种族演化和个体发育。多数人的错𬌗畸形与双亲的遗传有关，这种遗传性的错𬌗畸形矫治比较困难，宜及早治疗，且治疗后需较长时间的效果维持。

2. 环境因素　错𬌗畸形的环境因素包括先天因素、后天因素、功能因素、口腔不良习惯及乳牙期与替牙期的局部障碍等。

（1）先天因素：除遗传因素外，还与母体妊娠期营养不良、分娩时损伤，以及发育障碍如先天性缺牙、牙大小形态异常、舌大小形态异常、唇系带异常等有关。

（2）后天因素：佝偻病、垂体和甲状腺功能异常、营养不良、儿童时期急慢性鼻炎、扁桃体炎。

（3）功能因素：奶瓶位置不当，长期给予柔软、黏性、甜食等不正确的喂养方式造成的吸吮功能异常、咀嚼功能异常。

（4）口腔不良习惯：吮指习惯、咬唇习惯、吐舌习惯、啃物习惯、偏侧咀嚼习惯、偏侧托腮、枕手入睡等。

（5）乳牙期及替牙期的局部障碍：乳牙过早缺失或滞留、恒牙早萌早失或萌出紊乱、乳尖牙磨耗不足等。

（二）临床表现

1. 个别牙错位　个别牙偏离在牙弓的正常曲线外，包括牙齿的各个方向错位、易位、倾斜等。

2. 牙弓形态和牙齿排列异常　牙弓狭窄、牙列稀疏、牙列拥挤等。

3. 牙弓、颌骨、颅面关系的异常　前牙开𬌗，面下1/3 高度增大；下颌偏斜，上下牙弓前突；双颌前突；前牙反𬌗，下颌前突；前牙深覆𬌗，面下 1/3 高度不足；前牙深覆盖，上颌前突下颌后缩等。

（三）心理-社会状况

评估病人对治疗效果的期望值；病人对造成自身错𬌗畸形的原因是否了解；病人文化程度及经济状况；病人对保持口腔卫生知识的掌握程度等。

【辅助检查】

1. X 线检查

（1）全口牙位曲面体层片：了解上、下颌骨及全颌牙齿发育情况。

（2）颅颌侧位定位片：了解牙颌、颅面组织的结构，确定诊断及矫治计划。

2. 模型检查　制取研究模型，用于分析、记录及比

10

较矫治进展情况。

3. 面部照相检查 正面像可显示面部高度及面部畸形；侧面像可显示侧面凸度及下颌的斜度；口内像可显示牙齿的位置、牙弓及咬合等情况。

【治疗要点】

制订个性化的正畸治疗方案。

【护理措施】

（一）心理护理

1. 告知病人及家属治疗计划、费用、时间的安排及矫治过程中可能出现的问题，缓解病人紧张、疑虑的心理状况。

2. 告知病人其发病原因及治疗中的配合方式，让病人明白治疗效果的满意度与病人是否遵医嘱配合关系密切。使病人在治疗中积极配合治疗。

3. 不同年龄正畸病人的心理护理

（1）学龄前儿童：自主及自控能力差、性格不稳定、对治疗易产生恐惧心理、合作性差，对于这类病人要营造轻松活泼、色彩漂亮的治疗环境，多使用安抚、鼓励的语言，并且语气轻缓、温柔。

（2）学龄儿童及青少年：家庭教育和学校教育的影响极大，认知水平有一定的偏差，治疗缺乏自主性。对于这类病人要做好家长的心理疏导，详细说明治疗的过程、预后情况以及维持的重要性，使家长理解及配合，促使孩子保证按时复诊，正确有效地配戴口外装置。在治疗过程中随时了解病人的感受，给予相应的心理支持和疏导，使其树立战胜疾病的信心。

（3）成人：有较丰富的社会经验及较强的自主行为，习惯从自己的角度认知疾病并表达想法。对于这类病人要详细介绍治疗的方法、步骤及使用的材料特点，注意语言要耐心、细致、严谨，以取得病人的信任合作。

（二）基本护理

1. 用物准备

（1）检查盘、X线检查单、检验单。

（2）照相机、反光板、开口器、口内拉钩。

（3）藻酸盐印模材料、橡皮碗、清水、调拌刀、托盘。

2. 资料收集

（1）安排病人就坐于治疗椅上，调整椅位。

（2）告知病人照相的目的、方法，取得病人的同意和配合。

（3）根据拍照部位的需要，协助牵拉口角，放置反光板。

（4）做好照片的编号、登记工作。

3. 印模采集　根据病人的口腔情况选择合适的托盘，制取印模、预约复诊时间。注意以下几类特殊病人的取模要求。

（1）乳牙𬌗：了解幼儿心理，和家长一起取得孩子的合作。

（2）牙周病：印模材料调拌的稍稀一些，取模时动作轻柔、缓慢加压，可以避免牙龈出血、松动牙的移位。

（3）外科正畸：选择合适的托盘对这类病人尤其重要，必要时可制作个别托盘。

（4）颏兜、额兜：这类病人常选用蜡片制作个别托盘，要防止制作个别托盘时的烫伤。取模时注意对病人眼部的保护，防止异物进入。

（5）保持器：取模前协助医生将倒凹封闭，防止取下模型时托槽、带环脱落。

4. 预约会诊

（1）与病人和家长一起讨论治疗计划、全部治疗费用、治疗时间的安排。

（2）签订正畸治疗知情同意书。

（3）根据病人的口腔情况制订基础治疗计划。

第二节　口腔正畸治疗

错𬌗畸形的病人通过配戴矫治器来完成正畸治疗，

矫治器配戴的时间、方法、自我维护对治疗进程和治疗效果影响很大。

【护理评估】

（一）健康史

询问病人有无引起错𬌗畸形的家族遗传史、相关疾病史，了解错𬌗畸形的发病原因。有无牙体牙周组织病变及口腔卫生情况。

（二）评估病人临床表现与分类

临床常采用 Angle 错𬌗分类法。

1. Ⅰ类错𬌗（中性𬌗关系）（图 3-10-1）

（1）上、下颌第一恒磨牙咬合时为中性𬌗关系。

（2）牙尖交错位时，牙弓上某些牙位异常。

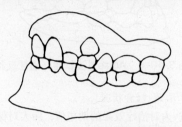

图 3-10-1　Angle Ⅰ类错𬌗

（磨牙关系为中性𬌗）

10

2. Ⅱ类错𬌗（远中𬌗关系）（图 3-10-2，图 3-10-3）

（1）上、下颌第一恒磨牙咬合时为远中𬌗关系。

（2）牙尖交错位时，下颌比正常位置向远中后退。

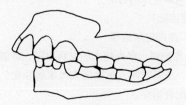

图 3-10-2　Angle Ⅱ类 1 分类错𬌗

（前牙深覆盖）

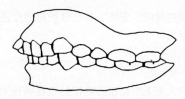

图 3-10-3　Angle Ⅱ类 2 分类错殆（前牙深覆盖）

3. Ⅲ类错殆（近中殆关系）（图 3-10-4）

（1）上、下颌第一恒磨牙咬合时为近中殆关系。

（2）牙尖交错位时，下颌比正常位置向近中移位。

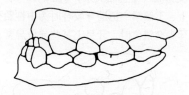

图 3-10-4　Angle Ⅲ类错殆（前牙反殆）

（三）心理-社会状况

评估病人对治疗效果的期望值；病人对保持口腔卫生知识的掌握程度等。

【辅助检查】

制取研究模型用于分析、记录及比较矫治进展情况。

【治疗要点】

去除病因，在适应生理功能的基础上进行矫治，达到恢复美观和功能的目的。

【护理措施】

（一）戴固定矫治器

1. 心理护理　根据病人的发病原因，讲解治疗的方法、步骤、所需时间，解除病人及家属焦虑、急躁的情绪，积极配合治疗。

2. 用物准备

（1）检查盘、口杯、开口器、吸唾器。

（2）粘接器械盒：带环就位器、除石器。

（3）结扎器械盒：止血钳、结扎丝、技工钳。

（4）按医嘱准备粘接剂及相应的调拌器具。

3. 托槽粘接

（1）双组分粘接剂粘接

1）协助医生酸蚀牙面、吹干。

2）将 A、B 液混合后用小毛刷蘸取少许递给医生涂布于牙面上。

3）根据托槽大小调拌适量的粘接剂，将其涂布于托槽底板中央递与医生粘接在牙面上。

4）为保证粘接效果，粘接剂应逐个调拌。每调完一个及时用棉球擦净玻璃板后再进行下一个调拌。

5）粘接过程注意吸唾，防止唾液影响粘接效果。

（2）光固化粘接剂粘接

1）协助医生酸蚀牙面、吹干。

2）将光固化粘接剂涂布于托槽网面上递给医生。

3）待医生固定好托槽并去除多余材料后传递光固化灯光照固化粘接剂。

4）粘接过程注意吸唾，防止唾液影响粘接效果。

（3）预约复诊时间并进行相应的健康指导。整理用物，消毒备用。

4. 带环粘接

（1）协助医生将带环调至合适。

（2）遵医嘱调拌粘接剂至拉丝状后，将粘接剂涂布于带环内侧递给医生粘固于病人牙体上。

（3）预约复诊时间并进行相应的健康指导。整理用物，消毒备用。

5. 弯制、结扎弓丝　协助医生弯制弓丝，插入颊面管并嵌入托槽的槽沟，用结扎丝分别对每个托槽进行结扎。

6. 复诊病人的护理

（1）检查病人的口腔情况及附件有无脱落，准备相应的器械和材料。

（2）根据检查情况评估健康指导的效果，及时调

10

整、改进健康指导内容。

（3）拆除弓丝后，嘱病人彻底刷牙，清除食物残渣和软垢，检查牙体组织有无龋坏，并将弓丝消毒备用。

（4）按诊疗要求做好脱落带环、托槽粘接的护理配合。

（5）预约复诊时间，进行针对性的健康指导。整理用物，消毒备用。

7. 健康指导

（1）初戴矫治器的几天里，牙齿会有疼痛感，这种因矫治器的机械力而产生的疼痛感会逐渐减弱。

（2）口腔黏膜会因矫治器口内附件的摩擦而有异物感。这种异物感会因黏膜的适应而逐渐消失。如果黏膜破溃，可以涂擦溃疡软膏。如果出现严重疼痛及时来院复诊。

（3）避免食用黏性、带核、过硬食物，防止附件损坏。将食物切成小块食用，不能撕咬、啃食，防止附件脱落、损坏。

（4）一般 3~4 周复诊 1 次。间隔时间太短，牙周组织会因加力太勤而损伤；间隔时间太长，会使疗程延长而致牙体、牙周组织损伤。按医生要求戴弹力橡皮圈和口外牵引装置，使治疗效应得以持续进行，减少复诊次数。

（5）养成良好的口腔卫生习惯，少吃零食，进食后及时、彻底刷牙。掌握正确的刷牙方法，选用正畸专用牙刷将牙体与附件间的食物残渣及软垢尽量刷洗干净，防止龋坏或牙周病。

（二）戴活动矫治器

1. 心理护理　根据病人的发病原因，讲解治疗的方法、步骤、原理，解除病人及家属焦虑、急躁的情绪，积极配合治疗。

2. 用物准备

（1）检查盘、口杯、咬合纸、砂石。

（2）经核对无误的活动矫治器。

3. 将核对无误的矫治器放入检查盘中，安排病人进行治疗。

4. 医生戴矫治器时按需要及时传递所需用物、更换砂石。矫治器试戴完成后，协助医生将矫治器抛光、冲洗和消毒后交予病人。

5. 教会病人自行取戴矫治器并进行相应的健康指导，预约复诊时间。

6. 整理用物，消毒备用。

7. 健康指导

（1）教会病人自行取戴：配戴时以双手拇指、示指一起将卡环顶压就位；取下时将手指放于卡环处用力取下即可。

（2）告知病人矫治器戴入初期，会有异物感、流涎、发音不清等现象，这种现象会在1周后随着个体的逐渐适应而消失。戴入初期会有轻微疼痛感，如果疼痛持续加剧需来院处理。

（3）告知病人坚持戴用矫治器对治疗效果的重要性，一定要遵医嘱在治疗的最初6~12个月坚持24小时戴用。进食时取下，防止矫治器变形或损坏。

（4）取下的矫治器时应放在硬质盒内，防止挤压变形或损坏丢失。用清水刷洗矫治器，刷洗时不可用力过猛，以免副簧变形。

第三节 正畸档案资料的管理

口腔正畸治疗的疗程长，病人复诊次数多，档案资料管理尤为重要。病人的档案资料包括：病历、各项检查资料、照片、模型等，妥善管理这些资料可以为治疗提供资料，保证治疗持续进行。

（一）研究模型的管理

1. 按顺序将研究模型进行编号。

2. 在上、下颌模型底座上分别表明病人的相关信息。

3. 将模型按编号排列在模型柜里。

4. 建立模型借用登记本，便于模型查找。

5. 归还的模型如有损坏，提醒医生及时进行修补。

（二）病历保管

1. 病历内容按次序排列，清楚完整并在封面写上编号。

2. 病历按编号顺序存放。

3. 建立病历借用登记本，及时追踪借出的病历。

4. 定时整理病历，保持存放的病历整洁、完整、有序。

（三）影像资料的管理

1. 定期取回 X 线照片并逐一编号，按编号顺序存放。

2. 病人的照片、底片上标明病人的信息存放于病历袋中。

3. 建立 X 线片借用登记本，及时追踪借出的资料。

10 知识拓展

舌侧隐形矫治技术

舌侧隐形矫治技术是近年来兴起的正畸技术，它通过安装于牙齿舌侧面的矫治器来完成正畸治疗，病人在治疗过程中从外观上完全看不出任何正畸装置，特别适合因顾虑形象而不得不放弃正畸治疗以及经常做运动容易导致面部损伤的正畸病人。

舌侧隐形矫治术中的托槽等附件通过 CAD/CAM 技术制作完成，这种个性化舌侧隐形矫治器完全按照病人牙面的不同情况在计算机中进行精确的设计，定位精度高、粘接面积大，粘接力高，利于正畸治疗的进行。

（鲁 喆）

第十章

口腔颌面外科门诊
病人的护理

牙拔除术及牙槽外科手术是口腔颌面外科门诊最基本的治疗，在整个治疗过程中，护士应主动做好与医生的配合和病人的护理。

第一节　牙拔除术

牙拔除术是口腔颌面外科最基本、应用最广泛的手术，也是治疗某些牙病或由其引起的局部或全身疾病的手段。牙拔除术与其他外科手术一样，能造成局部软硬组织不同程度的损伤，另外对病人还可以产生明显的心理影响。因此，护士应充分了解病人的心理状态，解除病人的各种顾虑，熟悉手术过程，积极协助医生完成治疗工作。

【护理评估】

1. 健康史　询问病人过去有无全身性疾病，如严重心血管疾病、糖尿病及造血系统疾病等；术前有无服用其他药物以及药物过敏史。

2. 身体状况　病人的生命体征，患牙所致的疼痛、咀嚼功能障碍等，牙周组织有无红、肿、热、痛。

3. 心理-社会状况　了解病人手术前晚的睡眠情况，对疼痛的耐受与认识状态，对牙除术的了解及心理状态。

【辅助检查】

1. X线牙片检查或全口牙位曲面体层片　了解牙齿、牙根情况，与周围组织的关系。

2. 血常规检查　了解有无拔牙禁忌，特别是血小板计数及凝血时间。

【治疗要点】

利用拔牙器械进行牙拔除术，对复杂、埋伏、阻生牙等多采用涡轮手机进行拔除，以减少对组织的损伤。

【护理措施】

1. 拔牙前的护理

（1）做好心理护理：热情接待病人，告知相关知识，缓解焦虑，增强治疗的信心。

（2）询问了解病史：询问有无药物过敏史，必要时做药物过敏试验，协助病人完成各种检查，如照牙片、化验等。

（3）签署手术同意书：向病人及家属介绍术中可能发生的问题，以取得病人及家属的合作。

（4）协助病人采用正确的治疗体位：协助病人采用坐位，也可采用卧位。拔上颌牙时，病人头后仰，使张口时上颌牙的𬌗平面约与地面成45°角。拔除下颌牙时，应使病人大张口时下颌𬌗平面与地面平行，下颌与术者的肘关节在同一高度或稍低。

（5）术区的准备：核对牙位。嘱病人取出口内的活动义齿。协助病人用0.25%氯己定漱口液含漱。牙石较多者应先行洁治。口内术区及麻醉穿刺区用1%碘酊或0.5%碘伏消毒。复杂牙需切开缝合者，应用75%乙醇消毒口周及面部下1/3。

（6）器械准备：根据所拔牙的位置选择拔牙器械包，包括牙钳、牙挺、牙龈分离器和刮匙等。若需做翻瓣时，还应准备手术刀、骨膜分离器、缝针、缝线等。

（7）调节灯光：光源要集中在手术野；病人胸前铺治疗巾并固定。

11

2. 拔牙中的护理

（1）医护人员的工作位置：医生在手术中的位置取决于拔牙的部位。通常站立于病人的右前方，拔下颌前牙也可站立于病人的右后方，即四手操作法中 8～12 点的工作位。护士在配合时，应位于病人左侧，即四手操作法中 2～4 点的工作位，此位便于传递器械、抽吸唾液或血液。

（2）术中配合：在整个手术过程中，护士应严格遵守和执行无菌技术操作；主动准确传递器械；及时吸出口内的唾液、血液等；充分暴露手术野。

（3）观察病情：在拔牙过程中应认真观察病人病情的变化，病人的神志、意识、面色、呼吸，有无抽搐等，特别重视病人的主诉，如头痛、头晕、胸闷、恶心等。发现异常，应及时汇报医生，配合处理。

3. 拔牙后的护理

（1）观察病情：拔牙结束后，应观察病人的病情，约 30 分钟，如无不适方可让病人离开。

（2）观察拔牙区有无出血：拔牙结束时嘱病人咬紧无菌小纱卷 30 分钟，压迫止血，若出血较多时可延长至 1 小时。

（3）加强心理护理：详细介绍拔牙后的注意事项，了解病人的感受，并作相应的解释工作，缓解病人的心理紧张。

4. 健康指导

（1）拔牙当天不能漱口或只能轻轻用漱口液含漱，以免冲掉血凝块，影响伤口愈合。

（2）拔牙后不要用舌舔吸伤口或反复吐唾、吸吮，以免由于增加口腔负压，破坏血凝块而引起出血。

（3）拔牙后 1 小时可进温软食物或流质饮食，不宜吃太热、太硬的食物，以免造成出血。

（4）若术后有明显的大出血、疼痛、肿胀、发热、开口困难等症状，应及时复诊。

（5）伤口有缝线者，嘱术后 5～7 日拆线。

11

（6）拔牙术后 2～3 天唾液中可有少量血性液体，为正常现象；若唾液中含大量血凝块或鲜红血液，应及时复诊。

第二节 牙槽外科手术

牙槽外科手术包括部分义齿修复前的外科手术如牙槽突修整术，以及牙槽突周围组织的手术。

【护理评估】

1. 询问病人有无全身疾病，特别是心血管疾病、出血性疾病、麻醉药物过敏等。

2. 检查局部有无急性炎症：红、肿、热、痛。

3. 测量生命体征，有心血管疾病的病人应行心电监护。

【辅助检查】

1. X 线检查或全口曲面体层片　了解牙齿、牙槽骨情况，与周围组织的关系。

2. 血常规检查　了解有无手术禁忌，特别是血小板计数及凝血时间。

【治疗要点】

利用手术器械进行牙槽骨修整、牙开窗助萌、面部小肿物切除等手术。

【护理措施】

1. 术前护理

（1）嘱病人手术前 1 日洗澡更衣、修面，保证睡眠。

（2）减少病人的紧张情绪：做好病人的解释工作，取得病人合作。

（3）准备手术器械和用物。

2. 术中护理

（1）按手术要求准备好病人的体位：局部麻醉病人采用半卧位或端坐位。

（2）充分暴露术野：调节灯光，保证充分照明。及时吸出口腔内的血液、唾液，充分暴露手术野。

（3）准确、及时地传递器械，协助击锤、凿骨等。

（4）手术结束时协助医生做术区包扎，整理用物。

3. 术后护理

（1）观察术区有无出血：对于较广泛的伤口，术后可适当加压包扎或咬纱卷 30～60 分钟，以达到加压止血的目的。

（2）密切观察病人生命体征的变化：特别是有心血管疾病的病人，术后应密切观察病人的脉搏、呼吸、血压、心电图、SpO_2 的变化。

（3）加强心理护理：详细介绍手术后的注意事项，了解病人的感受，并做相应的解释工作。

（4）加强健康指导

1）饮食宜软、温、凉，禁过硬、过热食物，饭后漱口，保持口腔清洁。

2）术后术区可能有轻度肿胀，若持续肿胀、出血等，应随时就诊。若发生局部血肿，可冷敷并及时复诊。

3）术后 5～7 日拆线，术后 2 周可做义齿修复。

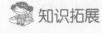 知识拓展

11

无痛拔牙技术

无痛拔牙技术是指利用计算机控制无痛麻醉注射仪，应用微创、微动力技术在病人基本没有痛感的状态下拔除患牙。目前，临床常通过使病人吸入笑气（N_2O）后，应用无痛麻醉仪实施局部麻醉，再使用微动力技术拔牙。常用于拔除难度比较大的阻生智齿及一些与牙槽骨产生粘连的残根残冠，同时对于一些患有心、脑血管疾病的中、老年牙病病人和儿童也是一种比较理想的选择。这种方法对周围组织的损伤极小，不会损伤邻近的牙齿，减少了病人对原始挺、敲式拔牙的心理恐惧感。病人的拔牙创口小、时间短、并发症少，可以很快地愈合，对病人心理影响也相对比较小。

（毕小琴）

第十一章

口腔颌面部感染病人的护理

感染是指各种生物性因子在宿主体内繁殖及侵袭，在生物因子与宿主相互作用下，导致机体产生以防御为主的一系列全身及局部组织反应的疾患。口腔颌面部感染的途径主要有以下 5 种：牙源性、腺源性、损伤性、血源性、医源性。

因病原菌的不同，口腔颌面部感染可分为化脓性或特异性两大类，后者指结核、梅毒、放线菌等引起的特定病变。本节主要介绍颌面部化脓性感染中面部疖痈及颌面部间隙感染病人的护理。

第一节 面部疖痈

面部皮肤是人体毛囊及皮脂腺、汗腺最丰富的部位之一，又是人体的暴露部分，接触外界尘土、污物、细菌的机会多，易致细菌感染。单一毛囊及其附件的急性化脓性炎症称为疖，其病变局限于皮肤浅层组织。相邻多数毛囊及其附件同时发生急性化脓性炎症称为痈，其病变波及皮肤深层毛囊间组织时，可顺筋膜浅面扩散至皮下脂肪层，造成较大范围的炎性浸润或组织坏死。

【护理评估】

1. 健康史 仔细询问病史，了解病人是否患消耗性疾病、全身衰竭或糖尿病，有无皮肤不洁或剃须等导致皮肤损伤的情况。

2. 身体状况　面部疖痈的分期与临床表现见表 3-12-1。

表 3-12-1　面部疖痈的分期与临床表现

类型	分期	临床表现	并发症
疖	初期	皮肤上出现红、肿、热、痛小硬结，呈锥形隆起，有触痛	
	中期	2~3天内硬结顶部出现黄白色脓头，周围为红色硬盘，病人自觉局部瘙痒、烧灼感及跳痛	
	后期	脓头破溃，排出少许脓液后疼痛减轻；或其顶端形成一个脓栓，与周围组织分离而脱落，炎症逐渐消退，创口自行愈合	
痈	初期	局部可形成迅速增大的紫红色炎性浸润块，质地坚硬，界限不清；极度肿胀、疼痛、张口受限而致进食、言语困难	
	中期	皮肤上出现多数黄白色脓头，破溃后溢出脓血样分泌物。局部区域淋巴结肿大、压痛	
	后期	脓头周围组织亦有坏死，坏死组织溶解排出后，可形成多数蜂窝状腔洞。全身中毒症状明显，如畏寒、高热、头痛、食欲减退	颅内海绵窦静脉炎、败血症、脓毒血症、中毒性休克等

3. 心理-社会状况　当面部疖痈发生于年轻病人时，常认为影响到自己的面容，妨碍其社会交往，因而表现出焦虑、烦躁。而有的病人则对面部疖痈重视不够，以致延误治疗导致严重后果。

【辅助检查】

实验室检查可见白细胞计数及中性粒细胞比例升高。

【治疗要点】

面部疖痈的治疗应局部和全身治疗相结合。在炎症早期，无显著全身症状时应以局部治疗为主，同时选择必要的药物治疗。

1. 疖初起时可用 2% 碘酊涂擦局部，每日 1 次。痈的局部治疗宜用高渗盐水或含抗生素的盐水纱布局部持续湿敷。在急性炎症得到控制，局部肿胀局限，并已形成明显的皮下脓肿而又久不溃破时，才可考虑做保守性的切开，引出脓液，切忌分离脓腔。已溃破或切开引流后，局部仍应以高渗盐水纱布持续湿敷。

2. 面部疖伴有局部蜂窝织炎和面痈病人应给予全身抗菌药物治疗，最好从脓头处取脓做细菌培养及药敏试验，以便正确选用抗生素。

3. 重症病人加强全身支持疗法，包括：卧床休息，加强营养，输液，补充电解质溶液纠正酸中毒。如出现中毒性休克或并发症发生，及时采取相应的针对性措施。

【护理措施】

1. 密切观察病人生命体征的变化及药物疗效，警惕并发症的发生。如病人出现患侧眼睑水肿、眼球突出、眼压增高、运动受限、视力减退、畏光流泪，以及结膜下水肿或淤血，全身高热、头痛，甚至神志昏迷，应警惕海绵窦血栓性静脉炎；如同时发生脑膜炎、脑脓肿，则出现剧烈头痛、恶心、呕吐、项强直、血压升高、呼吸深缓、惊厥、昏迷等脑膜激惹、颅内高压和颅内占位性等病变的体征；若病人出现全身高热（常在 39℃ 以上）、烦躁、谵妄或神志淡漠、反应迟钝、嗜睡或昏迷,皮肤有出血点或小脓点,白细胞总数及中性粒细胞比例明显增高,可能为败血症或脓毒血症;如出现血压下降、脉搏细速,可能为中毒性休克。发现以上异常情况,应及时汇报医生,积极配合给予对症治疗和护理措施。

2. 提供舒适安静的休息环境,嘱病人卧床休息。唇痈病人应限制唇部活动,如说话、咀嚼等。进食可用管饲或鼻饲流质。

3. 健康指导 详细向病人介绍颜面部的生理特点,让病人知道疖痈处理不当可导致的严重后果。告诉病人当面部发生疖痈时,切忌搔抓、挤压、挑刺、热敷或用石炭酸(酚)、硝酸银烧灼等,一定及时到医院请医生处理,防止感染扩散。

第二节 颌面部间隙感染

在正常的颌面部解剖结构中,存在着潜在的彼此相连的筋膜间隙,各间隙内充满着脂肪或疏松结缔组织。感染常沿这些阻力薄弱的结构扩散,故将其视为感染发生和扩散的潜在间隙。根据解剖结构和临床感染常表现的部位,将其分为不同名称的间隙,如眶下间隙、咬肌间隙、翼下颌间隙、颞下间隙、颞间隙、下颌下间隙、咽旁间隙、颊间隙、口底间隙等。感染累及潜在筋膜间隙内结构,初期表现为蜂窝织炎,故此类感染又称为颌面部蜂窝织炎,在脂肪结缔组织变性坏死后,则可形成脓肿。化脓性炎症可局限于一个间隙内,亦可波及相邻的几个间隙,形成弥散性蜂窝织炎或脓肿,甚至可沿神经、血管扩散,引起海绵窦血栓性静脉炎、脑脓肿、败血症等严重并发症。

【护理评估】

1. 健康史 仔细询问病史,了解病人是否存在未经彻底治疗的牙病史。

2. 身体状况 病人常表现为急性炎症过程,根据感染的性质、途径、部位不同而表现不同。

一般局部表现为红、肿、热、痛、功能障碍，重者高热、寒战、全身不适、乏力。因感染部位不同，可有其他特殊表现。如咀嚼肌受累，可出现张口受限、进食困难；如眶下间隙感染，可出现眶下区剧痛、眼睑水肿、睑裂变窄、鼻唇沟消失；如炎症侵及喉头、咽旁、口底，可引起局部水肿，造成不同程度的呼吸困难或吞咽困难，严重者烦躁不安，呼吸短促，口唇青紫、发绀，甚至出现"三凹征"（即呼吸时锁骨上窝、胸骨上窝及肋间隙明显凹陷），此时有发生窒息的危险。浅层间隙感染炎症局限时可扪及波动感；深层间隙感染则局部有凹陷性水肿及压痛点。

3. 心理-社会状况　颌面部间隙感染所致局部及全身症状严重，病人对疾病的预后十分担忧，感到紧张及焦虑，常常表现出烦躁不安、失眠、沉默。

【辅助检查】

1. 实验室检查　可见白细胞计数明显升高或出现中毒颗粒、核左移。

2. 脓液涂片及细菌培养检查　了解细菌种类。

【治疗要点】

12

颌面部间隙感染的治疗要从全身和局部两方面考虑。

1. 局部治疗　注意保持局部清洁，减少局部活动度，避免不良刺激。急性期脓肿未形成阶段，可局部外敷中成药六合丹、抑阳散、金黄散等。

2. 手术治疗

（1）脓肿切开引流术：颌面部间隙感染炎性病灶已化脓并形成脓肿或脓肿已自溃而引流不畅时，应进行切开引流或扩大引流术。

（2）清除病灶：由牙源性感染引起的炎症治疗好转后，应拔除病灶牙，否则炎症易反复发作。

3. 全身治疗　颌面部间隙感染并发全身中毒症状时，都应在局部处理的同时，全身给予支持治疗，维持水、电解质平衡，并及时有针对性地给予抗菌药物。

【护理措施】

1. 病情观察 注意生命体征的变化，严密观察局部及全身症状，做好护理记录。警惕并发症的发生，如海绵窦血栓性静脉炎、败血症、脓毒血症、窒息等。积极配合做好对症处理，减轻疼痛，使病人感觉舒适。

2. 体温超过40℃时，进行降温处理，如头部湿敷、温水浴、乙醇擦浴等。

3. 注意休息 为病人提供安静舒适的休息环境。急性期感染严重者应卧床休息，注意静养，尽量少说话，减少活动，避免不良刺激。

4. 口腔护理 病情轻者，嘱其用温盐水或漱口液漱口。病情严重者，每日行口腔护理3次，用0.1%~0.2%氯己定液或1%~1.5%过氧化氢液清洗。

5. 饮食护理 给予高热量、高蛋白、高维生素的流质或半流质饮食，张口受限者采用吸管进食。

6. 心理护理 耐心向病人解释病情及治疗计划，减轻紧张情绪；鼓励病人说出心理感受，消除焦虑感。

第三节 颌骨骨髓炎

12

由细胞感染以及物理或化学因素，使颌骨产生的炎性病变，称为颌骨骨髓炎。根据颌骨骨髓炎的临床病理特点和致病因素的不同，可分为化脓性颌骨骨髓炎与特异性骨髓炎。本节重点介绍化脓性颌骨骨髓炎。化脓性颌骨骨髓炎多发生于青壮年，主要发生于下颌骨。

【护理评估】

1. 健康史 了解病人的进食、呼吸情况、全身情况及精神状况，有无感染病史、过敏史。

2. 身体状况 见表3-12-2。

表 3-12-2　颌骨骨髓炎的类型、原因、
临床表现及并发症

类型	原因	分期	临床表现	并发症
中央性颌骨骨髓炎	继发于急性化脓性根尖周炎及根尖脓肿	急性期	全身发热、寒战、疲倦无力、食欲缺乏，白细胞总数增高，中性粒细胞增多；局部有剧烈跳痛、口腔黏膜及面颊部软组织肿胀、充血；病源牙可有明显叩痛及伸长感	颌周急性蜂窝织炎
		慢性期	全身症状轻，体温正常或仅有低热；全身消瘦、机体呈慢性中毒消耗症状。病情发展缓慢，局部肿胀，皮肤微红；口腔内或面颊部可出现多数瘘孔溢脓，肿胀区牙松动	贫血
边缘性颌骨骨髓炎	继发于骨膜炎或骨膜下脓肿的骨密质外板的炎性病变	急性期	与颌周间隙感染的表现相似	
		慢性期	腮腺咬肌区弥漫性肿胀，局部组织坚硬，轻微压痛，不同程度张口受限，进食困难	

3. 心理-社会状况

（1）急性颌骨骨髓炎一般来势急，病情重，一旦发生此病，病人及家属均感紧张。

（2）慢性颌骨骨髓炎因病程迁延，时好时坏，病人对治疗缺乏信心。

（3）如果发生病理性骨折，咬合错乱和面部畸形，由此将导致病人自我形象紊乱，严重影响正常生活及社交。

【治疗要点】

1. 急性颌骨骨髓炎的治疗

（1）药物治疗：根据临床反应、细菌培养及药物敏感试验的结果，给予足量、有效的抗生素治疗，必要时全身支持疗法。

（2）外科治疗：引流排脓，去除病灶。

（3）物理疗法：急性炎症初期，有一定效果。

2. 慢性颌骨骨髓炎的治疗　外科手术去除已形成的死骨和病灶。

【护理措施】

1. 保证病人足够的休息及睡眠，提供舒适安静的环境。

2. 心理护理　解释手术的必要性、手术方式、注意事项以及治疗时间；教会病人增强自身抵抗力、战胜疾病的方法；鼓励病人树立战胜疾病的信心。

3. 营养支持　给予高蛋白、高热量、高维生素、低脂、易消化的营养丰富的流质或软食。高热者给予静脉输液，维持水、电解质平衡。

4. 手术病人的护理

（1）术前护理：①向病人和家属介绍手术的相关知识、目的和必要性及术前准备的意义；②介绍全麻术前禁饮食的时间以及相关的准备；③交谈以消除恐惧和顾虑，失眠或过度紧张者，必要时遵医嘱使用镇静剂或安眠药。

（2）术后护理：①了解麻醉和手术方式、术中情

12

况、切口和引流情况；②全麻清醒前去枕平卧位，头偏向一侧；全麻清醒后半坐卧位，以利呼吸和引流；③持续心电监护，严密监测生命体征；④观察引流是否通畅，引流液的性状、颜色、气味等，观察脓肿大小、性状等变化；⑤术后病人可配合理疗及热敷等物理治疗。

5. 健康指导

（1）饮食指导：全麻清醒后 6 小时，即可用代金氏管或鼻饲进食高热量、高维生素、高蛋白的温热流质饮食。

（2）口腔卫生指导：可采用口腔冲洗法，复方氯己定含漱液或生理盐水边冲洗、边吸引。

（3）术后康复：在结扎丝及夹板去除后，告诉病人逐渐练习张闭口运动，直至功能恢复。勿吃坚硬食物，但要保证营养摄入，以利康复。

（4）复查：出院后按照要求定期换药，疑有再次感染症状出现时，应及时来院复查。

 知识拓展

颌骨骨髓炎治疗趋势

传统的颌骨骨髓炎的治疗方法是用抗生素控制感染，手术去除已形成的死骨和病灶。随着手术方式的不断改进，先后采用取出病人自身的肋骨、腓骨植入等方法以改善病人的外形。随着医疗技术的不断提高，临床上主要采用植入钛板、钛钉的方式来改善颌骨骨髓炎术后病人外形，保证病人术后呼吸的畅通，保证病人的安全。因此，对于颌骨骨髓炎术后植入钛板、钛钉的方式在临床上越来越被接受和采纳。

（罗 姜 毕小琴）

12

第十三章

口腔颌面部损伤病人的护理

口腔颌面部是呼吸道和消化道的起端，上接颅脑，下连颈部，上、下颌骨为主要骨架，口内有牙和舌，有丰富的血液供应，更有面神经、三叉神经等分布其间。这些解剖生理的特殊性是构成这一部位损伤特点的重要原因。口腔颌面部损伤会有不同程度地导致解剖结构的破坏和生理功能的障碍；对面容的影响必然加重病人精神和心理上的创伤。因此在救治伤员时，应及早正确地做出伤情判断，及时、有效地进行急救处理。

第一节　口腔颌面部软组织损伤

口腔颌面部软组织损伤可以单独发生，也可以与颌骨骨折同时发生。根据损伤原因和伤情的不同可分为擦伤、挫伤、切割伤、刺伤、挫裂伤、咬伤及火器伤等。各类损伤的临床表现和处理方法也各有特点。

【护理评估】

1. 健康史　仔细询问病人发病前的全身健康状况，有无严重的全身疾病和外科大手术史，有无过敏史。

2. 临床表现　见表3-13-1。

表 3-13-1 口腔颌面部软组织损伤的
分类和临床表现

类型	临床表现
擦伤	皮肤感觉神经末梢暴露，十分疼痛
挫伤	局部皮肤变色、肿胀和疼痛
刺、割伤	切割伤的创缘整齐；若伤及大血管，可大量出血
撕裂或撕脱伤	创缘多不整齐，皮下及肌组织均有挫伤，常有骨面裸露
咬伤	可造成面颊或唇部组织撕裂、撕脱或缺损

3. 心理-社会状况 病人因意外伤害可出现不同程度的恐惧或焦虑情绪，担心面容毁损与疾病的预后。

【辅助检查】

通过 X 线片了解牙、颌骨有无损伤。

【治疗要点】

1. 擦伤 清洗创面，除去附着的异物，防止感染。

2. 挫伤 早期可用冷敷和加压包扎止血。如有感染者，应切开引流，应用抗生素。

3. 刺、割伤 行早期外科处理，即清创术。

4. 撕裂或撕脱伤 及时清创，复位缝合。

5. 咬伤 根据伤情，清创后将卷缩、移位的组织复位缝合；对狗咬伤的病例，应预防狂犬病。

【护理措施】

1. 一般护理

（1）创面的护理：对已发生感染的伤口，不宜缝合，常做创面的湿敷、清洗，以期控制感染，待创面清洁、肉芽组织健康后，做进一步处理。

（2）颌面部伤口缝合后可予以暴露或适度加压包扎。

（3）保持口腔清洁：选择不同的漱口液行口腔冲洗

或提供病人漱口，也可用儿童牙刷轻轻刷洗。

（4）对于急诊收治的病人，做好相应处理，例如手术准备、观察生命体征、建立静脉通路、安置体位等措施。

2. 营养支持

（1）饮食种类：食物应能提供足够的热量，含有高蛋白质、高维生素。可选用流质或稀软食品，如牛奶、豆浆、鱼汤、肉汤、蔬菜汤等；半流质饮食中可选用豆腐、肉松、粥、面条等；软食可选用软饭、馒头等。

（2）进食方法：根据病人损伤的部位和伤情不同，采用不同的进食方法。无颌骨骨折和口内无伤口者，一般可正常进食。口内伤口不大，已做缝合，张口轻度受限者，可用汤勺、吸管进食；颌间固定的病人，可由胃管进行肠内营养。

3. 心理护理　鼓励病人表达感受，指导病人学会放松的方法，详细解释治疗过程。保护和尊重病人隐私。让病人逐渐适应日常生活、社会活动、人际交往等。

第二节　牙和牙槽突损伤

牙和牙槽突损伤在平时、战时都较常见。可以单独发生，也可以伴发于颌面部及其他部位的损伤，一般前牙及上颌牙槽突损伤几率较多，多见于跌打损伤和意外损伤。

【护理评估】

1. 健康史　仔细询问病人发病前的全身健康状况，有无严重的全身疾病和外科大手术史，有无过敏史。

2. 临床表现　见表 3-13-2。

13

表 3-13-2　牙和牙槽突损伤的类型和临床表现

类型	临床表现
牙挫伤	出现不同的牙周炎和牙髓炎的症状和体征，甚至发生牙髓坏死
牙脱位	常有疼痛、松动、移位和出现咬合障碍并伴有牙龈撕裂和牙槽突骨折等表现
牙折	冠折时，轻者表现为牙本质敏感；重者刺激症状较明显 根折时，牙齿有松动和叩痛
牙槽突骨折	当摇动损伤区的牙时，可见邻近数牙及骨折片随之移动。骨折片可移位而引起咬合错乱

3. 心理-社会状况　病人因意外伤害可出现不同程度的恐惧或焦虑情绪。

【辅助检查】

通过 X 线片了解牙齿、牙根情况，与周围组织的关系。

【治疗要点】

1. 牙挫伤　1~2 周内应使患牙休息；松动牙行简单结扎固定；若有牙髓坏死时，应进一步行根管治疗。

2. 牙脱位

（1）部分脱位：局麻下复位，再结扎固定 4 周。牙髓已坏死，应及时做根管治疗。

（2）嵌入性牙脱位：在复位后 2 周应做根管治疗。

（3）脱位牙：在 0.5 小时内再植，90% 患牙可避免牙根吸收。

3. 牙槽突骨折　采用牙弓夹板、金属丝结扎和正畸托槽方丝弓等方法固定。

【护理措施】

1. 心理护理　倾听病人主诉，解释治疗过程，加以心理疏导，使病人配合治疗，促进其康复。

2. 术前常规准备　询问病人病史，有无药物过敏史

13

及其他过敏史等。

3. 术中配合医生　严格遵守和执行无菌技术操作，准确传递器械，协助医生进行口腔清创缝合术、离体牙再植术等。及时吸唾，调节光源，保持术野清晰。

4. 及时观察病人的术中反应，指导病人配合。

5. 术后妥善安置病人，询问病人的术后感觉；观察病人的病情，及伤口渗血、疼痛情况。

6. 健康指导　指导病人饮食、咀嚼、服药、复诊、口腔保健等。

第三节　颌面部骨折

颌面部骨折有一般骨折的共性，但由于其解剖和生理特点，临床表现和诊治方法与其他部位骨折又有所不同，最大的不同是上下颌骨形成的咬合关系，如处理不当，会影响咀嚼功能。

【护理评估】

1. 健康史　仔细询问病人发病前的全身健康状况，有无严重的全身疾病和外科大手术史，有无过敏史。

2. 临床表现　颌骨骨折除具有一般骨折的共同症状和体征，如出血、肿胀、疼痛、骨折移位、感觉异常和功能障碍等，还有以下特有的表现（表3-13-3）：

13

表3-13-3　颌面部骨折的分类和临床表现

分类	临床表现
上颌骨骨折	面型的改变："碟面形"等；骨折段移位；咬合关系紊乱；眶及眶周变化：眶周瘀斑，眼睑及球结膜下出血，或有眼球移位而出现复视等；颅脑损伤：可出现脑脊液漏等；口腔、鼻腔出血
下颌骨骨折	骨折段移位；咬合紊乱；骨折段异常动度；下唇麻木；张口受限

续表

分类	临床表现
颧骨及颧弓骨折	颧面部塌陷畸形；张口疼痛和张口受限；复视；神经症状：损伤的神经支配区域有麻木感；瘀斑
全面部骨折	严重的全身重要脏器损伤，首诊时有明显的颅脑损伤症状；腹腔脏器导致的腹腔出血、休克；颈椎、四肢和骨盆的骨折；面部严重变形；咬合关系紊乱；功能障碍

3. 心理-社会状况 病人因意外伤害可出现不同程度的恐惧或焦虑情绪。

【辅助检查】

1. X线片检查 了解骨折的情况。

2. CT或三维CT重建 了解骨折与其他组织的情况，判断是否合并颅脑损伤等。

【治疗要点】

1. 先救命，后治伤。

2. 尽早进行骨折段的复位与固定，恢复病人原有的咬合关系。

3. 功能和外形兼顾。

4. 合并软组织损伤的处理：先行口内清创缝合，再行骨折固定，最后缝合口外伤口。

5. 骨折线上牙的处理：应尽量保留牙；牙已松动、折断、牙根暴露或有炎症及龋坏者等，则应拔除。

6. 局部治疗和全身治疗相结合。

【护理措施】

1. 颌骨骨折损伤病人的急救护理

(1) 做好收治颌骨骨折急诊病人的准备及抢救工作，协助医生进行抢救和伤口清创缝合手术。

(2) 保持呼吸道通畅，防止发生窒息

13

1）解除呼吸道阻塞，迅速用手指抠出或吸引器吸出阻塞物，持续清除阻塞物。

2）改变病人体位，解开衣领，并使病人的头偏向一侧，采取头低侧卧位或俯卧位，防止分泌物阻塞气道。

3）将后坠舌牵出，可用拉舌钳或在舌尖约 2cm 处用大圆针和 7 号线或大别针穿过舌组织全层，将舌拉出口外。

4）插入通气导管使呼吸道通畅。如情况紧急，又无适当导管时，可用针头由环甲膜刺入气管内。随后行气管切开术。

5）药物应用：必要时可用静脉滴注尼可刹米、山梗菜碱以兴奋呼吸中枢。

（3）出血的急救：要根据损伤的部位、出血的来源（动脉、静脉或毛细血管）和程度及现场条件采用相应的止血方法。常用的止血方法有：压迫止血、结扎止血、药物止血等。

（4）休克的急救：口腔颌面部损伤的休克主要为创伤性休克和失血性休克两种。休克的处理原则为恢复组织的灌注量。创伤性的休克处理原则为安静、镇痛、止血和补液，可用药物协助维持血压；失血性休克，可快速输液、输血。

（5）合并颅脑损伤的急救：口腔颌面部损伤常伴有不同程度的颅脑损伤，特别是上颌骨严重骨折病人。包括：脑震荡、脑挫伤、颅骨骨折和脑脊液漏等。病人应卧床休息，减少搬动。严密观察病人的神志、瞳孔、脉搏、血压、呼吸变化，并保持呼吸道通畅，必要时行气管切开。外耳道及鼻有脑脊液漏时，禁止做填塞与冲洗，以免引起颅内感染。如颅内压增高时，可用 20% 甘露醇或 50% 葡萄糖静脉快速滴注，地塞米松静脉推注。对烦躁不安的病人，可使用镇静剂，但禁用吗啡。

（6）适当包扎：常用的方法有：四尾带包扎法和十字绷带包扎法（图 3-13-1）。包扎时注意松紧度，以免影响呼吸。

13

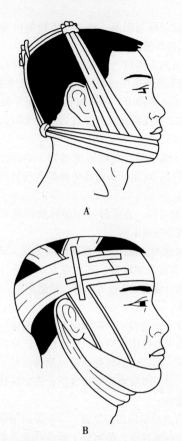

图 3-13-1 常用的包扎法

A. 四尾带包扎法 B. 十字绷带包扎法

（7）颌骨骨折固定病人的护理：注意观察口内的夹板、结扎丝有无脱落、断开、移位，以及是否损伤牙龈或唇、颊黏膜等，尤其要检查咬合关系是否异常，应随即调整、改变牵引、固定的方向。如使用颌间绷带弹性牵引固定的病人，在 2~3 周后，可遵循动静结合的原则，在饭前取下颌间牵引的橡皮圈，饭后漱口或清洁口腔，再挂上橡皮圈，以维持固定状态。但要注意重新悬挂的位置和方向。

（8）保持口腔清洁

1）口腔冲洗法：0.9%的生理盐水 100ml 冲洗。

2）含漱法：吸入漱口液 10～15ml，含漱 2～5 分钟后吐出，餐后、睡前使用。

3）擦拭法：适用于昏迷病人及不能配合口腔冲洗的病人。

（9）营养支持：嘱病人进食清淡流质或半流质饮食。

（10）功能训练：术后 7～10 天用开口器，开始指导病人练习张口。

（11）健康指导

1）饮食指导：营养丰富，清淡、流质饮食。

2）开口训练：训练时间为 3～6 个月。

3）颌间结扎时间：一般为 2～4 周后拆除。

4）活动：避免剧烈活动、挤压碰撞患处。

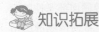 知识拓展

颌面部骨折治疗前沿进展

颌面部骨折的固定目前已从钢丝结扎等相对不稳定的固定，逐步由生物相容性较好的钛金属的坚强内固定所取代。Spiessl（1976 年）采用预攻螺丝固定下颌骨矢状劈开截骨术，将国际内固定研究协会理论引入颌骨创伤外科，使得坚强内固定术得以广泛的运用。Eills（1996 年）通过对钛钉和钢丝结扎固定的对照研究，发现后者先充满骨痂然后成骨；而前者骨断端间有骨质直接沉积。坚强内固定术可避免和减少了对颌间固定的依赖性，利于病人的恢复健康。近 20 年来迅速发展的坚强内固定术达到了功能与形态并举的效果。

（毕小琴）

13

第十四章

口腔颌面部肿瘤
病人的护理

第一节　口腔颌面部恶性肿瘤

口腔颌面部的恶性肿瘤以癌为最常见，肉瘤较少，其中又以鳞状细胞癌为最多见，其次为腺癌及未分化癌，基底细胞癌及淋巴上皮癌较少见。口腔颌面部恶性肿瘤以舌、颊、牙龈、腭、上颌窦为常见，常向区域淋巴结转移，晚期可发生远处转移。发生于黏膜或皮肤的鳞状细胞癌，一般可分为三级：Ⅰ级分化较好，Ⅲ级分化最差；未分化癌的恶性程度最高。

【护理评估】

1. **健康史**　包括基本资料、主诉或求医的理由、目前健康状况、过去健康状况、日常生活形态、家庭史、生长发育史、系统回顾、心理社会史。

2. **身体状况**　恶性肿瘤多数生长较快。癌起初局限于黏膜上皮层内，称为原位癌；继之肿瘤穿过基底膜侵入周围组织，形成肿块。恶性肿瘤一般无包膜，因此边界不清，肿块固定，与周围组织粘连而不能移动。在临床上表现为溃疡型、外生型及浸润型3种。

3. **心理-社会状况**　由于癌症对颜面的破坏、病情的反复、放化疗后的不良反应，手术对组织器官造成的毁坏性效果，生命质量的下降，病人可产生偏激的情绪反应（忧郁、恐惧并伴有明显的睡眠障碍），更有甚者陷入极度绝望而自杀。

【辅助检查】

1. 影像学检查 X线、超声、核磁共振等检查明确肿瘤的性质，对组织的破坏程度、范围等。

2. 病理学检查 穿刺细胞学检查或活检等明确肿瘤的性质。

3. 肿瘤标记物 用以进一步明确肿瘤的性质。

【治疗要点】

1. 手术

（1）根治性手术：切除癌灶和可能浸润的组织，清扫淋巴组织。

（2）姑息性手术

2. 其他 化疗、放疗、激光治疗、低温治疗、中医治疗、生物基因治疗等。

【护理措施】

1. 术前护理

（1）心理护理：鼓励病人树立战胜疾病的信心和勇气，介绍同种病例术后恢复期的病人与其交流，使其减轻恐惧感，以最佳的心理状态接受治疗。

（2）术前检查护理：常规检查要求护士正确采取标本，或协助医生采取标本，及时送验。特殊检查应根据不同的检查对病人进行不同的管理：①数字减影血管造影（DSA）术前需禁食水4小时，造影剂的过敏试验，备好沙袋（术后伤口局部沙袋加压12小时防止出血或血肿形成）；②^{131}I检查前4周禁止含碘药物及海带等含碘食物的摄入；③做CT或MRI要避免金属物品的携带。各种检查前必须向病人及家属做好解释工作，减少紧张心理，配合检查。

（3）口腔护理：根据病人的口腔情况做牙周清洁，及时治疗口腔及鼻腔炎症。给予含漱剂漱口，如1%～1.5%过氧化氢溶液，防止术后伤口感染。

（4）常规准备：按外科手术，常规做好输血、皮试准备。行颈淋巴清扫术者需进行面部、颈部、耳周、锁骨周围、腋窝处的皮肤准备，原则是备皮范围大于手术区5~10cm。如需做邻近组织瓣转移或游离组织瓣整复者，需剃净供皮区毛发，并用肥皂及热水清洁。注意保护皮肤，防止破损。

（5）术前指导：应向病人及家属介绍有关疾病及治疗计划，让病人认同疾病角色，并积极参与疾病的治疗。教会病人有效的咳痰方法，戒烟，学会床上大小便。教会病人一些固定的手势表达基本的生理需要，或用书面的形式进行交流，也可制作图片让病人选择想表达的含义。

2. 术后护理

（1）保持呼吸道通畅：密切观察病情，及时清除口腔的分泌物，防止呕吐物或血液吸入气管引起呼吸障碍或窒息。若病人保留有气管内插管或通气道，应维护人工气道的正确位置，待病情许可后方能拔除。若病人舌体用7号缝线牵拉固定以避免舌后坠，应注意保持缝线固定稳妥。鼓励病人深呼吸和咳嗽，排除气道分泌物；观察病人呼吸的节律和频率，监测血氧饱和度；必要时行雾化吸入，湿化气道，防止痰液阻塞气道。

（2）保持适当的卧位，并做好病情观察。全麻术后未清醒期应保持去枕平卧6小时，待完全清醒后可采取半卧位。密切观察病人的神志意识、瞳孔、生命体征、引流液颜色、量、性状，皮瓣、舌体及口底肿胀情况，舌体活动度等。

（3）防止伤口出血：注意观察病人的血压、心率变化；伤口加压包扎；仔细观察颈部敷料及口内创口有无渗血或出血，如敷料上有渗血时，须用笔在浸湿的敷料边缘做记号以勾画出当时的范围，并记录日期、时间、量、颜色、性质等，以利观察评估。

（4）做好负压引流的护理（图3-14-1）：术后安有负压引流管的病人应保持引流管通畅，并密切观察引流液的量、颜色及性状。

14

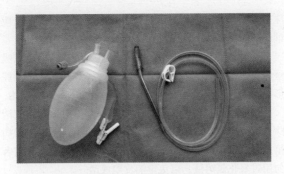

图 3-14-1 一次性负压引流球

1）保持有效的引流是关键：使用前仔细检查引流装置的密闭性能，注意各衔接处是否密封；连续不间断负压吸引，保持压力相对稳定；严密观察引流球是否有瘪陷。当负压不稳瘪陷的材料恢复原状，提示负压失效，应重新恢复负压状态。

2）妥善固定：使用负压引流球的病人可随身携带，但不得高于创口；注意防止引流管压迫或扭曲折叠；引流量多时应及时更换。

3）准确记录引流液量：密切观察引流液量，并将每 24 小时的引流量记录在病历上。一般术后引流 12 小时内不超过 250ml。若超过 250ml 或短时间内引流过快、过多，呈鲜红色，应考虑有无颈内静脉或小血管出血；若无引流物流出或流出甚少而面颈部肿胀明显，可能为引流管阻塞、折叠或放置于伤口部分的引流管位置不佳影响引流效果，应通知医生及时处理。

4）观察引流液的颜色及性状：正常情况下，引流物颜色由暗红→深红→淡红色逐渐变淡。若引流液为乳白色，应考虑为乳糜漏（为术中损伤胸导管所致），应汇报医生拔除负压引流管，局部行加压包扎，并遵医嘱给予禁食或低脂饮食。严重者还要重新打开术区、缝合胸导管。

5）适时拔除引流管：依据伤口情况，一般在术后第 3 天、24 小时引流量少于 30ml 时，医生即可拔除负

14

压引流管，并行伤口加压包扎。拔除引流管后，护士应继续观察伤口肿胀情况。

（5）防止伤口感染：注意观察体温变化；换药或吸痰注意无菌操作；负压引流管保持通畅有效，防止死腔形成；做好口腔护理；增加营养摄入，提高机体抵抗力。

（6）做好口腔护理：先用 1% ~ 1.5% 过氧化氢液清除口内分泌物及血痂，再用生理盐水冲净；也可根据病情用氯己定液漱口，每日 3 ~ 4 次。若口内有皮瓣移植者勿用过氧化氢溶液，以免影响皮瓣成活。

（7）防止营养摄入不足：给予高热量、高营养的平衡饮食，如混合奶、要素饮食等进行管喂。当伤口愈合良好，就可开始口饲，将流质灌入 30ml 注射器接上约 20cm 的塑料接管，将接管沿口角放置于咽腔，缓慢注入流质，切勿过快，并注意饮食的温度。

（8）同期行游离组织瓣整复者，皮瓣监测是护理的重点。目前最常用的方法是临床观察，包括皮瓣的颜色、温度、充盈情况、针刺出血状况等。临床观察适合于外露皮瓣，而埋藏皮瓣则可采用多普勒仪进行监测。术后 15 ~ 30 分钟监测一次，稳定后 1 小时监测一次并做好记录。持续 5 ~ 7 天，发现情况及时处理。

1）卧位：术后病人平卧，头部保持正中位，两侧沙袋固定，注意保持头颈部适当制动，以利蒂中血管或吻合的血管在无张力下保持血供畅通。

2）保持室温在 25℃ 以上，防止过冷刺激引起的血管痉挛。注意病人全身和皮瓣局部保暖，冬季用棉垫覆盖皮瓣，留出观察窗便于观察。

3）观察皮瓣颜色：一般术后 1 ~ 2 天内皮瓣颜色较苍白，以后逐渐恢复正常。如皮瓣颜色变暗、发绀，则说明静脉淤血；如为灰白色，则提示动脉缺血，应及时探查；如术后 3 ~ 5 天颜色正常，以后肿胀增加，脓液溢出，颜色转为紫黑色，为感染所致的血运障碍。

4）观察皮纹：皮瓣表面应有正常的皮纹皱褶，如果发生血管危象，皮纹消失，可见皮纹肿胀。

5）质地：皮瓣移植后仅有轻度的肿胀，往往比周围组织程度轻。但如果发生皮瓣区域的明显肿胀，质地变硬时，则可判断血管危象的发生，予以抢救。

6）毛细血管充盈试验：在皮瓣血管危象发生早期或程度较轻时，可表现为轻度的充血或淤血现象，以手指按压，放开后可见变白的区域再度泛红，泛红的过程越快，说明微循环的状况越好；如果该过程长，超过5秒，多提示微循环功能很差，抢救成功的可能性较小。

7）针刺出血试验：对一些皮瓣颜色苍白，无法马上判断是否为动脉阻塞所致时，可采用此法。要求在无菌状态下进行，以7号针头刺入皮瓣深达约5mm，并适当捻动针头，拔起后轻挤周围组织，如见鲜红血液流出，提示小动脉血供良好，否则提示动脉危象。

8）血管博动情况：一般采用扪诊的方法检查动脉博动情况。亦可用多普勒超声血流探测仪测定动脉血流情况，用激光多普勒检查微循环情况。

9）保持有效的引流：对游离皮瓣移植的病人，应注意调节负压的大小。过大可使回流静脉压迫闭锁且易致出血；过小则可因积血、积液间接影响静脉回流。

10）正确使用抗凝药物：在整个补液过程中，合理分配扩血管药物，使整个补液过程中均有扩血管药物的作用。但要注意出凝血时间的变化。

11）供区的观察及护理：供区为肢体者应抬高患肢，观察远端肢体的包扎松紧是否适宜、静脉回流是否受阻、有无肿胀、感觉和运动是否正常。

（9）语言沟通障碍的护理：评估病人读写能力，术前教会病人简单的手语；术后可用写字板、笔、纸进行交流，对于不能读写的病人也可用图片；主动关心病人，满足其需要。应鼓励病人早期行语言训练及舌体动度训练。

（10）疼痛的护理：评估病人疼痛的部位、性质、强度，针对疼痛的原因给予处理；适当改变病人的姿势，给予局部按摩，增加舒适感；必要时依医嘱给予止痛剂，

14

并注意观察呼吸和血压；观察伤口及静脉注射部位或导尿管有无感染征象，以分析疼痛是否因感染引起。做好心理护理，减轻病人焦虑和不安，继而减轻疼痛。

（11）健康教育

1）告知病人有关活动的注意事项：出院后可继续日常活动；避免压迫、撞击术区；睡觉时适当抬高头部。

2）指导病人有关饮食方面的知识：出院1个月内避免进食辛辣、硬的饮食；进食高营养、高维生素、高蛋白质饮食，以利身体恢复。

3）遵医嘱服药，并介绍出院所带药物的用法、作用、副作用及处理方法。

4）伤口的处理：用柔软的牙刷刷牙，每餐后漱口；保持切口处干燥，洗脸时勿触及伤口，洗头时头稍向后倾，避免水污染伤口。

5）出院后出现下列情况之一者应立即返院检查：呼吸困难；伤口出血、裂开、肿胀；发烧超过38℃；出现任何异常症状或持续不愈症状。

6）安排复诊日期和时间。

7）定期随访。

8）提供有关语言训练及舌体动度训练的知识。

第二节　口腔颌面部良性肿瘤和瘤样病变

14

临床上常见的口腔颌面部良性肿瘤和瘤样病变有：色素痣、牙龈瘤、纤维瘤、牙源性肿瘤、脉管瘤与脉管畸形、神经源性肿瘤、嗜酸性粒细胞增生性淋巴肉芽肿、骨源性肿瘤8种。本章主要讲述牙源性肿瘤、脉管瘤与脉管畸形、神经源性肿瘤、骨源性肿瘤4种良性肿瘤的护理。

【护理评估】

1. 健康史　包括基本资料、主诉或求医的理由、目前健康状况、过去健康状况、日常生活形态、家庭史、生长发育史、系统回顾、心理社会史。

2. 临床表现 见表 3-14-1。

表 3-14-1 口腔颌面部良性肿瘤和瘤样病变的
类别和临床表现

分类	临床表现
色素痣	交界痣为淡棕色或深棕色斑疹、丘疹或结节，平坦或稍高于皮肤表面。一般无自觉症状。毛痣、雀斑样色素痣均为皮内痣或混合痣，极少恶变
牙龈瘤	多发生于牙龈乳头部。肿块较局限，呈圆状或椭圆形，随着肿块的增长，可破坏牙槽骨壁
纤维瘤	生长缓慢，无痛肿块、表面光滑、边界清楚
牙源性肿瘤	生长缓慢，肿瘤所在部位发生骨质膨胀，压迫神经产生疼痛，继发感染或颌骨呈现畸形
脉管瘤与脉管畸形	血管瘤	增生期初期表现为毛细血管扩张，四周为晕状白色区域，迅即变为红斑并高出皮肤，似草（杨）莓状。消退缓慢，由鲜红变为暗紫、棕色，皮肤可呈花斑状。完全消退后可出现后遗色素沉着、浅瘢痕、皮肤萎缩下垂等
	脉管畸形	微静脉畸形多发于颜面部皮肤，呈鲜红或紫红色，与皮肤平，周界清楚；静脉畸形位置深浅不一，位置较深则皮肤或黏膜颜色正常，表浅则皮肤呈蓝色或紫色；动静脉畸形病损高起呈念珠状，表面温度高于正常皮肤，可扪到搏动

14

续表

分类		临床表现
神经源性瘤	神经鞘瘤	生长缓慢，包膜完整，属良性瘤，也有恶性者
	神经纤维瘤	生长缓慢。口腔内少见。颜面部神经纤维瘤表现为皮肤呈大小不一的棕色斑，或呈灰黑色小点状或片状病损
骨源性肿瘤	骨化纤维瘤	生长缓慢，早期无症状，肿瘤增大后，颌骨膨胀肿大，引起面部畸形及牙移位
	骨巨细胞瘤	一般生长缓慢，如生长较快，可能有恶变

3. 心理-社会状况　病人可产生偏激的情绪反应（忧郁、恐惧并伴有明显的睡眠障碍）。

【辅助检查】

1. 牙源性肿瘤　行 X 线检查。

2. 脉管瘤与脉管畸形　行超声、动静脉造影、瘤腔造影或 MRI 等检查。

3. 神经源性肿瘤　行穿刺。

4. 骨源性肿瘤　行 X 线检查。

14

【治疗要点】

1. 牙源性肿瘤　手术切除。

2. 脉管瘤与脉管畸形

（1）手术切除。

（2）放射治疗。

（3）冷冻。

（4）硬化剂注射。

（5）激光照射。

3. 神经源性肿瘤　手术切除。

4. 骨源性肿瘤　手术切除。

【护理措施】

1. 术前护理措施

（1）心理护理：建立有效的沟通方式。

（2）协助完善各项化验检查。

（3）创建舒适安静的住院环境，使病人处于较佳的精神状态。

（4）保持口腔清洁。

（5）做好术区皮肤准备。

2. 术后护理措施

（1）术后护理常规与恶性肿瘤部分大致相同。

（2）颌面部良性肿瘤和瘤样病变病人的特殊护理

1）脉管瘤与脉管畸形病人股动脉穿刺部位护理：①行经股动脉血管造影术或造影栓塞术后平卧 24 小时，腹股沟穿刺部位沙袋压迫 24 小时；②观察病人伤口出血、渗血情况，脉管疾病部位疼痛情况；③严密观察生命体征、肢体感觉和活动度的变化；④观察股动脉穿刺处的加压情况，出现疼痛、恶心时，及时给予药物对症治疗。

2）伤口护理：①伤口位于口底、舌、咽旁部位的病人术后注意呼吸、伤口肿胀情况，必要时床旁备气管切开包；②观察伤口渗血情况，术后避免压迫、撞击术区，结痂处不要用手撕、抠，以防止伤口出血；③防止皮肤引起感染。

14

第三节　口腔颌面部囊肿

口腔颌面部囊肿分为软组织囊肿和颌骨囊肿。常见的软组织囊肿有皮脂腺囊肿、皮样或表皮样囊肿、甲状舌管囊肿、鳃裂囊肿；颌骨囊肿有牙源性颌骨囊肿（如根尖周囊肿、始基囊肿、含牙囊肿）、非牙源性颌骨囊肿和血外渗性囊肿。

【护理评估】

1. 健康史　包括基本资料、主诉或求医的理由、目前健康状况、过去健康状况、日常生活形态、家庭史、生长发育史、系统回顾、心理社会史。

2. 临床表现　见表3-14-2。

表3-14-2　口腔颌面部囊肿的分类和临床表现

分类		临床表现
软组织囊肿	皮脂腺囊肿	好发于面颊及额部，囊肿生长缓慢，边界清楚
	皮样或表皮样囊肿	常位于口底部，肿物向口内突出。质地硬度中等，与皮肤或黏膜无粘连。穿刺时，抽不出内容物或抽出黄白色干酪样物质
	甲状舌骨囊肿	囊肿位于胸骨切迹至舌根部中线或稍偏中线。多发于1～10岁；囊肿生长缓慢，边界清楚，呈圆形，质地软与皮肤无粘连
	鳃裂囊肿	生长缓慢，多见于青少年。囊肿位于面颈侧方，发生于下颌骨下颌角水平以及腮腺者为第一鳃裂来源；发生于颈中上部者为第二鳃裂来源；发生在颈下部者多为第三、四鳃裂来源。临床以第二鳃裂来源为最常见

14

续表

分类		临床表现
颌骨囊肿	牙源性颌骨囊肿	多发生于青壮年，可发生于颌骨任何部位。生长缓慢，初期无自觉症状，继续生长可出现面部畸形，扣诊时可有乒乓球样感觉，并发出所谓"羊皮纸样"脆裂声
	非牙源性颌骨囊肿	多见于青少年，可发生于面部不同部位，主要表现为颌骨骨质的膨隆
	血外渗性囊肿	多有明显损伤史，主要为损伤后引起骨髓内出血、机化、渗出而形成。牙数目正常，无移位现象

3. 心理-社会状况　病人可产生忧郁、恐惧，并伴有明显的睡眠障碍。

【辅助检查】

通过 X 线检查、CT 等了解囊肿的性质、范围，与周围组织的关系。

【治疗要点】

1. 手术切除。

2. 颌骨囊肿的治疗

（1）囊肿刮治术：囊肿范围较大、骨质破坏较多病人，为预防发生病理性骨折，术后需做颌间结扎。

（2）病变范围过大或多次复发的角化囊肿，可行颌骨截骨，同期游离骨植入修复。

【护理措施】

1. 术前护理措施

（1）协助完成各项化验检查。

14

（2）创造舒适安静的住院环境。

（3）保持口腔清洁。

（4）饮食指导：少量多餐，观察病人进餐量及质量，及时给予相应饮食调整。

2. 术后护理措施

（1）全麻术后病人护理常规

1）了解麻醉和手术方式、术中情况、切口和引流情况。

2）观察病人的神志意识。

3）持续低流量吸氧。

4）持续心电监护、严密监测生命体征。

（2）体位护理：全麻清醒前，去枕平卧位，头偏向一侧；全麻清醒后，半坐卧位；术后第 1 天可下床活动。

（3）呼吸道管理及护理

1）严密观察病人的呼吸情况。

2）及时有效抽吸呼吸道内分泌物。

3）观察病人口底、舌体肿胀程度以及舌体动度。

4）甲状舌管囊肿病人需注意观察其呼吸情况。

（4）伤口护理

1）观察伤口有无出血、渗血、渗液及肿胀度等，尤其对于甲状舌管囊肿术后病人应观察伤口肿胀度。

2）对行口底皮样囊肿摘除术病人，注意观察口底肿胀情况。

（5）行口腔护理，保持口腔清洁。

（6）给予病人相应的饮食指导。

14

 知识拓展

头颈恶性肿瘤的生物基因靶向治疗

目前，临床治疗癌症的方法主要是手术切除和放、化疗。随着人们在分子水平对肿瘤的生物特性研究的深入，人们开始尝试采用生物方法针对肿瘤发展进程中的不同层面进行治疗，并且已经取得了令人欣喜的效果。由于这些生物制剂可针对肿瘤代谢的特殊环节，因此，具有很高的靶向性，也就被称为肿瘤的生物靶向性治疗。

生物治疗是继手术、放疗和化疗后发展的第四类癌症治疗方法，通过激发机体的免疫反应来对抗、抑制和杀灭癌细胞。与传统的治疗方法不同，生物治疗主要是调动人体的天然抗癌能力，恢复机体内环境的平衡，相当于中医的"扶正培本，调和阴阳"。

基因治疗是以改变人的遗传物质为基础的生物医学治疗，是将人的正常基因或有治疗作用的基因通过一定方式导入人体靶细胞，直接针对疾病的根源——异常的基因本身而发挥治疗作用，从而达到治疗疾病的目的。

目前，生物基因治疗主要包括白介素、干扰素应用，LAK细胞、自身杀伤细胞回输，以及肿瘤抑制基因P53的应用，在头颈部恶性肿瘤治疗中起着积极的作用。

（毕小琴）

14

第十五章

唾液腺疾病病人的护理

唾液腺（又称涎腺）包括腮腺、下颌下腺和舌下腺三对大唾液腺，以及位于口腔、咽部、鼻腔及上颌窦黏膜下层的小唾液腺。重点介绍唾液腺炎症、唾液腺瘤样病变及唾液腺肿瘤病人的护理。

第一节　唾液腺炎症

根据感染性质，唾液腺炎症分为化脓性、病毒性和特异性三类。好发于腮腺，其次为下颌下腺，而舌下腺和小唾液腺极少见。

一、急性化脓性腮腺炎

【护理评估】

1. 健康史　仔细询问病人发病前的全身健康状况，有无严重的全身疾病和外科大手术史，有无过敏史。

2. 身体状况

（1）炎症早期症状不明显，腮腺区有轻微肿大、压痛，导管口轻度红肿、疼痛。

（2）如果早期急性炎症未能得到控制，则进入化脓、腺组织坏死期。此时疼痛加剧，呈持续性疼痛或跳痛，腮腺区肿胀明显，皮肤发红，皮温高，张口受限，全身发热不适。

（3）口内导管口红肿，挤压腺体可有脓性分泌物从导管口流出。

3. 心理-社会状况　病人缺乏相关疾病知识，产生焦虑，担心疾病的预后。

【辅助检查】

实验室检查中血常规检查可明确感染，即白细胞总数增加，中性粒细胞比例明显增高，核左移，可出现中毒颗粒。

【治疗要点】

1. 保守治疗

（1）应用有效抗生素：从腮腺导管口取脓性分泌物做细菌培养及药物敏感试验，以指导选用最敏感抗生素。

（2）局部治疗：炎症早期，腮腺区采用理疗、热敷、药物外敷，温热盐水、碳酸氢钠溶液等漱口液漱口有助于炎症的控制。也可进食酸性食物、饮料或口服药物，增加唾液分泌，促进引流。

（3）对症治疗。

2. 切开引流　急性化脓性腮腺炎出现下列征象时应切开引流：①局部有明显水肿；②局部有跳痛并有局限性压痛点，穿刺抽出脓液；③腮腺导管口有脓液排出，全身感染中毒症状明显。

【护理措施】

1. 保持口腔清洁，含漱剂漱口，也可用棉球擦洗口腔，每日3~4次，预防感染。

2. 嘱病人卧床休息，进食流质食物，服酸性饮料，刺激唾液分泌。

3. 切开引流后行半卧位，有利于伤口分泌物的引流。术后如放置引流条或负压引流管，注意引流管扭曲、受压、脱出，观察引流物的量、色、性状。

4. 按医嘱准确应用抗生素，预防感染及并发症。

15

二、慢性阻塞性腮腺炎

【护理评估】

1. 健康史　了解病人近期有无导致身体抵抗力下降的诱因，询问病人是否有反复发作史，有无过敏史。

2. 身体状况

（1）单侧或双侧腮腺炎反复发作，病程长，可突发，也可逐渐发病。

（2）腮腺区轻度肿胀不适，唾液分泌减少，口干、口臭。检查可见腮腺导管口轻度充血，挤压腺体可见导管口有脓性或胶冻状分泌物溢出。

3. 心理-社会状况　腮腺炎症反复发作，病程长，病人十分痛苦焦虑，根治心切。

【辅助检查】

腮腺造影可明确腮腺病变情况。

【治疗要点】

一般采取以增强机体抵抗力、防止继发感染、减少复发为原则的保守治疗。

【护理措施】

1. 嘱病人多饮水，每天按摩腺体，帮助排空唾液。

2. 用淡盐水漱口，保持口腔卫生。

3. 咀嚼无糖口香糖，刺激唾液分泌。

4. 按医嘱应用抗生素。

第二节　唾液腺瘤样病变

唾液腺瘤样病变包括唾液腺黏液囊肿、腮腺囊肿、唾液腺良性肥大。本节重点介绍唾液腺黏液囊肿。广义的唾液腺黏液囊肿包括小唾液腺黏液囊肿及舌下腺囊肿，是较为常见的唾液腺瘤样病变。唾液腺黏液囊肿根据其病因及病理表现的不同，可分为外渗性黏液囊肿和潴留性黏液囊肿。

15

【护理评估】

1. 健康史　询问病人饮食是否正常，体重有无减轻，有无其他全身疾病及过敏史。

2. 身体状况

（1）黏液囊肿好发于下唇及舌尖腹侧。囊肿位于黏膜下，表面又覆盖一薄层黏膜，故呈半透明、浅蓝色的小疱，状似水疱。多为黄豆至樱桃大小，质地软而有弹性。囊肿很容易被咬伤而破裂，流出蛋清样透明黏稠液体，囊肿消失。破裂处愈合后，又被黏液充满，再次形成囊肿。反复破损后则表现为较厚的白色瘢痕样突起，囊肿透明度减低。

（2）舌下腺囊肿最常见于青少年，可分为单纯型、口外型和哑铃型 3 种类型。

3. 心理-社会状况　囊肿较大时，可引起吞咽、言语及呼吸困难，使病人产生焦虑，需手术时病人感到紧张。

【辅助检查】

穿刺若抽出无色透明的黏性液体，可明确诊断。

【治疗要点】

1. 最常用的治疗方法为手术摘除，对反复损伤的黏液囊肿且已形成瘢痕者，腺体应与囊肿一并切除。

2. 小唾液腺黏液囊肿可采用药物囊内注射。

【护理措施】

1. 心理护理　做好术前心理准备，向病人讲清手术的目的及必要性，消除恐惧、紧张情绪，使其有充分的思想准备，提高病人的心理承受能力。

2. 术前护理

（1）术前进食营养丰富、易消化食物，保证营养供给。

（2）术前洁牙，使用含漱液漱口，保持口腔清洁，预防术后伤口感染。

（3）做好皮肤准备，有活动义齿要取下，避免术中义齿脱落引起误吸及窒息。

15

3. 术后护理

（1）取平卧位或半卧位，头偏向一侧，便于分泌物的引流和减轻局部肿胀、充血。放置引流条时，注意观察伤口及出血情况。

（2）保持口腔清洁，可行口腔冲洗或口腔护理，每日3~4次。舌下腺手术后一般不宜漱口、刷牙，以免刺激伤口引起出血。

（3）术后3~5天内尽量少说话，以减少舌部活动，防止术后伤口出血。

（4）注意观察伤口渗血及敷料包扎情况，防止渗血和出现呼吸困难（包扎过紧引起）。

（5）注意观察舌及口底肿胀情况，预防发生窒息。

第三节　唾液腺肿瘤

肿瘤是唾液腺肿瘤中最常见的疾病。在不同的解剖部位中，腮腺肿瘤的发生率最高，其次是下颌下腺肿瘤、舌下腺肿瘤。任何年龄均可发生唾液腺肿瘤。成人唾液腺肿瘤良性多于恶性，但儿童唾液腺肿瘤恶性多于良性。临床上以腮腺多形性腺瘤最常见，以30~50岁者多见，女性多于男性。

【护理评估】

1. 健康史　询问病人全身健康状况，有无严重的全身疾病和外科大手术史、预防接种史和药物过敏史。询问病人家族中有无类似疾病发生的病史。了解最初发现的时间、确切的部位、生长速度以及最近是否发生突然加速生长，有无面瘫症状。

2. 身体状况

（1）症状：一般可无自觉症状。

（2）体征：表现为耳垂下、耳前区或腮腺后下部的肿块，一般可活动。肿瘤界限清楚、质地中等，扪诊呈结节状。

3. 心理-社会状况　病人及家属可有紧张、恐惧、焦虑和自我形象紊乱的心理，影响到病人正常生活及社会交往。

【辅助检查】

1. B超检查　判断有无占位性病变及肿瘤的大小、性质。

2. CT、MRI检查　确定肿瘤的大小、部位及与周围组织的关系。

3. 石蜡切片　确定肿瘤性质、类型及分化程度等。

【治疗要点】

手术切除，从肿瘤包膜外正常组织进行切除肿瘤，同时切除部分腺体；术中保留面神经，并尽量减少机械性损伤。

【护理措施】

1. 心理护理　向病人讲清手术目的及必要性，消除紧张心理。对术后可能出现的暂时面神经麻痹应做好交代，使病人及家属有心理准备，减轻心理负担。

2. 术前护理　腮腺区手术需剃发至患侧耳后3～5cm。成人术前8小时禁食禁饮。病人手术前晚需行开塞露通便。

3. 术后护理

(1) 体位：意识未清醒的病人去枕平卧位，头偏向一侧；意识清醒的病人采取半卧位。

(2) 密切观察病情。

(3) 保持呼吸道通畅，及时吸出口腔及呼吸道分泌物。鼓励病人深呼吸和咳嗽。

(4) 伤口护理：保持局部敷料有效压迫包扎：一般加压包扎5～7天拆线，拆线后应继续加压包扎数天。

(5) 饮食护理：腮腺手术禁忌酸、辣刺激性食物和药物，防止腮腺涎瘘的发生。

(6) 面神经功能观察及护理见表3-15-1。

15

表3-15-1 面神经受损的症状、体征及护理措施

受刺激的面神经	症状、体征	护理措施
颞支	不能皱额	
颧支	眼睑闭合不全	注意眼的保护，可用眼膏涂敷，晚间以油纱布覆盖，以防暴露性角膜炎的发生
颊支	不能鼓颊	
下颌缘支	下唇麻木，鼓颊时口角向健侧歪斜	预防咬伤下唇及流涎污染绷带，同时还应预防进食过烫食物引起口腔软组织烫伤
颈支	颈部皮纹消失	

4. 健康教育

（1）日常活动休息指导：出院后可正常活动，睡眠时适当抬高头部。

（2）伤口保护指导：避免压迫、撞击术区；保持切口处干燥。

（3）饮食指导：避免进食刺激性尤其是酸性食物，以防唾液分泌潴留，影响伤口愈合。

（4）用药指导：在进食前30分钟服用阿托品，以减少进食时的唾液分泌。暂时性面瘫病人应积极配合用维生素 B_1、维生素 B_{12}进行药物治疗和理疗。

（5）定期复查：指导术后1个月复查。

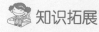

知识拓展

组织补片用于腮腺肿瘤手术中的新趋势

味觉出汗综合征是腮腺肿瘤术后常见的一种并发症，

其可能机制为外伤或手术切断了分布于腮腺的副交感神经纤维和分布于汗腺及皮肤血管的交感神经纤维，两神经断端经过一段时间后发生交叉再生联合，受味觉刺激并有咀嚼运动时，副交感神经兴奋，出现术区皮肤出汗和潮红现象。国外学者根据这个学说采用胸锁乳突肌瓣、颞筋膜瓣、前臂游离皮瓣、大腿外侧的阔筋膜瓣、生物材料等作覆盖物，阻止两神经断端的游走或错位再生，从而预防味觉出汗综合征的发生，收到一定的预防效果。但是，这些肌瓣或阔筋膜取材时需要增加手术切口，术中创伤大，出血增多，术后遗留额外瘢痕等，许多病人尤其是年轻病人不易接受。现临床上采用组织补片减少腮腺肿瘤病人术后味觉出汗综合征的发生，防止耳垂区凹陷和术区感觉降低的出现，减少病人的痛苦，具有一定的临床应用价值。

（罗　姜　毕小琴）

15

第十六章

颞下颌关节疾病病人的护理

颞下颌关节是颌面部具有转动和滑动运动的左右联动关节,其解剖和运动都是人体最复杂的关节之一。颞下颌关节具有咀嚼、语言、吞咽和表情等重要生理功能,其解剖结构特点既稳定又灵活。颞下颌关节疾病是口腔颌面部较为常见的疾病,本节主要介绍颞下颌关节疾病中常见的颞下颌关节紊乱综合征、颞下颌关节脱位、颞下颌关节强直。

第一节 颞下颌关节紊乱

颞下颌关节紊乱在颞下颌关节疾病中最为多见,国内外统计资料患病率在28% ~ 88%之间,好发于青壮年,以20 ~ 30岁患病率最高。本病不是单一个疾病,这是一类病因目前尚未完全清楚而又有共同发病因素和临床主要症状的一组疾病的总称。

【护理评估】

1. 健康史 询问了解病人全身情况,了解颞下颌关节的活动情况,有无外伤史及药物过敏史。

2. 身体状况 颞下颌运动异常,开口和咀嚼运动时关节区或关节周围肌肉群疼痛。颞下颌关节运动时出现弹响和杂音:①弹响音,即开口运动中有"咔、咔"的声音,多为单音,有时为双音;可复性关节盘前移位时可出现这类弹响；②破碎音，即开口运动中有"咔叽、咔叽"的破碎声音，多为双声或多声；关节盘穿孔、破裂或移位可出现这类杂音；③摩擦音，即在开口运动中有连续的、似揉玻璃纸样的摩擦音；骨关节病及骨、软骨面粗糙可出现这类杂音。还伴有许多其他症状，如头痛、各种耳症、各种眼症，以及吞咽困难、语言困难、慢性全身疲劳等。

3. 心理-社会状况 病人自我形象紊乱，自信心降低，产生焦虑，影响其正常生活及社会交往。

【辅助检查】

1. X线、CT检查 了解关节间隙改变和骨质改变。

2. 关节造影 了解关节移位、穿孔及关节附着改变等。

3. 关节内镜 了解关节盘和滑膜充血、渗出、粘连等情况。

【治疗要点】

治疗程序应先用可逆性保守治疗，然后用不可逆性保守治疗，最后选用手术治疗的原则。

1. 保守治疗

（1）药物治疗：可用镇静、催眠、肌肉松弛、抗痉挛以及消炎止痛等口服药对症治疗。也可用中药外敷、药罐疗法、药物封闭疗法进行治疗。

（2）物理疗法：红外线照射、石蜡疗法、钙离子导入法、超声药物透入法。

（3）正畸疗法：调𬌗、正畸矫治。

2. 手术治疗 用于器质性破坏而经保守治疗无效的病人。

【护理措施】

1. 心理护理 讲清治疗的方法以及手术的目的和必要性，消除顾虑、紧张、烦恼等情绪，使病人及家人对疾病有正确认识，有信心积极配合治疗护理。

2. 术前护理

（1）保持口腔清洁，用含漱液漱口，不宜用力漱

16

口、刷牙。可采用棉球擦洗或注射器冲洗口腔，每日3~4次，预防伤口感染。

（2）对关节疼痛、张口受限者可给予局部热敷、针灸、按摩和理疗。

（3）进食困难的病人，可给营养丰富的软食或流食。

（4）做好皮肤准备。

3. 术后护理

（1）取半卧位，头偏向一侧，以利于分泌物的引流和减轻局部肿胀、充血。

（2）保持口腔清洁，含漱剂漱口或口腔护理每日3~4次，防止感染。

（3）取坐位或半坐位进流食或半流食，防止发生食物自鼻腔呛出。

（4）保持呼吸道通畅，床边备吸引器，及时将病人咽部分泌物或血液吸除。

（5）术后1周内，使用吊颌绷带加磨牙橡皮垫或颌间牵引病人，以限制下颌运动，拆线后开始做张口训练。

4. 健康教育

（1）禁烟、酒及刺激性食物。

（2）术后1个月复查，以后视病情而定。

（3）张口训练6个月以上，巩固效果。

（4）纠正不良生活习惯。

第二节 颞下颌关节强直

因器质性病变导致长期开口困难或完全不能开口者，称为颞下颌关节强直。临床可分为两类：第一类是由于一侧或两侧关节内产生纤维或骨性粘连者，称为关节内强直，也有人称为真性关节强直；第二类病变是在关节外上下颌骨间皮肤、黏膜或深层组织，称为颌间挛缩或关节外强直，也有人称为假性关节强直。

16

【护理评估】

1. 健康史 评估有无感染、损伤、烧伤及口腔内手术创面处理不当的病史。

2. 身体状况

(1) 关节内强直：主要症状是进行性开口困难或完全不能开口，病史长，一般在几年以上。面下部发育障碍畸形，颞下颌关节错乱，髁突动度减弱或消失。

(2) 关节外强直：主要症状也是开口困难或完全不能开口，面部发育畸形，两侧髁突扪诊可轻微活动。

3. 心理 - 社会状况 病人自我形象紊乱而影响其正常生活及社交往来。病人及家属有紧张、焦虑等情绪反应。

【辅助检查】

拍 X 线片或 CT 检查，以明确关节强直的性质、界限。

【治疗要点】

一般都必须采用外科手术治疗。

【护理措施】

1. 术前护理

(1) 进食困难的病人，可视情况给予营养丰富、易消化的软食或流食。术前晚 10 点开始禁饮食。

(2) 做好口腔清洁准备，使用含漱剂漱口，预防术后伤口感染。

(3) 做好皮肤准备，单侧备皮时必须核对清楚，协助医生做好手术部位标识，以免发生错误。

(4) 密切观察有无呼吸暂停现象，并酌情处置。

2. 术后护理

(1) 术后取半卧位，头偏向一侧，以利于分泌物的引流和减轻局部肿胀、充血。

(2) 保持口腔清洁，含漱剂漱口或口腔冲洗每日 3～4 次，防止感染。

(3) 术后进流食或半流食，取坐位或半坐位进食，防止发生食物自鼻腔呛出。

(4) 术后 1 周内，使用吊颌绷带加磨牙橡皮垫或颌

16

间牵引病人，以限制下颌运动。

（5）术后7天，协助其做张口训练，练习自动张口运动和咀嚼运动，促进功能恢复。

 知识拓展

骨牵张技术在颞下颌关节强直治疗中的应用

牵引成骨（DO）是一项通过将骨切开后应用牵引装置缓慢牵拉，使截骨间隙中形成新骨从而达到骨骼延长目的的技术。应用口内型牵引器行牵引成骨、延长下颌骨，矫正由于颞下颌关节强直引起的小下颌及偏颌畸形。如今，这一技术已引起海内外广大口腔颌面外科及整形外科医生的高度重视。牵引成骨技术因其手术较小，操作简单，可以避免植骨，且并发症少，应用于颌骨发育不良的矫正治疗，是一项很有应用前景的新技术。

16

第十七章

先天性唇腭裂病人的护理

唇裂和腭裂是口腔颌面部最常见的先天性畸形，其患病率约为0.1%。据统计，唇腭裂男女性别比为1.5:1，男性多于女性。唇腭裂病人常有不同程度的功能障碍和外貌缺陷，对这类病人的治疗，主要采用手术整复的方法，以达到恢复外形和重建功能的目的。

第一节　先天性唇裂

唇裂是颌面部最常见的一种先天性畸形，除常与腭裂并发外，其中少数病人还有身体其他部位的畸形。唇裂可造成唇部外形缺陷和吸吮、咀嚼、语言、表情等功能障碍。唇裂通过手术治疗的方法可恢复接近正常的外形和功能。

【护理评估】

1. 健康史　了解患儿的全身情况，发育是否正常，有无先天性疾病，如先天性心脏病、胸腺肥大等。询问有无过敏史及传染病史。

2. 身体状况　唇裂分为单侧唇裂和双侧唇裂。

(1) 临床上，根据裂隙部位（图3-17-1）分类：

1) 单侧唇裂：不完全裂、完全裂。

2) 双侧唇裂：不完全裂、完全裂、混合型裂（一侧完全、另一侧不完全）。

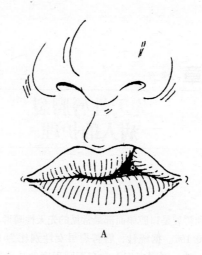

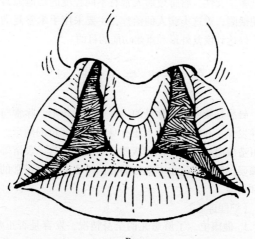

图 3-17-1　唇裂按裂隙部位分类

A. 单侧唇裂　B. 双侧唇裂

（2）根据裂隙的程度可分为 3 度（图 3-17-2）：

1）Ⅰ度唇裂：仅限于红唇部的裂开。

2）Ⅱ度唇裂：上唇部分裂开，但未裂至鼻底。

3）Ⅲ度唇裂：整个上唇至鼻底完全裂开。

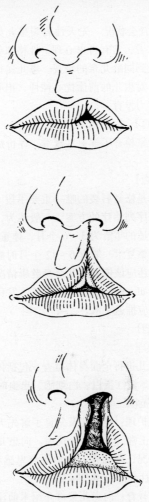

图 3-17-2　唇裂按裂隙程度分类

根据病人的临床体征，评估病人的唇裂程度。

患儿因唇部缺隙，吸吮及进食均有一定困难，加之唇部裂开，冷空气直接进入口咽部，患儿极易患呼吸道感染性疾患，常会影响患儿的生长发育，可有营养和发育不良。

3. 心理-社会状况　先天性唇裂患儿如未在婴幼儿期进行整复术者，常有自卑心理，性格孤僻，不愿与人交往，常会受到同龄儿童的歧视。患儿父母也受到极大的心理创伤，对患儿的前途忧心忡忡，担心唇裂畸形会影响患儿的智力发育。

【辅助检查】

通过实验室检查了解血常规等，评价病人的手术耐受情况。

【治疗要点】

外科手术是修复唇裂的唯一重要手段。目前，国际上多采用综合序列治疗的方案。一般认为，进行单侧唇裂整复术最合适的年龄为 3~6 个月，体重达 6~7kg 以上。双侧唇裂整复术一般宜 6~12 个月时施行手术。此外，手术年龄还应该依据患儿全身健康情况及生长发育情况而定，例如，患儿血红蛋白过低、发育欠佳或尚有胸腺肥大者均应推迟手术。

【护理措施】

1. 术前护理

（1）对患儿进行全面身体检查，包括体重、营养状况、心肺情况。血红蛋白、白细胞、出血时间及凝血时间都应在正常范围。

（2）心理护理：让患儿及父母了解先天性唇裂患儿智力一般均属正常，不必过分忧虑。向患儿及家属介绍唇裂的预后情况，增强信心，消除自卑感和心理创伤，积极鼓励参与社会活动和人际交往。

（3）术前教育：向患儿父母介绍术前注意事项，指导家属注意患儿的保暖，衣着厚薄恰当，防止受凉感冒而影响手术；指导患儿父母改变喂养方式，术前 3 天停止母乳和奶瓶喂养，开始训练用汤匙或滴管喂食，以适应术后进食方式。

（4）术前 1 天做局部皮肤准备，用肥皂水清洗上下唇及鼻部，并用生理盐水棉球擦洗口腔。如系成人，应剪除鼻毛及剃须、洁牙、清除病灶，并用含漱剂漱口。

（5）婴幼儿应在术前 4 小时给予 10% 葡萄糖液或糖水 100～150ml 口服，随后即禁食。手术尽量在上午进行。

2. 术后护理

（1）术后患儿麻醉未醒前，应使患儿平卧，头偏向一侧，以免误吸。麻醉醒后，松开患儿衣领，取屈膝侧卧位，头偏向一侧，以利口内分泌物的流出。

（2）可用护臂夹板固定双臂制动或戴手套，以免患儿用手搔抓唇部创口。

（3）患儿清醒后 4 小时，可给予少量葡萄糖水，若无呕吐，可开始喂乳或流质，示范并指导患儿家属用滴管或小汤匙喂饲。喂食时，汤匙置于健侧，尽量不接触伤口，以免引起伤口感染。术后 10 天方可吮吸母乳或奶瓶。

（4）观察患儿术后有无脱水、高热等症状，并及时处理。注意保暖，防止感冒流涕，以免引起创口糜烂，甚至裂开。

（5）唇部创口不用任何敷料包扎，任其暴露，每日以 0.9% 生理盐水清洗创口，切忌用力擦拭。如有血痂存积，可用 3% 过氧化氢液和生理盐水清洗，以防痂下感染，保持创口清洁。

（6）张力较大时，使用唇弓固定，唇弓松紧要适度。使用唇弓期间，应注意观察皮肤对胶布有无过敏反应及皮肤有无压伤，如有发生应及时拆除。一般于术后 10 天去除。

（7）遵医嘱给予适当的抗生素，以预防感染。如创口愈合良好，可在术后 5～7 天拆去缝线；如提前拆除，应行清洁换药和加强减张固定。术后或拆线后，需提醒患儿家属防止患儿跌跤及碰撞唇部，否则，虽然伤口已愈合，但也有裂开的危险。

3. 出院指导　教会患儿父母清洁唇部及牙槽骨的方

17

法。术后 3 个月内复诊，如发现唇部或鼻部的修复仍有缺陷，可考虑 12 岁后或适当时间施行二期整复术。

第二节　先天性腭裂

　　腭裂可单独发生也可与唇裂同时伴发。腭裂不仅有软组织畸形，大部分腭裂病人还可伴有不同程度的骨组织缺损和畸形。由于颌骨生长发育障碍还常导致面中部塌陷，严重者呈碟形脸，咬合错乱（常呈反𬌗或开𬌗）。因此，腭裂畸形造成的多种生理功能障碍，特别是语言功能障碍和牙𬌗错乱对病人的日常生活、学习、工作均带来不利影响；也容易造成病人的心理障碍。

　　【护理评估】

　　1. 健康史　询问病人有无全身其他疾病及过敏史，询问有无家族史等。

　　2. 身体状况　腭裂按其裂隙程度不同，可分为软腭裂、不完全性腭裂、单侧完全性腭裂、双侧完全性腭裂（图 3-17-3）。

　　（1）软腭裂：仅软腭裂开，有时只限于腭垂。不分左右，一般不伴唇裂。

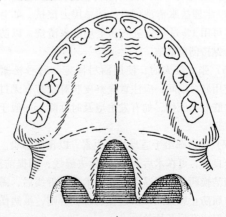

A

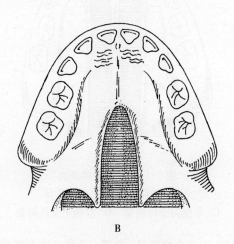

B

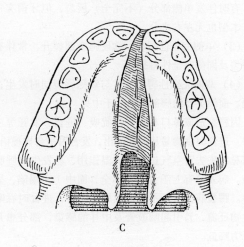

C

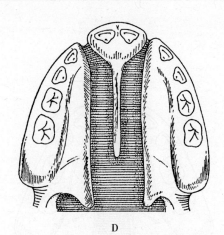

D

图 3-17-3　腭裂的分类

A. 软腭裂　B. 不完全性腭裂

C. 单侧完全性腭裂　D. 双侧完全性腭裂

（2）不完全性腭裂：软腭完全裂开伴有部分硬腭裂；有时伴发单侧部分（不完全）唇裂，但牙槽突常完整。本型也无左右之分。

（3）单侧完全性腭裂：软硬腭全部裂开，常伴有牙槽嵴裂及同侧完全性唇裂。

（4）双侧完全性腭裂：常与双侧唇裂同时发生；鼻中隔、前颌突及前唇部分孤立于中央。

因腭裂造成鼻口相通，使吮吸、进食、发音等功能障碍。进食时食物易从鼻腔溢出，发音时呈橄榄语音。又因鼻腔失去对空气过滤和加温作用，易发生上呼吸道感染。病人可有上颌骨发育不全，面中 1/3 塌陷，呈碟形脸。腭裂病人由于不能形成腭咽闭合，进食时吞咽常有食物反流，易引起咽鼓管及中耳的感染，部分患儿常有听力降低。

3. 心理-社会状况　腭裂病人在饮食、吞咽、呼吸等方面，均有严重的功能障碍，尤其是语言功能障碍，对儿童的心理产生严重的不良影响，使病人性格更为孤

17

僻，不愿意与人交往。病人及家属对手术效果表示担忧或期望过高。

【辅助检查】

通过实验室检查了解血常规等，评价病人手术耐受情况。

【治疗要点】

手术修复腭裂是序列治疗的关键。腭裂修复的时间问题，国内外尚有争议，归纳起来有两种意见：一种主张早期手术，约在 18 个月手术为宜，此种观点目前已得到国际上多数学者的认可；另一种意见认为在学龄前，即 5~6 岁施行手术为好。除手术修复外，还需采用一些非手术治疗，如正畸治疗、缺牙修复、语音训练及心理治疗等，从而使病人达到身心健康。

【护理措施】

1. 术前护理

（1）术前需对患儿进行全面的健康检查。

（2）向患儿及家属介绍同样疾病的病人治愈后的情况，以缓解患儿及家属的焦虑情绪。

（3）指导患儿父母采取正确的喂养方法，即用汤匙或滴管喂饲，以适应术后的进食方法。并告知患儿家属（或成年病人），术后应保持安静，不能大声哭笑和喊叫，不吃硬的和过烫食物，以免影响伤口愈合。

（4）裂隙较大者术前 1 周制作腭护板，并试戴合适，以备术后用于保护创口。

（5）术前 3 天开始用 1:5000 呋喃西林液漱口，呋喃西林麻黄碱液滴鼻，每日 3 次。用含漱剂反复漱口，保持口鼻清洁。

2. 术后护理

（1）全麻未清醒前，取平卧位，头偏向一侧，以便口内分泌物流出，防止窒息或吸入性肺炎。麻醉完全清醒后可取头高卧位，以减轻局部水肿。

（2）保持呼吸道通畅：用吸痰管及时吸出口、鼻腔血性渗出物和呕吐物。密切观察伤口及鼻腔有无渗血及

17

喉头水肿，防止窒息发生。

（3）防止伤口出血及裂开：密切观察伤口及鼻腔有无渗血，保持腭护板固位良好，防止松脱；吸痰时切勿接触伤口，以免引起伤口出血；术后应保持患儿安静，避免大声哭闹，以防腭部伤口裂开；并注意保暖，预防感冒，以免因咳嗽影响创口愈合。术后 8～10 天可分次抽除两侧松弛切口内填塞的碘仿纱条；腭部创口缝线可在手术后 2 周拆除。

（4）防止伤口感染：遵医嘱应用抗生素，预防感染；鼻内可用 1% 呋喃西林麻黄碱液滴入，每日 3 次；如患儿合作，应每日清洗口腔，成人每次餐后都应用漱口剂漱口，防止食物黏附于创口，引起创口感染。

（5）饮食护理：麻醉完全清醒后 4 小时无呕吐，可先给予少量葡萄糖水；观察 30 分钟，没有呕吐时可用小汤匙或滴管喂饲牛奶、流质饮食，但每次进食量不宜过多。术后 10～14 天内进食全流质，以后逐渐改半流质，3 周后可进普食。

（6）术后 2 周拆线，1～2 个月后做语音训练。

3. 语音训练　腭裂整复术后 1～2 月开始进行语音训练。其训练分为 2 个阶段进行。

（1）第一阶段：主要是练习软腭及咽部的肌肉活动，使其有效地完成"腭咽闭合"动作。此阶段中较常用的方法：①吹气法：这是一种最简单而有效的方法。可以训练正确的呼吸方向，以及逐渐增加口腔中的气压。可用玻璃管吹水泡或肥皂泡，或练习吹笛子、吹气球、喇叭、口琴等；②练习唇舌部肌肉活动：唇舌的肌肉活动对正确发音有密切关系。腭裂病人在发音时常常运用唇舌的运动强行代偿，因此，必须重新训练，以纠正其不正确的习惯，使唇舌肌肉变得灵活和协调。

（2）第二阶段：需要在一定的指导下，病人长时间的坚持不懈的努力才能取得良好的效果。包括：①练习单音：可按学习汉语拼音法进行训练，在练习字母发音时，最好由专门人员指导，并注意观察病人不能准确发音的原因，并随时予以纠正。在这方面，学校的教师和家属应积极协助、反复耐心地教导练习，直到掌握为止。②练习单字的拼音：能够准确发出元音及辅音字母后，即可以开始练习单字的拼音。③练习语句及谈话：在拼音的基础上，可练习一些简短的语句。在练习语句时，要求语句的每个单字发音清楚，待能缓慢而正确地读出短句后，再进一步练习朗读较长的文章，速度也可逐渐加快。可先由练习唱歌、朗诵、读报等做起，然后再练习谈话。

 知识拓展

唇腭裂的序列治疗

　　唇腭裂的序列治疗是指由多学科专家共同组成专门的序列治疗组（TEAM），在病人从出生到长大成人的每一个生长发育阶段的适当年龄，按照约定的程序，有计划地分期治疗其相应的形态、功能和心理缺陷，最终使病人无论在面部形态、功能以及心理上均能达到与正常人一致或接近一致的目的。其中"序"是指治疗时间的顺序；"列"是指横向的各学科治疗方法的排列组合。序列治疗涉及口腔颌面外科、口腔正畸科、牙体牙髓及牙周科、口腔修复科、耳鼻咽喉科、儿科、语言病理科，以及护理学、遗传学、心理学及社会工作者等。未来唇腭裂序列治疗的发展将积极促进社会系统对唇腭裂病人及其家庭的支持，使病人更好地融入社会，实现真正意义上的身、心及社会功能的全面康复。

（毕小琴）

17

一、麻醉常用药物

药物名称	适应证	用法用量	护理指导
利多卡因	适用于口腔手术局部麻醉，对心律失常的病人常作为首选局麻药物	表面麻醉时药物浓度为2%~4%。临床上主要应用含1:100 000 肾上腺素的1%~2%利多卡因行浸润麻醉和阻滞麻醉	每次用量不超过 0.4g，以防发生毒性反应
布比卡因（麻卡因）	适用于需要时间较长的手术，术后镇痛的时间也较长	常以0.5%的溶液与1:200 000肾上腺素共用	注意观察病人可能出现的毒性反应
阿替卡因	适用于涉及骨及黏膜切开的外科手	其制剂复方盐酸阿替卡因注射液（碧兰麻），	适用于成人及 4 岁以上儿童；注射

续表

药物名称	适应证	用法用量	护理指导
阿替卡因	术过程，对其他麻醉药物不敏感时选用，效果明显	主要成分为4%盐酸阿替卡因加肾上腺素1:100 000，目前主要用于浸润麻醉	时应注意速度要慢，一般不得超过1ml/min
丁卡因（地卡因）	主要用于表面麻醉	一般用1%~2%溶液，1~3分钟即可显效	一般不做浸润麻醉
2%盐酸利多卡因注射液	常用于溃疡、糜烂引起的疼痛	饭前含漱止痛，成人每次用15ml，漱口后吐出	1. 避光保存 2. 现配现用 3. 对麻药过敏者禁用
盐酸甲哌卡因肾上腺素注射液	用于口腔及口腔科治疗中的局部浸润麻醉（神经传导阻滞型）	用法：区域注射，不得静脉注射 剂量：成人每次治疗限用1~3剂。具体情况视麻醉范围及所用麻醉技术而定	1. 推注速度：应不超过每分钟1ml 2. 对3周岁以下儿童严禁使用本药品 3. 对儿童的用药剂量视患儿年龄、体重及所用具体治疗方式而定 4. 25℃以下避光保存，注意防潮

18

二、黏膜病常用药物

药物名称	适应证	用法用量	护理指导
复方倍他米松注射液	临床常用于溃疡、糜烂引起的疼痛	1ml＋10ml注射水，进食后局部涂用	1. 现配现用 2. 涂药前先用2%碳酸氢钠溶液漱口后再涂 3. 尽量少用
金霉素药膜、氯己定药膜(洗必泰药膜)	溃疡	用时剪一块比溃疡略大的药膜贴于患处	1. 干燥保存 2. 贴药膜时要准确迅速
复方氯己定含漱液	溃疡	每日早、中、晚漱口，每次含漱10～20ml，1～2分钟	1. 本品不能吞服，味苦 2. 应避免本品接触眼睛和其他敏感组织 3. 少见局部刺激和过敏反应，长期漱口可使牙染色 4. 遮光贮藏，密封保存
2%四环素或0.25%金霉素甘油	溃疡	0.25%金霉素甘油可局部涂于患处。四环素混悬液5ml（含四环素250mg）在口内含2分钟后吐出，4次/日	1. 轻微刺激感 2. 偶见过敏反应，出现充血、水肿等症状

18

续表

药物名称	适应证	用法用量	护理指导
0.1%曲安西龙软膏、0.1%醋酸氟羟泼尼松软膏	溃疡	局部涂擦	1. 曲安西龙软膏是一种外用药物，不可入口 2. 长期使用有较大的副作用
外用溃疡散	溃疡	每日4次，外用	常温存储
溶菌酶	溃疡	常用口含片，每片20mg，3～5次/日，1片/次	1. 偶有较轻的过敏反应 2. 建议在阴凉干燥的环境下避光保存；储存温度在0℃以下
皮质激素	溃疡	于溃疡下方以浸润方式注射加有1%普鲁卡因0.5～1.0ml的2.5%醋酸泼尼松龙悬液0.5～1.0ml	1. 注意观察皮质激素使用后的不良反应 2. 不恰当的停药可能出现皮质功能不足、激素停药综合征和症状反跳现象

18

三、口腔治疗常用药物

药物名称	适应证	用法用量	护理指导
丁香油	安抚镇痛，也可作为用硝酸银进行牙本质脱敏的还原剂	用菜籽大小的小棉球蘸少许丁香油放入疼痛牙齿的牙髓暴露处	1. 避光保存 2. 避免与铁、锌等金属接触
樟脑酚合剂（CP）	消毒窝洞或根管	用小棉球蘸少许樟脑酚放入牙齿窝洞消毒或纸尖封入根管	1. 注意只能少许使用 2. 用复合树脂充填时，不可用作窝洞消毒
甲醛甲酚合剂（FC）	消毒感染根管	用小棉球蘸少许甲醛甲酚放入牙齿窝洞消毒或纸尖封入根管	1. 刺激性大 2. 限用于感染根管，避免连续多次使用
氢氧化钙	直接或间接盖髓，根管封药，根尖诱导药物	可用多种方式使用氢氧化钙，如双糊剂调拌，分析纯粉与蒸馏水混合调拌，成品注射式给药	1. 严格无菌操作，防止污染 2. 糊剂或分析纯，应现配现用

18

续表

药物名称	适应证	用法用量	护理指导
三聚甲醛失活剂	牙髓失活	用探针将适量三聚甲醛失活剂放在暴露的牙髓上，然后用暂封封闭	1. 出血较多时先用酚或肾上腺素小棉球止血再放药，勿将失活剂压进髓腔造成剧痛 2. 避免接触牙龈，防止损伤牙龈或牙槽骨
2%氯胺-T	冲洗感染根管、黏膜、创口、溃疡用药	取用5ml注射器冲洗或用棉球蘸取擦拭黏膜、创口、溃疡	水溶液宜新鲜配制，密闭，8~15℃存放
3%过氧化氢	冲洗感染根管；用于牙髓和牙龈止血；冠周炎、牙周炎时用作冲洗、含漱	注射器1支，针头弯成钝角，吸入3%过氧化氢冲洗根管	3%过氧化氢为酸性，对黏膜有一定刺激性，不宜长期使用
氧化锌丁香油水门汀	对牙髓有安抚镇痛和防腐作用；常用于窝洞的暂封及深龋的垫底	按要求调制成膏剂或糊剂使用	现配现用

18

续表

药物名称	适应证	用法用量	护理指导
替硝唑	用于急性智齿冠周炎，局部牙槽脓肿，牙髓炎等	口腔感染的治疗：成人1次/日，每次1g，首次加倍，连服3天，或遵医嘱牙周局部上药	1. 12岁以下病人禁用或不宜使用 2. 遮光，密闭在阴凉处保存
氯己定(洗必泰)	适用于皮肤及黏膜的消毒；创面感染的冲洗	皮肤外用：0.05%溶液局部皮肤及黏膜消毒；创面冲洗	1. 偶可引起接触性皮炎 2. 氯己定是阳离子活性物质，使用时忌与肥皂或其他阴离子表面活性剂配伍
三氧化二砷	用于恒牙的牙髓失活	用探针挑取粟粒大失活剂，置于穿髓孔处，稍压使之贴合，其上用小棉球覆盖，以氧化锌丁香油水门汀暂封	1. 砷剂配制后放在棕色玻璃瓶中，不能久存，否则效力将下降 2. 装置瓶上应贴有"剧毒"字样标识，专人管理

18

续表

药物名称	适应证	用法用量	护理指导
三氧化二砷			3. 封药后24~48小时必须全部取出，否则将造成严重后果
盐酸米诺环素软膏（派丽奥）	用于牙周局部治疗	注射式牙周局部给药	1. 孕妇不宜选用 2. 8岁以下儿童不宜选用 3. 肝功能障碍以及严重肾功能低下的病人慎用 4. 全身或局部免疫功能减退者应尽量避免使用。必须应用时需密切注意二重感染的发生 5. 对本品及其他四环素类过敏者禁用

（徐庆鸿　毕小琴）

18

参考文献

1. 邱蔚六. 口腔颌面外科学. 第5版，北京：人民卫生出版社，2003.

2. 张志愿. 口腔颌面外科学. 第7版，北京：人民卫生出版社，2012.

3. 赵佛容. 口腔护理学. 上海：复旦大学出版社，2009.

4. 李秀娥. 实用口腔颌面外科护理及技术. 北京：科学出版社，2008.

5. 张志愿. 口腔科学. 第7版，北京：人民卫生出版社，2008.

6. 赵佛容，陈佩珠. 口腔科护理手册. 北京：科学出版社，2010.

7. 林珠. 口腔正畸学. 辽宁：辽宁科学技术出版社，1999.

8. 巢永烈. 口腔修复学. 北京：人民卫生出版社，2006.

9. 谢美慧. 口腔疾病常用药物使用手册. 天津：天津科技翻译出版公司，2012.

18

52检